婴幼儿照护·健康与营养系列教材　　　上海市重点图书

总主编◎王韬（上海市同济医院　"达医晓护"医学传播智库）

幼儿疾病预防
与照护

主　编◎陆群峰
副主编◎唐文娟　方　丽　朱　婷

华东师范大学出版社
·上海·

图书在版编目（CIP）数据

幼儿疾病预防与照护/王韬总主编；陆群峰本册主编.—上海：华东师范大学出版社，2022

婴幼儿照护·健康与营养系列教材

ISBN 978-7-5760-2946-8

Ⅰ.①幼… Ⅱ.①王… ②陆… Ⅲ.①小儿疾病—防治—教材 ②小儿疾病—护理—教材 Ⅳ.①R72②R473.72

中国版本图书馆CIP数据核字（2022）第111993号

幼儿疾病预防与照护

总 主 编　王　韬
主　　编　陆群峰
责任编辑　赵建军　罗　彦
责任校对　秦乐淳　时东明
插　　画　王延强
装帧设计　俞　越　庄玉侠

出版发行　华东师范大学出版社
社　　址　上海市中山北路3663号　邮编 200062
网　　址　www.ecnupress.com.cn
电　　话　021-60821666　行政传真 021-62572105
客服电话　021-62865537　门市（邮购）电话 021-62869887
地　　址　上海市中山北路3663号华东师范大学校内先锋路口
网　　店　http://hdsdcbs.tmall.com

印 刷 者　上海商务联西印刷有限公司
开　　本　787×1092　16开
印　　张　20.75
字　　数　435千字
版　　次　2022年9月第1版
印　　次　2022年9月第1次
书　　号　ISBN 978-7-5760-2946-8
定　　价　49.00元

出 版 人　王　焰

编委会

前言

　　幼儿正处于生长发育的过程中，各系统器官，尤其是免疫系统的功能尚不成熟和完善，易受各种不良内外环境的影响，疾病的发生率较高，也易出现各种意外伤害。除了家以外，幼儿园是幼儿生活的主要场所，也是幼儿疾病高发的场所，因此，园内陈旧的运动设施、不科学的饮食甚至幼儿间的相互追逐嬉戏都有可能成为安全隐患。事实上，幼儿园发生的伤害事故主要以摔伤、烫伤等为主，多数是能够预防和控制的，且不直接威胁幼儿生命。但是，一旦发生如气道异物等致命伤害或疾病后，及时有效的现场处置不仅会对重症患儿的疾病预后和转归起到决定性的作用，而且可为挽回幼儿生命赢得宝贵的时间。幼教人员作为幼儿在园期间的主要责任人，也往往是幼儿意外伤害的第一目击者，他们能否及时有效地实施救助对患儿至关重要。然而，我国幼教人员对幼儿常见疾病的预防及疾病发生后的照护的掌握水平普遍较低，因此，为切实提高幼教人员对幼儿疾病知识和预防措施的掌握水平，由以上海地区为主的临床护理一线专家共同编写了《幼儿疾病预防与照护》一书。

　　全书共分5个篇章，主要介绍6岁以下幼儿常见传染性疾病、急症、其他疾病及慢病、意外伤害、发育行为异常的临床表现及其早期识别、疾病评估、预防与照护的方法等内容。本书概述了6岁以下幼儿的年龄阶段特点，陈述了幼儿最易面临的疾病问题及其给幼儿带来的不良影响，以及目前处理这些疾病时的难点，解决这些疾病问题的意义，从而引导读者认识到幼儿疾病预防的重要性。在此基础上，从实用角度出发，深入浅出地讲解常见疾病发生时的早期识别及照护的正确方法。每一章内容前有导语、目标和导览，以帮助读者进入学习情境；每一节由案例导入、学习专栏、案例实践等栏目组成，将理论与实践相结合，使读者掌握科学、规范的幼儿疾病预防与照护方法；每一章内容后有本章小结、思考与练习，使读者明晰本章的知识重难点，并通过练习检验自身的学习成果。

本书的编写得到了相关护理工作者的大力支持和帮助，在此表示真诚的感谢！

陆群峰

上海市儿童医院护理部主任

目录

第一篇

幼儿常见传染性疾病预防与照护

DI YI PIAN

由病毒、细菌等各种病原微生物和寄生虫引起的、具有传染性并且可以导致不同程度流行的疾病称为传染病。由于幼儿的免疫系统正处于不断发育和成熟的过程中，因此容易感染各种传染病，这严重威胁着幼儿的健康和生命。随着国家大力推进生态文明建设、积极开展爱国卫生运动，尤其是疫苗的研发、推广和接种，我国在传染病控制方面取得了卓越的成就。但自20世纪90年代以来，还是有传染病因传染性强而对幼儿产生了极大的危害。一类是某些死灰复燃的传染病，如麻疹、登革热、结核、梅毒等；另一类是新发现的传染病，如手足口病、严重急性呼吸综合征（SARS）、高致病性禽流感、新型冠状病毒肺炎等。这些传染病在托幼机构等幼儿集中的场所往往很容易传播，托幼机构的保教人员[①]需要提高对幼儿传染病早期识别的能力并及时引导幼儿就医，切实执行传染病"早发现、早报告、早隔离、早诊断、早治疗"（简称"五早"）的处置原则，有效控制幼儿传染病的传播，保证幼儿的健康成长。

---

① 说明：本书中的保教人员是指托幼机构内的幼儿老师、保育员、保健老师等从事幼儿保育、教育工作的人员。

第一章
病毒性传染病

本章导语

　　多种病毒能在人体寄生、繁殖和致病，并可以在人与人之间传播，由这类病毒引起的疾病称为病毒性传染病。病毒性传染病虽可由不同病毒引起，但其临床表现均有畏寒、发热、全身倦怠无力、食欲减退等全身中毒症状及受侵组织器官炎症的表现。人体的病毒性感染分为隐性感染、显性感染、慢病毒感染。多数病毒性传染病均能自愈，少数严重的可致感染者死亡。

学习目标

　　（1）知晓幼儿常见病毒性传染病的种类、流行病学特征、临床表现和危害。
　　（2）能够根据早期症状初步识别幼儿常见病毒性传染病。
　　（3）掌握幼儿常见病毒性传染病的预防和照护方法。

本章导览

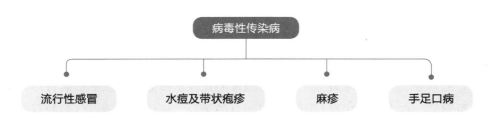

第一节　流行性感冒

案例导入

　　今天是小长假后的第一天，5岁的豆豆在午睡后对老师说自己没有力气、咽喉痛。保健老师检查豆豆身体时发现其体温为38.9℃，呼吸急促，偶尔咳嗽。老师打电话联系家长了解到，豆豆在小长假期间和家长一起去过室内游乐场，那里通风不好，孩子和家长也比较多，豆豆妈妈也有低热和乏力的症状。

想一想：当幼儿在冬春季出现以上类似的症状时，我们首先应该想到什么？如何做好后续的工作？

一、流行性感冒的定义

流行性感冒是由流感病毒感染引起的急性呼吸道传染病，流感病毒通过空气飞沫在人与人之间传播，也可以通过口鼻腔、眼睛等处的黏膜直接或间接传播，接触患者的呼吸道分泌物、体液和被病毒污染的物品也可能引起感染。人群普遍易感，感染后免疫保护维持时间不长，因此可能重复感染。儿童及青少年发病率最高，幼儿感染后容易发生重症病例。流感在中国以冬春季多见，临床表现以高热、乏力、头痛、咳嗽、全身肌肉酸痛等全身中毒症状为主，而呼吸道症状较轻。

流感病毒属正粘病毒科，为单股、负链、分节段RNA（核糖核酸）病毒。根据核蛋白和基质蛋白不同，分为甲、乙、丙、丁四型。目前感染人的主要是甲型流感病毒中的H1N1、H3N2亚型及乙型流感病毒中的Victoria和Yamagata系。流感病毒对75%乙醇、碘伏、碘酊等常用消毒剂敏感，对紫外线和热敏感，56℃条件下30分钟可灭活[1]。

二、流行病学特征

（1）传染源。流行性感冒是一种呼吸道传染病，流感患者及隐性感染者为主要传染源。患者发病后1—7天有传染性，病初2—3天传染性最强。

（2）传播途径。流感主要以打喷嚏和咳嗽等飞沫传播为主，流感病毒在空气中大约存活半小时，经口腔、鼻腔、眼睛等处黏膜直接或间接接触可感染，接触被病毒污染的物品等途径也可感染。在人群密集且封闭、通风不良的场所，流感也可能以气溶胶形式传播。

（3）易感人群。人群对流感普遍易感。部分人群感染病毒后易发展为重症病例，应重视。该类人群包括：① 年龄＜5岁的儿童（年龄＜2岁更易发生严重并发症）。② 年龄≥65岁的老年人。③ 伴有以下疾病或状况者：慢性呼吸系统疾病、心血管系统疾病（高血压除外）、肾病、肝病、血液系统疾病、神经系统及神经肌肉疾病、代谢及内分泌系统疾病、恶性肿瘤、免疫功能抑制等。④ 肥胖者（体重指数BMI＞30）。⑤ 妊娠及围产期

---

[1]　黄国英.住院医师规范化培训儿科示范案例［M］.上海：上海交通大学出版社，2016.

妇女①。

三、临床表现

（一）一般症状

一般表现为急性起病，前驱期有乏力症状，很快出现高热（可达39—40℃）、畏寒、寒战、头痛、全身肌肉关节酸痛等全身中毒症状，可伴或不伴鼻塞、流鼻涕、咽喉痛、干咳、胸骨后不适、颜面潮红、眼结膜充血等局部症状。流感病程通常为4—7天，少数患者咳嗽可能持续数周之久。儿童发热程度通常高于成人，有的患儿可出现恶心、呕吐、腹泻等消化道症状；新生儿可表现为嗜睡、拒奶、呼吸暂停等。

（二）流感并发症

多发生在老年人、婴幼儿、慢性病患者及免疫力低下者，病情严重者可发生呼吸循环衰竭，危及生命。常见的并发症有：

（1）肺炎。起病初有典型流感症状，1—3天后病情迅速加重，出现高热、咳嗽、胸痛，严重者可出现呼吸衰竭及心、肝、肾等多器官衰竭。

（2）脑膜脑炎。患者会出现意识障碍，以及头痛、呕吐、抽搐、颈项强直等脑膜刺激征表现。

（3）心肌炎、心包炎。病毒侵袭到心脏的心肌或心包，可能出现胸闷、胸口痛等症状，严重者可出现心力衰竭。

（4）肌炎。仅发生在儿童患者上，出现肢体肌肉疼痛、压痛、肌无力、行走困难等症状，尿液呈茶色或深红色，化验显示血清肌酸激酶、肌红蛋白升高，这些都提示有横纹肌溶解。

> **医学卡片**
>
> 横纹肌溶解：各种病因导致横纹肌细胞被破坏后，细胞内物质释放到细胞外液和血液循环中，进而引起临床综合征，典型症状为肌痛、肌无力、茶色尿，严重者可导致急性肾损伤等严重问题，甚至危及生命。

（三）重症或危重症

流感出现以下情况之一者为重症病例：持续高热＞3天，伴有剧烈咳嗽，咳痰或胸

---

① 国家卫生健康委办公厅，国家中医药管理局办公室.流行性感冒诊疗方案（2020年版）[EB/OL].（2020-10-27）[2022-03-02].http://www.nhc.gov.cn/yzygj/s7653p/202011/a943c67d55c74e589d23c81d65b5e221.shtml.

痛；呼吸频率快，呼吸困难，口唇发绀；神志改变（反应迟钝、嗜睡、躁动、惊厥等）；严重呕吐、腹泻，出现脱水表现；合并肺炎；原有基础疾病明显加重。

·学习专栏·

流行性感冒与普通感冒的区别

许多人会把流感和感冒混淆为同一种疾病，尤其是流感合并有上呼吸道症状时，多数人会认为其同普通感冒一样可以自愈，而错过最佳就诊及治疗时间，导致症状加重或出现并发症。在日常生活中，我们应及早识别流感并及时就医。

表1-1　流行性感冒与普通感冒的区别

项　　目	流　行　性　感　冒	普　通　感　冒
致病原	流感病毒	鼻病毒、冠状病毒等
传染性	丙类传染病（按乙类管理）	非传染病
发病季节性	有明显季节性	季节性不明显
发热程度	多高热（39—40℃），可伴寒战	不发热或轻中度发热，无寒战
全身症状	重，头痛、全身肌肉酸痛、乏力	轻或没有
并发症	可见肺炎、心肌炎、脑膜炎、中耳炎等	相对少见
发热持续时间	3—5天	1—2天
病程	5—10天	1—3天

四、幼儿流行性感冒的预防与照护

（一）幼儿流行性感冒的预防

1. 个人预防

（1）避免接触有流感样症状（发热、咳嗽、流涕等）或患有肺炎等呼吸道疾病的病人。在流感高发期，尽量避免到人多拥挤、空气污浊的场所，如去则最好佩戴口罩。

（2）注意个人卫生，勤洗手，使用肥皂或洗手液并用流动水洗手，不用污浊的毛巾擦手。双手接触呼吸道分泌物后（如打喷嚏后）应立即洗手。尽量

在线阅读
儿童免疫规划
与非免疫规划
疫苗

避免触摸自己的眼睛、鼻子或嘴巴，因为流感病毒可以通过这些途径进行传播。

（3）按规定接种流感疫苗。

·学习专栏·

流　感　疫　苗

　　预防流感最有效的措施是接种流感疫苗。人体在接种流感疫苗后，体内产生的保护性抗体水平会随着时间而下降，一般在体内持续1年，并且每年疫苗所含毒株成分因当年流行优势病毒株的不同而有所变化，所以每年都需要接种当年度的流感疫苗，这样才能产生良好的免疫保护效果。我国推荐接种流感疫苗的时间为每年的9月至11月。目前，我国使用的流感疫苗为灭活疫苗，经肌肉注入，被批准用于≥6个月的儿童。灭活疫苗副反应较小，故特别适用于婴幼儿、老人、孕妇，体弱患心、肺、肾脏疾病者，糖尿病患者。6个月—8岁儿童首次接种灭活疫苗需要接种2剂，间隔≥4周，每年秋后加强一次。

2. 托幼机构预防

（1）保持良好的环境卫生有助于预防流感，建议托幼机构经常开窗通风，督促幼儿做好个人防护。

（2）托幼机构内如发生流感暴发流行时，应停课并对教室等有关场所进行消毒，以减少传播，具体规定可参照《托儿所幼儿园卫生保健工作规范》中的"传染病预防与控制"（本章其他传染病的预防均可参照该内容，下面不再赘述）。

在线阅读
传染病预防与
控制

（二）幼儿流行性感冒的照护与治疗

（1）一般处理。幼儿患流感后应居家隔离，加强开窗通风，患儿适当卧床休息，给予清淡饮食，鼓励多饮水。

（2）对症治疗（遵医嘱）。发热给予退热处理，如物理降温或者药物降温（发热的具体处理方法见本书第四章的"高热""惊厥"部分）；咳嗽给予止咳药物；密切关注重症流感的发生发展，一旦出现持续高热，伴有剧烈咳嗽、呼吸困难、抽搐、神志不清、严重呕吐与腹泻等重症倾向，应及时就诊。

（3）对因治疗（遵医嘱）。流感的对因治疗即抗病毒治疗，需注意流感患者应避免盲目使用抗菌药物（抗生素），应严格在医生或药师指导下用药。在发病48小时内尽早开始抗流感病毒药物治疗，可以缩短发热时间，减少并发症的发生，降低病死率。奥司他韦、扎那米韦、帕拉米韦等是甲型和乙型流感的有效治疗药物，奥司他韦是最常用的口服处方药物，但需要在医生的指导下服用。继发细菌性肺炎、中耳炎等需要增加抗生素药物。

案例实践

萌萌感冒了吗

5岁的萌萌平时身体健康，冬天偶尔出现感冒症状，一般两三天就能自行好转。元旦这一天，萌萌发热了，体温为38.7℃，还说腿疼不想走路。萌萌妈妈按照以往的经验，觉得感冒扛一扛就能过去，便在家给萌萌吃了感冒冲剂和退热药，还鼓励萌萌多活动下肢。第二天早晨，萌萌体温为39℃，有点咳嗽。因为要上幼儿园，萌萌妈妈便给孩子吃了退热药，然后把孩子送到幼儿园，且没有告诉老师萌萌生病的情况。到中午时，萌萌的体温再一次升高，没有鼻塞流涕等症状，但有咽痛、腿痛症状，呼吸也比较快。老师立即安排萌萌在保健室休息，并通知家长来接萌萌。

思考与实践：

1. 症状识别：初步判断萌萌生了什么病，说说你是如何做出这个判断的。

萌萌可能得了流行性感冒。判断依据：冬季多见；有发热、咽痛、肌肉酸痛、咳嗽症状，但没有明显的鼻塞、流涕等上呼吸道感染症状；普通的感冒药无效；呼吸增快。根据以上几点可以初步判断萌萌可能得了流行性感冒。

2. 应对与照护：如果要确定萌萌是否得了流感，还需要做哪些检查？如何给予居家护理指导？

流感的确诊需要去看专业的感染或呼吸科医生，医生做出初步判断后会给予萌萌呼吸道分泌物的病原学检测，也就是鼻咽拭子采集标本检测。只有在呼吸道标本中检测到流感抗原阳性，才可以确诊。

经确诊患有流感的孩子应该居家休息，发热及肌肉疼痛者要卧床休息；按时口服抗流感药物，多饮水，清淡饮食；居家环境要保持清洁卫生，每天开窗通风至少两次，每次30分钟以上；注意观察孩子的体温、呼吸、精神状态，如出现加重的趋势应及时就诊；家长在给孩子进行生活护理的前后须执行七步洗手法，做好手部卫生；病情好转后，凭医生开具的返校证明方可回到幼儿园；建议家长每年与孩子一起接种流感疫苗。

在线阅读

七步洗手法

第二节　水痘及带状疱疹

案例导入

平平4岁，入园晨检时，保健老师发现其颜面部有几枚疱疹，询问家长得知，平平前一天有低热、鼻塞的症状，早上起来热度已退，家长以为只是普通感冒便未过多关注。老师进一步检查发现，平平除了头面部以外，躯干也有数个丘疹、疱疹，口腔黏膜也有疱疹，追问家长得知，平平外婆于两周前出现带状疱疹，与平平有过接触史。

想一想：水痘传染性很强，早期识别和隔离对控制传播至关重要。我们该如何从幼儿常见的各种皮疹类型中准确识别出水痘并正确处理？

一、水痘及带状疱疹的定义

水痘是由水痘-带状疱疹病毒初次感染个体引起的急性传染病，以皮肤、黏膜分批出现斑疹、丘疹、疱疹和结痂并存，全身症状轻微为特征。病毒感染人体后潜伏于机体神经节的神经元内，呈隐匿性感染。当机体免疫力下降时，病毒再次活化并大量复制，可在周围感觉神经及该神经所支配的单侧皮节发生免疫反应，引起以红斑、簇集分布的水疱及神经痛为主要特征的临床表现，称为带状疱疹。[1]

二、流行病学特征

（1）病原体。水痘-带状疱疹病毒在外界环境中生存能力较弱，不耐高温，普通消毒剂即能杀灭病毒。

（2）传染源为水痘及带状疱疹病人。自发病前1—2天到皮疹干燥结痂均有传染性；病毒通过空气飞沫和接触传播，传染性极强；任何年龄均可发病，以学龄前儿童发病率最高。一年四季皆可发生，冬春季更多见。病后可获得持久性免疫。

（3）水痘与带状疱疹的关系。人体初次感染水痘-带状疱疹病毒而发病即为水痘，机体通常在感染后1—4天产生抗体，症状也随之消失。但水痘病毒感染人体后可潜伏于机体神经节的神经元内，呈隐匿性感染。当机体免疫力下降时，病毒将再次活化并大量复制，称之为带状疱疹（见图1-1）。[2]

带状疱疹发病率在世界范围内有逐年升高的趋势，如在北美，2007年带状疱疹的发病率较1989年增长了3—5倍，全人群发病率达到25%—30%。带状疱疹发病率有随个体年龄增加而升高的趋势，年龄 ≥ 50岁者，发病率约2.66人/1 000人；年龄 ≥ 80岁的老年人，发病率达到8.55人/1 000人。[3]

---

[1]　Gilden D, Nagel M, Cohrs R, Mahalingam R, Baird N. Varicella zoster virus in the nervous system[J]. F1000 Research, 2015, 4.

[2]　桂永浩，薛辛东.儿科学（第3版）［M］.北京：人民卫生出版社，2015：507.

[3]　李志君，扈馨月，殷雨天，等.重组水痘-带状疱疹病毒疫苗的研究进展［J］.中国生物制品学杂志，2015，28（03）：317—321，325.

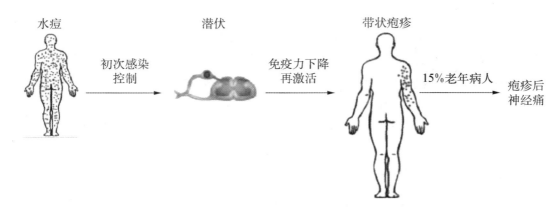

图1-1　水痘与带状疱疹的关系[①]

三、临床表现

（一）典型水痘

（1）潜伏期。一般为2周左右。

（2）前驱期。一般为1—2天，症状轻微，表现为低热、全身不适、头痛、食欲不振等，婴幼儿可无前驱症状。

（3）出疹期。先在躯干、头面部出现，最后达四肢，呈向心性分布。皮疹分批出现，初始时为红色斑丘疹或斑疹，迅速发展为清亮、卵圆形、泪滴状小水疱，周围有红晕，无脐眼，易破溃，痒感重。24小时后，水疱内容物变浑浊，经3—4天，水疱开始从中心干缩，迅速结痂（见图1-2）。疾病高峰期，斑疹、丘疹、疱疹和结痂同时存在。如无感染，痊愈后不留瘢痕。黏膜皮疹常出现在口腔、结膜、生殖器等处，易形成溃疡。

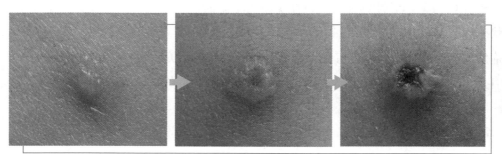

彩图展示

图1-2　水痘疱疹的演变过程

---

① 李计来，徐静.带状疱疹疫苗的研究及应用［J］.微生物与感染，2020，15（03）：186—191.

水痘常见的并发症是皮肤继发细菌感染，如脓疱疮、丹毒、蜂窝组织炎甚至败血症，也可并发水痘肺炎、脑炎、心肌炎等。

（二）出血性、进行性（病程达两周以上）和播散性水痘

主要见于免疫功能受抑制的患儿，体温可高达40℃以上，疱疹融合，形成大疱型或出血性皮疹，密布全身，皮肤黏膜出现瘀斑、瘀点，病死率可达9%。

（三）先天性水痘

母亲在妊娠头4个月感染水痘可累及胎儿，使其发生先天性水痘，表现为出生体重低、肢体萎缩、智力低下、皮肤瘢痕性病变等。如果母亲在接近产期感染水痘，新生儿生后易发生播散性水痘，病情危重。

·学习专栏·

常见皮疹的特征

皮疹的种类多，我们需要了解各类常见皮疹的特征，以区分水痘疱疹。按照形态特征，皮疹可以分为：斑疹、丘疹、荨麻疹、疱疹、脓疱疹等，主要的特征区别见表1-2。

彩图展示

表1-2　常见皮疹的特征

皮疹类型	特　　征	图　　示
斑疹	红色，压之褪色，直径小于2厘米，形态不规则，皮损与周围皮肤平齐，不隆起也不凹陷。出血性斑疹称为瘀斑。常见于：麻疹、水痘早期、流行性脑膜炎、伤寒等。	
丘疹	皮损直径小于1厘米，实质性、局限性、稍高出皮面。可互相融合成为扁平隆起，形态介于斑、丘疹之间的皮损，称为斑丘疹。常见于：麻疹、猩红热、水痘早期、药物疹等。	

续　表

皮疹类型	特　　征	图　　示
荨麻疹	暂时性、局限性水肿，稍隆起于皮肤，大小形状不定，突然发生，迅速消退，不留痕迹。常见于：药物疹、多型红斑等。	
疱疹	皮疹呈单个囊性，隆起于皮肤，内含浆液，清晰如水珠，易破损。常见于：水痘、手足口病、多型红斑等。	
脓疱疹	疱疹有继发性感染，疱液呈脓性，周围常有红晕。常见于：新生儿脓疱疮、水痘合并皮肤感染等。	

四、幼儿水痘的预防与照护

（一）幼儿水痘的预防

　　水痘也能通过呼吸道传播，预防方法与流感有相似的地方，如做好个人防护及个人卫生、接种水痘疫苗等，这里不再赘述。但水痘也能通过接触带状疱疹病人而传染，故应避免幼儿与带状疱疹病人接触。

·学习专栏·

水 痘 疫 苗

　　水痘减毒活疫苗是目前唯一获准用于预防水痘感染的疫苗，具有良好的安全性和免疫性，主要推荐用于1周岁以上的幼儿，以及患有慢性非传染性疾病和免疫低下的成人。但是该疫苗的保护率不是100%，接种疫苗后，仍有大约5%的儿童和10%的成年人会再次感染水痘。美国疾病预防控制中心推荐对所有人群均采用2剂量接种，其数据显示，2剂量接种的有效率可以达到98%。推荐的幼儿接种方法为：出生后12到15个月进行第一次接种，4到6岁进行第二次接种。目前，我国已经开始实行这种2剂次的接种方法。

　　水痘疫苗已成为幼儿预防水痘的常规免疫方式，这种疫苗也被推荐给从未患过水痘的成年人。虽然水痘疫苗不能保证人体不会得水痘或带状疱疹，但它可以减少并发症的机会，降低疾病的严重性。

（二）幼儿水痘的照护

（1）维持皮肤的完整性。每日用温水擦浴一次（不用肥皂），保持床单清洁干燥。勤剪指甲，小婴儿可用手套，防止其因抓伤皮肤而继发感染。皮疹瘙痒难忍时，可涂炉甘石洗剂止痒，但皮肤有破损时不建议涂抹，继发感染时可涂百多邦药膏。做好口腔护理，有黏膜疱疹者可用生理盐水漱口。

（2）预防感染传播。水痘患儿要被隔离至疱疹全部结痂为止或出疹后7天。易感者避免接触水痘患儿，若已接触，要密切观察3周；72小时内肌注水痘-带状疱疹免疫球蛋白能起到预防或减轻症状的作用，但需要遵医嘱使用。

（3）密切观察病情变化。水痘一般预后良好，偶有播散性水痘、并发肺炎和脑炎，多发生于免疫低下的儿童。成人应居家观察患儿神志、体温、呼吸、皮疹情况，有异常情况须及时就医并采取相应措施。

（4）用药护理（遵医嘱）。新生儿及免疫低下儿童患水痘后一般需要住院治疗，可使用阿昔洛韦静脉滴注（一般在出疹后48小时内开始静脉滴注，每8小时一次，输注速度宜慢，每次滴注时间要大于1小时）。发热者忌用阿司匹林；避免使用肾上腺皮质激素类药物，因为皮质激素对水痘病程有不利影响，并可导致水痘播散，口服制剂及外用药膏均不宜使用；继发细菌感染时酌情应用抗生素。

（5）健康指导。水痘是自限性疾病，预后良好，一般10天左右自愈。无并发症者可居家进行隔离，家长做好护理，保教人员要消除家长和患儿的思想顾虑。

案例实践

囡囡和妈妈的水痘是怎么来的

　　出生45天的囡囡因患水痘住院治疗，外婆陪护在医院。医生询问流行病学史得知，囡囡的妈妈在14天前也得水痘了，社区医生当时怕囡囡被感染水痘，就让囡囡和妈妈分开居住，目前囡囡妈妈仍然没被允许和囡囡住在一起，母乳喂养也因此中断了。同时医生还了解到，外婆在1个月前，颈部出现3×5厘米大小的疱疹，自认为是芒果过敏，历时近1个月仍然没有完全愈合。医生分析病史后，建议让囡囡妈妈来医院陪护孩子，同时可以母乳喂养，还建议外婆去看皮肤科门诊，以确定颈部疱疹的性质。

思考与实践：

1. 症状识别：囡囡和妈妈的水痘传染源是什么？如何判断？

医生初步判断妈妈水痘的传染源是外婆。原因：① 囡囡妈妈在产后30天出现水痘，且产后一直居家没有外出，传染源为家庭成员的可能性最大。② 外婆颈部出现小片疱疹，持续时间近1个月仍没有完全恢复，不符合食物过敏的皮疹表现。综合年龄、身体状况、疱疹形态可以判断，外婆出现了带状疱疹，囡囡妈妈因为直接接触了外婆而初次感染水痘–带状疱疹病毒，临床表现为水痘。③ 囡囡妈妈产前没有感染过水痘病毒，机体对此病毒没有免疫力，也没有特异性抗体通过胎盘传导给胎儿，所以囡囡出生后同样对水痘没有免疫力，妈妈发病后传染给了囡囡。

2. 应对与照护：你认为医生的建议正确吗？为什么？

医生建议囡囡妈妈恢复母乳喂养和陪护是正确的。因为妈妈感染水痘在先，病程14天后已经没有传染性。水痘在发病前1—2天即有传染性，妈妈在发病初期即可能传染给孩子，因此，两周后囡囡发病，证实其已经被传染。当母婴患相同的传染病时可以住在一起。此外，妈妈感染两周后，身体已经产生水痘抗体，母乳喂养可以提供给孩子分泌型的抗体，提高孩子的免疫力，促进疾病的康复。同时，母婴同室可以缓解母亲的焦虑情绪，有利于新手妈妈的产后恢复。

第三节　麻疹

案例导入

小丽6岁，某天早晨，妈妈打电话给老师咨询小丽上幼儿园的事情。因为小丽的妹妹出麻疹了，妈妈想知道小丽会不会被传染，会不会入园后引起园内麻疹的传播。小丽的妹妹6月龄，发热5天、皮疹两天，最高体温达39.5℃，精神稍萎，咳嗽明显；哭吵时声音嘶哑，吃奶偶有呛咳；头面部及躯干有红色皮疹，眼结膜红，眼部分泌物多，口唇红，口腔颊黏膜有白色点状物附着，咽红；门诊胸片提示有支气管肺炎。虽然小丽已经接种过麻风腮疫苗，小丽妈妈还是担心妹妹的麻疹会传染给小丽。

　　想一想：如果你是老师，你会怎么答复小丽妈妈？为什么？

一、麻疹的定义

　　麻疹是由麻疹病毒引起的急性呼吸道传染病，其临床特征为：发热、流涕、咳嗽、眼结膜充血、口腔麻疹黏膜斑及全身斑丘疹。麻疹的传染性强，易并发肺炎。我国自1965年麻疹疫苗被广泛使用后，麻疹的发病率和病死率显著下降。但近年来，在全国范围内出现了麻疹流行，并且不典型病例增多。

　　麻疹病毒是麻疹的病原体，分类上属于副粘病毒科麻疹病毒属，只有一个血清型。麻疹病毒不耐热，在体外生活力较弱，对日光和一般的消毒剂敏感；但耐低温和干燥，0℃环境中可存活1个月，−70℃下可保存活力数月至数年。

二、流行病学特征

　　麻疹患者是唯一的传染源，发病前2日至出疹后5日均有传染性，其口、鼻、咽、眼结膜的分泌物中均含有病毒，主要通过呼吸道飞沫传播，人群普遍易感。易感者在接触传染源后90%以上可能发病，冬春季发病较高，病后可获得持久免疫。由于母体抗体能经胎盘传给胎儿，因此，麻疹多见于8个月到5岁的小儿。近年来发病年龄有向两极发展趋势，8月龄以下发病比例有所增加[1]。

三、临床表现

　　典型麻疹分为4期：

　　（1）潜伏期。一般为6—18天，平均10天。潜伏期可有低热及全身不适。

　　（2）前驱期（又称疹前期）。从发热开始至出疹，一般为3—4天，主要表现为发热、全身不适，同时出现打喷嚏、流涕、咳嗽、声音嘶哑、畏光、流泪、结膜充血等上呼吸道感染及全身中毒症状。起病后2—3天，约90%的患儿有口腔颊黏膜充血、粗糙的表现，在第一磨牙对应的口腔颊黏膜可出现直径约1毫米的灰白色小点，外有红晕，常在1—2天

---

[1]　桂永浩，薛辛东.儿科学（第3版）［M］.北京：人民卫生出版社，2015：505.

彩图展示

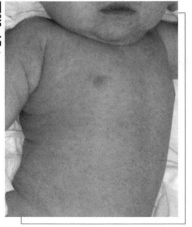

图1-3　出疹期

迅速增多，可累及整个颊黏膜甚至蔓延到唇部，出疹后1—2天迅速消失，称为麻疹黏膜斑，是早期诊断麻疹的有力依据。

（3）出疹期。发热后3—4天开始出疹，此时呼吸道症状和全身毒血症状逐渐加重并达高峰。皮疹初见于耳后、发际、颈部，渐至颜面、躯干、四肢及手心、足底。皮疹为红色斑丘疹，压之褪色，疹间皮肤正常（见图1-3）。严重者皮疹融合，呈暗红色，皮肤水肿，面部浮肿变形。出疹时，肝、脾、淋巴结肿大，咳嗽加剧，肺部可闻及湿啰音，容易产生并发症。

（4）恢复期。出疹3—4天后，皮疹按出疹顺序消退，有糠麸状脱屑和色素沉着，其他症状随之好转。常见的并发症有：肺炎、心肌炎、喉炎、中耳炎、麻疹脑炎、营养不良和维生素A缺乏等，并能使结核病恶化。

·**学习专栏**·

麻疹与其他儿童出疹性疾病的区别

儿童感染性疾病的两大主要症状为发热和皮疹，而区分皮疹的形态、了解发热和出疹的顺序是鉴别疾病的依据。

表1-3　麻疹与其他儿童出疹性疾病的区别

类型	病原	皮疹特点	发热与皮疹的关系
麻疹	麻疹病毒	红色斑丘疹，自头面颈、躯干至四肢，退疹后有色素沉着及细小脱屑	发热3—4天出疹，出疹后体温更高
风疹	风疹病毒	自面部至躯干再至四肢，斑丘疹，疹间有正常皮肤，退疹后无色素沉着及脱屑	发热后半天至1天出疹
幼儿急疹	人疱疹病毒6型或7型	红色斑丘疹，颈及躯干部多见，一天出齐，次日消退	高热3—5天，退热后出疹
猩红热	乙型溶血性链球菌	皮肤弥漫性充血，密集针尖大小皮疹，持续3—5天消退，1周后有大片状脱皮现象	发热1—2天出疹，出疹时发热

四、幼儿麻疹的预防与照护

（一）幼儿麻疹的预防

麻疹和流感同属呼吸道传染病，日常预防方法与流感的预防有相似之处，包括做好个人防护、接种麻疹疫苗等。麻疹是疫苗可预防的传染病，接种麻疹疫苗可以避免感染麻疹病毒。

·学习专栏·

麻 疹 疫 苗

中国接种麻疹疫苗已有40多年了，事实证明，它是安全的、有效的。麻疹疫苗的接种分为主动免疫和被动免疫两种。主动免疫：麻疹减毒活疫苗初种在儿童8个月时，7岁时复种一次。被动免疫：易感儿童在接触麻疹患者后5天内立即注射免疫血清球蛋白可预防感染，但被动免疫只能维持8周。

（二）幼儿麻疹的照护

（1）卧床休息。应绝对卧床休息至皮疹消退、体温正常。保持室内空气新鲜，每日通风2次。室温以18—22℃为宜，湿度保持在50%—60%，忌捂汗，出汗后应及时更换衣被。

（2）监测体温变化。高热时可减少盖被，忌用酒精擦浴和冷敷，慎用退热药，以免影响透疹而加重病情。

（3）皮肤护理。保持床单清洁干燥，每日用温水擦浴一次（不用肥皂）。勤剪指甲，防止因抓伤或挠伤皮肤而导致继发感染。及时评估患儿的出疹情况，如透疹不畅，可遵从医嘱给予中药煎服或擦身，使皮疹出齐、出透。

（4）口、眼、耳、鼻部的护理。室内光线宜柔和，可遵医嘱用生理盐水清洗双眼，也可用抗生素眼药水或眼膏，加服维生素A预防干眼病。及时清理眼部分泌物，防止其流入耳道，引起中耳炎。加强口腔护理，协助患儿刷牙、漱口。

（5）保证营养供给。发热期间，给予患儿清淡易消化的流食或软食，少量多餐，食物品种多样化，色、香、味俱全，以提高患儿的食欲；鼓励患儿多饮水，利于排毒、退热和透疹。恢复期给患儿提供高蛋白、高维生素的饮食，无须忌口。

（6）密切观察病情变化。如果患儿出现以下症状，要及时送医救治，给予相应的护理：① 咳嗽加剧、持续高热、喘憋、发绀、肺部湿啰音增多，为并发肺炎的表现；② 当出现声音嘶哑、频咳、犬吠样咳嗽、吸气性呼吸困难，提示并发了喉炎；③ 嗜睡、惊厥、昏迷，应警惕脑炎的发生。此外，麻疹还能使结核病复发和恶化。

（7）预防感染传播。麻疹患儿要进行隔离至出疹后5天，有并发症者隔离至出疹后10天；接触麻疹的易感儿应隔离观察21天。病室要每日通风换气、消毒；患儿衣被、书本、玩具等须在阳光下暴晒2小时；减少不必要的探视。麻疹流行期间应尽量少带孩子到公共场所，以减少感染和传播的机会；托幼机构班级内发生麻疹流行时，暂不办理入、转园所手续。

 案例实践

小乐生了什么病

小乐，5岁，由西部地区转到沿海城市上幼儿园，某天因为发热请假休息，三天后出现皮疹，体温为38.9℃，皮疹以面部及躯干为主，为红色密集丘疹，有痒感，同时伴有眼结膜充血、鼻塞等上呼吸道感染症状。当时幼儿园有猩红热散发病例，保健老师判断小乐也可能是得了猩红热，建议小乐服用与其体重对应剂量的退热药，体温下降至正常后去医院看医生。医生仔细询问病史，检查小乐的口腔黏膜，发现颊黏膜有白色点状物，便引导小乐前去传染科就诊。

思考与实践：

1. 症状识别：

（1）你认为保健老师的判断和建议是否正确？

保健老师的判断可能有误。在临床上，麻疹和猩红热的表现有相似之处，但还是有各自的特征性表现。猩红热多发于秋冬季，以学龄儿童多见，发热1—2天后出皮疹，皮疹在一天左右遍布全身，一般有咽痛的症状；而麻疹多发于冬春季，以婴幼儿为主，发热3—4天后出皮疹，皮疹从耳后开始，向面部、躯干、四肢发展，3—4天出齐，同时伴有上呼吸道感染症状，发病初期在口腔颊黏膜可见特征性的"麻疹黏膜斑"。从小乐的病史及临床表现可以排除患猩红热的可能。

（2）小乐可能得了什么病？

小乐很可能感染了麻疹病毒。麻疹是疫苗可预防性疾病，个体如果按照国家免疫规划接种程序接种麻疹疫苗后，可以避免麻疹病毒的感染。但国内有一些偏远地区的疫苗接种普及性不高，尤其对流动人口的免疫规划管理有疏漏，从而导致一些儿童的疫苗接种不规范，小乐很有可能没有按免疫规划全程接种所有的疫苗。

2. 应对与照护：如果你是老师，你会怎么做？

根据小乐的临床症状，她很可能得了麻疹，需要去传染科确诊。老师可让家长提供小乐的疫苗接种记录本，以确定小乐是否全程接种了含麻疹成分的疫苗（MCV），作为医生诊断的依据。

• **第四节　手足口病** •

> **案例导入**
>
> 　　叮叮4岁，发热3天后手足出现皮疹，体温为39℃，食欲差。保健老师检查后发现，叮叮的臀部也有疱疹，口腔颊黏膜见溃疡，咽部见疱疹，有主诉咽痛。家长告诉老师，孩子在睡眠中有易惊的表现，双手持物有细微震颤。老师立即引导家长带孩子去医院就诊。
>
> 　　想一想：如近期幼儿园有手足口病流行，幼儿园应如何阻止该疾病的进一步传播？

一、手足口病的定义

　　手足口病是由肠道病毒引起的传染病，多发生于5岁以下儿童，表现为口痛、厌食、低热，手、足和口腔等部位出现小疱疹或小溃疡。多数患儿一周左右可自愈；少数患儿可引起心肌炎、肺水肿、无菌性脑膜炎等并发症，目前缺乏有效的治疗药物，主要采用对症治疗；个别重症患儿病情发展快，可致死亡。至2018年，10年期间，手足口病仍是我国发病率最高、死亡病例数最多的丙类传染病，严重影响儿童健康。[①]

　　引发手足口病的肠道病毒有20多种（型），其中以柯萨奇病毒A16型（Cox A16）和肠道病毒71型（EV71）最为常见。肠道病毒71型是最晚发现的新型肠道病毒，是一种耐热、耐酸的小RNA病毒，适合在温、热的环境下生存和传播，75%酒精不能将其灭活，但对紫外线和干燥环境敏感，各种氧化剂、甲醛、碘酒都能灭活病毒。

二、流行病学特征

　　手足口病是全球性传染病，一年四季均可发病，以春夏季多见。患儿、隐性感染者和无症状带毒者为该病流行的主要传染源。

　　传播途径包括消化道、呼吸道及接触传播，主要通过幼儿间的密切接触进行传播。患儿咽喉分泌物及唾液中的病毒，可通过空气飞沫传播，也可通过接触被唾液、疱疹液、粪便污染的手、毛巾、手绢、牙杯、玩具、食具、奶具、床上用品、内衣等传播。

　　人群对Cox A16型及EV71型肠道病毒普遍易感，感染后可获得免疫力。手足口病的患儿主要为学龄前儿童，尤以≤3岁年龄组发病率最高。

---

① 钱素云，李兴旺.我国手足口病流行及诊治进展十年回首［J］.中华儿科杂志，2018，56（05）：321—323.

三、临床表现

手足口病的潜伏期为2—5天。

彩图展示

（一）一般表现

急性起病，表现为发热、流涕、食欲不振、口腔疼痛等，口腔黏膜出现小疱疹，疼痛明显，疱疹破溃后形成溃疡；在口腔病变的同时，手掌或脚掌部出现斑丘疹、疱疹，疱疹周围有炎性红晕，疱内液体较少（见图1-4），臀部或膝盖偶可受累，疹子"四不像"（不像蚊虫咬、不像药物疹、不像口唇牙龈疱疹、不像水痘），无疼痛、无痒感，不结痂、不留痕迹。本病大多数为良性过程，多自愈，但可复发，有时伴有无菌性脑膜炎、心肌炎等。

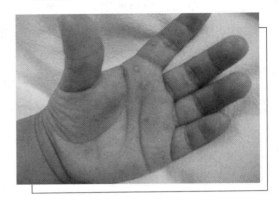

图1-4　典型手足口病的皮疹

（二）重症表现

少数患儿（尤其3岁以内）可出现脑膜炎、脑脊髓炎、脑炎、肺水肿、循环衰竭等病症。

（1）神经系统。临床表现变化多样，病情轻重不一，一般表现为肌阵挛、呕吐、共济失调、意向性震颤、眼球震颤及情感淡漠等，查体可见脑膜刺激征、腱反射减弱或消失；危重病例可表现频繁抽搐、昏迷、脑水肿、脑疝；头颅MRI（磁共振成像）及脑电图检查有助于明确疾病的严重性。

（2）呼吸系统。呼吸浅促、困难，呼吸节律改变，口唇发绀，口吐白色、粉红色或血性泡沫液（痰），肺部可闻及痰鸣音或湿啰音。

（3）循环系统。面色苍白、心率快或缓慢，脉搏浅促、减弱甚至消失，血压早期升高或下降，四肢末梢湿冷、发绀。

・学习专栏・

手足口病与疱疹性咽峡炎

疱疹性咽峡炎也是由肠道病毒感染引起的儿童急性上呼吸道感染性疾病，主要病原和手足口病相似。疱疹性咽峡炎病原和手足口病病原多数交叉重叠，肠道病毒EV71、柯萨奇病毒和埃可病毒既是疱疹性咽峡炎的病原，也是手足口病的病原，不同的是部分病毒的型别，如柯萨奇病毒中A2、A4—A10、A16、B2、B3、B5和埃可病毒1、4、7、19多引起疱疹性咽峡炎，而柯萨奇病毒A1—A6、A7、A8、A9、B1—B5和埃可病毒6、9、16、19多表现为手足口病。

国内疱疹性咽峡炎和手足口病的流行规律相似，四季均可发病，以春夏季为主，均为5月份开始上升，7月份达到高峰，随后降低。疱疹性咽峡炎的发病数高于手足口病，为手足口病发病数的1.7倍，一般呈散发流行或地区性暴发流行。聚集性病例易发生在托幼机构、早教机构、社区等人群较为集中的场所[1]。

疱疹性咽峡炎为急性起病，临床表现有：发热和咽痛，咽部明显充血，咽腭弓、悬雍垂、软腭、扁桃体等处有2—4毫米大小的疱疹，周围有红晕，疱疹破溃后形成小溃疡。体温多为低热或中度发热，部分患儿为高热，亦可高达40℃以上，可引起惊厥，热程2—4天，可伴咳嗽、流涕、呕吐、腹泻，有时述头痛、腹痛或肌痛。咽痛重者影响吞咽，年幼患儿因口腔疼痛易出现流涎、哭闹、厌食等情况。疱疹性咽峡炎全身和咽部症状体征一般在1周左右自愈，预后良好，但因其是由肠道病毒引起的，所以也可能发展成与手足口病相似的重症病例[2]。

四、幼儿手足口病的预防与照护

（一）幼儿手足口病的预防

手足口病有多种传播方式，如呼吸道、消化道、接触被病毒污染的物品等途径，所以手足口病的预防除了加强个人防护、注意个人卫生、接种EV71疫苗以外，还应做好以下措施：

（1）春夏季节为手足口病及疱疹性咽峡炎的高发期，要做好幼儿生活环境的清洁、消毒工作，对个人物品进行清洗、曝晒，注意室内通风。

（2）酒精不能杀灭肠道病毒，因此，日常消毒可使用含有效氯成分的消毒剂或过氧化氢消毒剂，注意浓度配比，防止浓度过高对幼儿健康产生影响。

（3）成人可以感染并传播肠道病毒，因此，家庭成员在接触幼儿之前要注意手部卫生，正确执行七步洗手法。

---

[1]　中华医学会儿科学分会感染学组，国家感染性疾病医疗质量控制中心.疱疹性咽峡炎诊断及治疗专家共识（2019年版）[J].中华儿科杂志，2019，57（03）：177—180.

[2]　闫玉洁，郭艳，陈晶，等.疱疹性咽峡炎发展为手足口病患儿免疫功能变化的研究[J].吉林医学，2018，39（02）：235—237.

·**学习专栏**·

肠道病毒71型疫苗 [1]

肠道病毒71型疫苗是中国自主研发且全球最先上市使用的灭活疫苗，可以有效预防EV71型手足口病，2016年上半年开始在全国上市。

EV71疫苗使用建议：

（1）接种对象。根据现有数据，EV71母传抗体水平在婴儿出生后逐渐衰减，在婴儿5—11月龄时最低，而发病率最高的年龄组在1—2岁。因此，6月龄开始接种EV71疫苗可及时为易感儿童提供保护。由于5岁以上儿童和成人的发病率很低，故可推测，5岁以上人群使用EV71疫苗，无论在个体层面还是群体层面上，其公共卫生意义有限、成本效益欠佳。因此，建议接种对象为≥6月龄易感儿童，越早接种越好；鼓励在12月龄前完成接种程序，以便尽早发挥保护作用。对于5岁以上儿童，不推荐接种EV71疫苗。

（2）接种程序。基础免疫程序为2剂次，间隔1个月。是否需要加强免疫，暂未确定。

（3）接种途径及剂量。臂三角肌肌内注射。每次接种剂量为0.5毫升。

（二）幼儿手足口病的照护

手足口病及疱疹性咽峡炎均为自限性疾病，一般情况均无须住院治疗，7天左右自行恢复，居家幼儿照护措施有以下几点：

（1）居家隔离，发热时须卧床休息，减少体力消耗；做好口腔及皮肤护理，因口腔溃疡导致进食困难者，饭前可遵医嘱涂盐酸地卡因缓解疼痛，吃温凉流质食物、多饮水；手、足皮疹应保持清洁，防止患儿抓破；环境清洁舒适，注意病室通风。

（2）做好病情观察，防止发生重症病例。当出现下列情况时，须前往医院住院治疗：年龄小于3岁；发热超过3天，体温高于38.5℃；精神萎靡、嗜睡、抽搐；心率、呼吸增快；四肢震颤、抖动，睡眠中易惊，恶心、呕吐等。

（3）注意个人卫生、饭前便后洗手，使用流动水及肥皂液洗手，洗手时间不少于15秒。家庭成员中如有婴幼儿，需要将患儿与他们隔离开，清洗消毒玩具及生活用品并在阳光下曝晒。

（4）患手足口病及疱疹性咽峡炎者需要居家隔离满两周，由医院开出解除隔离证明后方可入园。

---

[1]　中国疾病预防控制中心.肠道病毒71型灭活疫苗使用技术指南［J］.中国病毒病杂志，2016，6（04）：241—247.

（5）EV71疫苗的接种可有效降低重症手足口病的发生率，主要适用于年龄为6个月—5岁的婴幼儿，基础免疫程序为2剂次，间隔1个月。

 案例实践

小宇是否又得手足口病了

小宇5岁，是幼儿园中班的孩子。保健老师在晨检时发现小宇左手掌及足底都有一枚水疱样的疹子，询问家长后得知：小宇近两天没有发热，但说过喝水的时候喉咙有点痛。老师检查小宇嘴巴，发现小宇口腔内上腭部也有一枚疱疹，怀疑小宇得了手足口病，即让家长带孩子去医院就诊。小宇妈妈说孩子已经接种过肠道病毒71型疫苗，而且前一年得过手足口病，认为老师判断错了。

思考与实践：

1. 症状识别：你认为保健老师的判断正确吗？

保健老师的判断是正确的。因为小宇的手上、脚底及口腔内均有疱疹，虽然没有发热，但皮疹的形态、分布均符合手足口病的特征。小宇虽然接种过肠道病毒71型疫苗，但引起手足口病的肠道病毒有很多种，该疫苗不能预防所有肠道病毒的感染。同理，即使小宇前一年得过手足口病，仍然还是有可能因再次感染其他类型的肠道病毒而得病。

2. 应对与照护：小宇同班孩子后续有可能出现新的病例吗？

小宇班上的其他孩子有可能会出现新的手足口病例。因为手足口病在发病前的潜伏期也有传染性，小宇发病之前接触过的孩子有被传染的可能，所以幼儿园应立即按照园所的传染病管理制度执行相应措施。例如：按规定将班级隔离；关注同班其他孩子的症状，若发现有发热、手足疱疹、口腔疼痛等症状时，及时通知家长带孩子就诊。

本章小结

病毒是只有在活细胞中才能生长、复制的最小微生物。人类近几十年对病毒性疾病的诊断、治疗、预防、控制和研究方面都出现了许多进展。尤其在疫苗产生后，许多传染病都得到了有效的控制，但新发或突变的病毒依然严重威胁着人类的健康，且对儿童的威胁更显突出。流行性感冒在儿童中感染率高，重症病例也时常出现，对于高危儿童，即小于2岁、肥胖、有慢病或合并基础疾病的儿童，往往会导致严重的并发症。水痘因感染性强，没有接种疫苗的儿童几乎不可避免地会被感染，而对于免疫力低下的儿童，感染水痘后也容易并发严重的细菌感染，或加重原有的疾病病情。麻疹的发病率随着疫苗接种的广泛开展而有所下降，对于健康状况正常的儿童已经不是严重的威胁，但对于患恶性肿瘤、慢性肾病或在免疫抑制状态下的儿童来说，麻疹仍然是可以致死的感染威胁。手足口病及疱疹性咽峡炎是当前儿童发病率最高的传染病，随着EV71疫苗的普及，重症病例明显减少，但因其在托幼机构容易引起广泛及快速的传播，应得到相关人员的重视。

传染病重在预防，须做到"五早"。为控制儿童传染病的传播，全社会需要共同努力。

思考与练习

（1）流感疫苗接种是预防流感的最有效的方法，但目前国内人群的接种率很低。作为幼儿传染病防控的重要一环，托幼机构如何在疫苗接种的推广宣传教育活动中发挥一定的作用？

（2）宁宁小朋友因发哮喘，正在用激素药物进行吸入治疗，他有接触水痘病人史，那么宁宁能不能进行水痘疫苗的紧急接种？

（3）当接种过麻疹疫苗的年轻老师接触了患麻疹的幼儿时，她有被感染的风险吗？为什么？

（4）手足口病患儿一般情况下可居家休息，但当出现哪些症状时，家长应尽快送孩子去看医生？

（5）扫描二维码，完成在线测试。

在线测试

第二章
细菌性传染病

本章导语

　　广义的感染性疾病包括所有由病原微生物（病毒、细菌、寄生虫等）感染所导致的疾病，都具有传染性。随着人们生活水平的提高和科技的进步，尤其是疫苗与抗生素的研发和使用，幼儿传染病的发病率大幅下降。抗生素的广泛使用降低了细菌感染者的死亡率，但同时也为耐药细菌的产生和传播创造了条件。各种致病菌侵入血循环，得到繁殖与播散，释放毒素和代谢产物，可诱导细胞因子引起严重毒血症和全身性感染。细菌性传染病在托幼机构等幼儿集中场所往往很容易传播。保教人员需要帮助广大幼儿养成健康的生活方式和行为习惯，主动接种疫苗，做到预防为主；提高对幼儿传染病的早期识别能力并及时引导幼儿就医，切实执行传染病"早发现、早报告、早隔离、早诊断、早治疗"的要求。

学习目标

　　（1）知晓幼儿常见细菌性传染病的种类、流行病学特征、临床表现和危害。
　　（2）能够根据早期症状初步识别幼儿常见细菌性传染病。
　　（3）掌握幼儿常见细菌性传染病的预防和照护方法。

本章导览

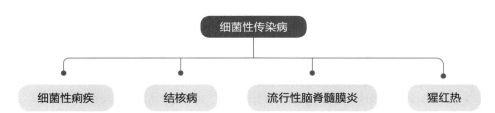

第一节   细菌性痢疾

案例导入

小宁今年6岁，暑假期间和爷爷奶奶在乡下生活。一天夜里，小宁突然出现高热，体温升高到40℃，口服退热药效果不明显，并发生了抽搐，表现为双眼上翻、口唇发紫、四肢僵直，持续约10分钟自行缓解。这可吓坏了奶奶，她赶紧抱着小宁去医院。奶奶说前一天下午带小宁在小饭店吃过饭，早上开始有腹泻和低热症状。

想一想：幼儿在夏秋季出现以上类似的症状，我们首先应该想到什么？如何判断及进行后续工作？

高热、腹泻和抽搐是小儿各种疾病早期表现的临床体征之一，持续高热、反复腹泻和抽搐，会造成孩子水电解质平衡紊乱，频繁抽搐还会对脏器造成损伤，因此，正确识别幼儿的症状，及时有效地处理，对孩子康复具有重要意义。

一、细菌性痢疾的定义

细菌性痢疾（简称菌痢），是由志贺菌属引起的急性肠道传染病。临床上以发热、腹痛、腹泻及黏液、脓血便为主要表现。本病全年均可发生，但多流行于夏秋季节。各年龄组小儿均易感，多见于3岁以上儿童。本病可分为：急性菌痢、慢性菌痢及中毒型痢疾（简称毒痢）。其中毒痢病情经过极为凶险，患儿常起病急骤，突然高热，发生惊厥或休克，如抢救不当，可迅速因发生呼吸或循环衰竭而死亡，对此，应引起托幼机构工作者及家长的高度重视。

痢疾杆菌属肠杆菌科志贺菌属，为革兰阴性、需氧、无鞭毛、不能运动、无荚膜、不形成芽孢的杆菌；水中可生存59天，食物中可生存10天，对阳光极敏感，经照射30分钟即死亡；在60℃时经过10分钟、100℃时即刻，即可将其杀灭。在低温潮湿的地方，可生存几个月。在蔬菜、瓜果、食品及被污染的物品上可生存1—2周。痢疾杆菌可分为4个菌群（见表2-1），该菌属流行菌型，在不断变迁中，发达国家的优势菌型为D群，我国仍以B群占优势。所有痢疾杆菌均能产生内毒素、细胞毒素和肠毒素（外毒素），A群痢疾志贺菌可产生神经毒素。

医学卡片

内毒素：革兰氏阴性菌（如伤寒杆菌、痢疾杆菌等）的菌体中存在的毒性物质的总称，是多种革兰氏阴性菌的细胞壁成分，由菌体裂解后释出的毒素，又称"热原"。

细胞毒素：对特定的细胞造成毒性作用的能力或趋势，可对细胞造成损伤或死亡。

肠毒素（外毒素）：肠毒素是一种外毒素，通常指金黄色葡萄球菌产生的一种相对热稳定的毒素。

表2-1　志贺菌属的分类

菌　　群	血清型及其亚型
A群　痢疾志贺菌	1—12
B群　福氏志贺菌	1a—1c，2a—2b，3a—3b，4a—4b，5a—5b，6，X，Y
C群　鲍氏志贺菌	1—18
D群　宋内志贺菌	1

二、流行病学特征

（一）传染源

细菌性痢疾是最常见的肠道传染病，痢疾患者和带菌者是主要传染源。小儿慢性菌痢虽较成人少，但大多呈潜隐、非典型性，往往不易被人发现，容易在幼儿集体中诱发流行。成人慢性菌痢患者、恢复期带菌者或健康带菌者虽无典型腹泻症状，但其粪便仍有排菌，若从事饮食或保育工作，对幼儿是严重的威胁。

（二）传播途径

病菌随粪便排出，易感者通过污染的手、生活接触、食物、水源或借苍蝇传播，经口感染。具体如下：

（1）食物传播：食物可通过手、水蝇受到污染。在适当温度下，痢疾杆菌可在肉、蔬菜、瓜果、凉粉等食品上繁殖。夏季炎热，更适合痢疾菌生长，容易引起食物传播。

（2）经水传播：病菌能在水中生活繁殖。若水源保护不好，粪便处理不当，水源受污染，则可导致水源传播。

（3）生活传播：由患儿或带菌者的手污染生活用品，或通过接触患儿被污染的手进行传播，这是最常见的传播方式。居住环境拥挤、卫生条件差或托幼机构消毒制度不严格，容易通过接触方式引起暴发流行。

（4）昆虫传播：苍蝇是常见的传播媒介，容易污染用具和食物。

（三）人群易感性

人对痢疾有普遍易感性，加上痢疾型别很多，因此可以多次重复感染。

三、临床表现

潜伏期为数小时至7天，多为1—3天。临床分为急性细菌性痢疾和慢性细菌性痢疾。慢性带菌者（≥1年）罕见。

（一）急性细菌性痢疾

（1）普通型（典型）：起病急骤，畏寒，寒战伴高热，继而出现腹痛、腹泻和里急后重感；大便开始为稀便，迅速转为黏液脓血便，每天10—20次，量少。一般12周内逐渐恢复。

医学卡片

里急后重：为临床常见症状之一，表现为下腹部不适，很想解大便，然而又无法一泄为快。

（2）轻型（非典型）：全身毒血症症状和肠道症状均较轻，可不伴有里急后重感。病程可自限。

（3）中毒型：多见于体质较好的儿童，可能是特异性体质对细菌内毒素的强烈过敏反应，以引起急性微循环障碍为主的病理过程；起病急骤，病势凶险，体温可达40℃以上，伴全身严重毒血症症状。患者精神萎靡，可反复抽搐、嗜睡、昏迷，迅速发生休克和呼吸衰竭。肠道症状较轻，甚至开始无腹痛与腹泻症状，但起病24小时内可出现腹泻和典型痢疾样大便。按临床表现可分为休克型、脑型和混合型。休克型以感染性休克为主要表现；脑型（呼吸衰竭型）表现为惊厥、昏迷和呼吸衰竭；混合型具有周围循环衰竭和呼吸衰竭两种表现，为最凶险的一型，病死率高。

（二）慢性细菌性痢疾

病程超过2个月即称慢性细菌性痢疾，比较少见。

（三）并发症

当急性菌痢患儿呕吐、腹泻严重时，可并发水和电解质紊乱（脱水、酸中毒、低钾、低钠、低钙等），少数出现肠套叠。

慢性菌痢患儿发生并发症较多，主要是机体营养不良和免疫功能低下所致。最常见的有营养不良及营养不良性水肿，多种维生素与微量元素缺乏。肠部溃疡严重者可致大量肠出血；腹泻频繁者可致脱肛；用抗生素过久可致肠道菌群紊乱或合并真菌感染。个别严重营养不良患儿的肠道溃疡长久不能修复，有可能发生肠穿孔。

·学习专栏·

细菌性痢疾与肠炎的区别

细菌性痢疾以脓血便为其特征，但仅凭脓血便即判断为痢疾，存在一定误判率。细菌性痢疾最容易与以下肠炎相混淆：

（1）侵性大肠杆菌肠炎。本病发病季节与病症极似菌痢，也表现为发热、腹泻、脓血便，也发现有类似中毒型疾病的表现。鉴别需依据粪便培养。

（2）空肠弯曲菌肠炎。本病发病季节与临床经过也类似菌痢。多见于3岁以上小儿。症状表现为发热、腹泻，先为稀便，以后可表现为脓血便，类似痢疾。鉴别需依据粪便培养和乳胶凝集试验检测弯曲菌。

（3）沙门菌肠炎。以小婴儿多见，粪便多样化为其特点，开始为稀便，以后可表现为黏液、脓血便，易误诊为菌痢。鉴别依据为发病年龄不同，痢疾多见于3岁以上儿童，小婴儿少见。准确鉴别需依据粪便培养。

（4）过敏性直肠结肠炎。以婴儿发病为主，表现为腹泻、间断便带血丝或血块，无发热及流行病学史，部分患儿伴有湿疹。

（5）炎症性肠病。包括溃性结肠炎和克罗恩病（一种病因不明的胃肠道慢性炎性疾病），其发热、腹痛、黏液便或脓血便等症状极易与细菌性痢疾混淆。本病没有痢疾流行病学史，可伴有贫血等肠道外表现，病程长者有营养不良的表现。

四、幼儿细菌性痢疾的预防与照护

（一）幼儿细菌性痢疾的预防

（1）加强幼儿的卫生管理，讲究个人卫生，保教人员、家长和幼儿在饭前便后要洗手。

（2）改善饮水卫生，防止水源受污染，不喝生水。

（3）加强饮食卫生，不吃变质食物，生吃瓜果要洗净。

（4）加强环境卫生，灭蝇、灭蛆，食物存放要加罩，防止被昆虫污染。

（5）加强患儿管理，做到"五早"，集中隔离。由医生确诊患儿临床症状消失，且两次粪便细菌培养结果为阴性方可解除隔离。

（二）幼儿细菌性痢疾的照护

（1）高热的护理。注意监测体温变化，积极降温，避免因持续高热而发生惊厥，加重脑缺氧。保持室内空气流通，温度、湿度适宜。一旦发生惊厥，注意保持患儿呼吸道通畅，清除口、鼻腔内的分泌物、呕吐物，可在口中垫牙垫，防止舌咬伤，送医急救。

（2）腹泻护理。记录每日的排便次数及性状，及时采集大便标本送检。每次便后用温水清洗臀部皮肤，做好皮肤护理。同时，应注意保证足够的液体摄入，给予营养丰富、易消化的流质或者半流质饮食。不建议进食油腻、富含纤维素的食物，因为这会加重腹泻。对于不能进食者，应尽快就医，通过静脉输注液体和能量。

（3）维持有效血液循环。密切观察患儿的神志、面色、肢端温度、尿量等情况，适当保暖。如果患儿有精神萎靡、呼之不应、皮肤出现花纹、尿量减少或无尿的情况，应立即就医。

案例实践

一直要"便便"

彤彤，3岁，平时身体健康状况良好。正值暑假期间，彤彤两日前开始出现低热，并伴轻微腹泻症状，因白天家中无人照顾，妈妈便把彤彤送到了幼托班。在幼托班，彤彤频繁说要"便便"，每次间隔时间10—20分钟不等，共解出黏液脓血便4—5次。老师为彤彤清理肛周时发现，彤彤的肛门口脱出一段粉色的肉肉，于是赶紧联系了保健老师和彤彤家长。

思考与实践：

1. 症状识别：彤彤属于什么情况？

彤彤的情况属于直肠脱垂。因反复腹泻刺激，肛门括约肌松弛，导致部分肠段脱垂。

2. 应对与照护：

（1）老师要给予的处理措施是什么？

老师应戴上干净的手套，轻轻将脱出的肠段回推，保证肠管全部回纳，并用温毛巾轻敷彤彤肛周，减少彤彤的不适感，然后让彤彤卧床休息。

（2）若彤彤被确诊为痢疾，托幼机构需要进行哪些消毒措施？

① 要在彤彤排在小马桶里的便便中倒入1%漂白粉，加盖密闭，浸泡1小时后倾倒或冲入下水道。② 托幼机构内孩子共用的玩具、桌椅及其他设施设备均应使用消毒液擦拭，被服类物品应煮沸消毒，房间使用紫外线照射消毒，消毒后注意保持环境通风。③ 观察班级里的其他孩子有无出现相同症状，若有，先引导家长带孩子前往医院就诊，排除传染可能性后方可入园。④ 加强园内晨间检查和食堂食物卫生检查。

第二节　结核病

案例导入

豆芽，5岁，10天前开始咳嗽，无咳痰，平时在园期间活泼好动，近几日精神萎靡，食欲减退，睡觉时盗汗明显，午睡后体温升高至38.5℃。老师联系了豆芽爸爸，让其带孩子就医。爸爸告知医生，豆芽是早产儿，小时候很多疫苗都没有按时接种，也未接种过卡介苗，近期家里照顾孩子的保姆经常咳嗽。

想一想：根据豆芽的情况，我们首先应考虑什么问题？作为托幼机构，如何做好预防？

一、结核病的定义

结核病是结核分枝杆菌引起的慢性感染性疾病，可累及全身多个脏器，以肺结核最为常见。原发性肺结核（primary pulmonary tuberculosis）为结核杆菌初次侵入肺部后发生的原发感染，是儿童肺结核的主要类型。

结核分枝杆菌包含人结核分枝杆菌、牛结核分枝杆菌、非洲分枝杆菌和田鼠分枝杆菌。其中人结核分枝杆菌为人类结核病的病原体，而免疫接种常用的卡介苗则来源于牛结核分枝杆菌。

二、流行病学特征

（一）传染源

开放性肺结核（具有传染性的肺结核）患者的排菌是结核分枝杆菌传播的主要来源。暴露于结核分枝杆菌或者与结核病患者近距离接触均有可能获得感染。

（二）传播途径

1. 呼吸道传播

患者咳嗽排出的结核杆菌悬浮在飞沫中，当被人吸入后即可引起感染。排菌量越多，接触时间越长，危害越大。而飞沫直径亦是重要影响因素，大颗粒多在气道沉积后随黏液纤毛运动排出体外，直径1—5微米则最易在肺泡沉积，因此高声讲话、用力咳嗽及打喷嚏所产生的飞沫直径小，最易传播（见图2-1）。

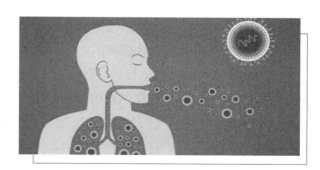

图2-1 结核杆菌通过呼吸道传播

2. 消化道传播

当使用被结核杆菌污染的食具或食入混有结核杆菌的食物时，结核杆菌可侵入消化道。但消化道对结核杆菌有较大的抵抗力，当结核杆菌进入胃内，很容易被胃酸杀死。一般多随粪便排出。

（三）易感人群

人群普遍易感。结核病的发生与否（见图2-2），以及发展及转归情况，取决于机体免疫力与结核菌数量、毒力之间的力量对比，是相互斗争的结果。

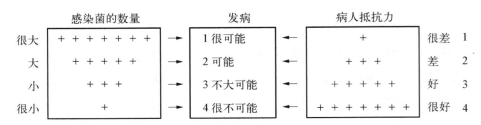

图2-2　发生结核病的可能性：感染结核菌数量和病人抵抗力大小的影响

三、临床表现

感染原发性结核病后，结核分枝杆菌可向全身传播，可累及肺脏、胸膜及肺外器官。

（一）肺结核的症状和体征

（1）全身症状。发热为肺结核最常见的全身毒性症状，多数为长期低热，每天于午后或傍晚开始，次日晨间降至正常，可伴有倦怠、乏力、夜间盗汗等症状，或无明显自觉不适。

（2）呼吸系统症状。浸润性病灶伴有轻微咳嗽、干咳或仅有少量黏液痰。合并支气管结核则咳嗽加剧，可出现刺激性呛咳，伴有局限性哮鸣或喘鸣。1/3—1/2患者在不同病期有咯血。

儿童原发性肺结核症状轻重不一，轻者可无症状。年龄较大儿童可有低热、食欲缺乏、疲乏、盗汗等结核中毒症状。婴幼儿呈急性起病，可出现高热，但一般情况尚好，持续2—3周后转为低热，并伴结核中毒症状，干咳和轻度呼吸困难是最常见的症状。婴儿也可表现为体重不增或生长发育障碍。当胸内淋巴结肿大时，可出现类似百日咳样痉挛性咳、喘鸣、声嘶。查体可见周围淋巴结不同程度肿大，但肺部体征往往不明显。

（二）肺外结核病的临床类型

肺外结核病包括淋巴结结核病、骨关节结核病、消化系统结核病、泌尿系统结核病、生殖系统结核病及中枢神经系统结核病等。

四、幼儿结核病的预防与照护

（一）幼儿结核病的预防

（1）房间要定时开窗通风，保持室内空气新鲜。据统计，每10分钟通风换气一次，4—5次后可以吹掉空气中99%的结核杆菌。

（2）培养良好的卫生习惯，如洗漱用具专人专用，勤洗手、勤换衣，定期消毒等。

（3）咳嗽、打喷嚏时应用纸巾捂住口鼻，痰要用纸包好，不要随地吐痰，避免结核病菌通过飞沫传染给其他人。

（4）加强体育锻炼，生活要有规律，注意饮食营养和睡眠充足，保持健康心理，增强机体抵抗力，从而减少发病机会。

（5）疫苗接种——卡介苗。卡介苗是目前预防结核病的唯一具有一定效果的生物制品。接种卡介苗预防结核性脑膜炎和播散性结核病的平均有效率为86%。世界卫生组织（WHO）明确建议：新生儿在满足条件的情况下，须在出生24小时后尽快接种卡介苗。如果超过3月龄则要先做结核菌素试验（PPD皮试），确定未被感染才能补种卡介苗（见图2-3）。

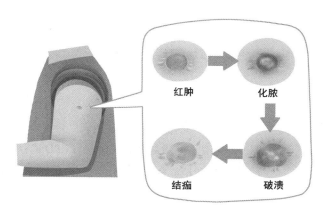

图2-3 接种卡介苗后疤形成的过程

（二）幼儿结核病的照护

（1）保证营养摄入，鼓励进食。食物应以高热量、高蛋白、高维生素、富含钙质为宜，如牛奶、鸡蛋、瘦肉、鱼、新鲜水果、蔬菜等，以增强抵抗力，促进机体修复和病灶愈合。家长应尽量提供孩子喜爱的食品，注意食物的制作，增进孩子的食欲。服用抗结核药物时，常见胃肠道不良反应，要注意孩子食欲的变化。

（2）建立合理的生活制度，保持居室空气流通，阳光充足。保证孩子有充足的睡眠时间，适当进行活动，增强抵抗力。

（3）监测体温，加强病情观察。定时测量体温，并准确记录，如有高热症状，应遵医嘱对症处理（注意保暖，适当饮水）；结核病患儿出汗多，应保持皮肤清洁，及时更换汗湿衣物；指导正确的咳嗽方法，注意观察咳嗽的性质（咽喉部有无充血、化脓等病变），保持呼吸道通畅（根据病情采取合适的体位），避免剧烈活动。

（4）消毒隔离。结核病活动期应进行呼吸道隔离。对呼吸道分泌物、痰杯、餐具等进

行消毒处理；积极防治各种急性传染病，避免受凉引起上呼吸道感染；避免
与其他急性传染病患者、开放性结核患者接触，以免加重病情。

（5）指导合理用药。家长要遵医嘱应用抗结核药物；部分抗结核药物有
胃肠道反应，肝、肾毒性等，如发现异常要及时与医生联系。

在线阅读
WHO 推荐儿童
结核病治疗
方案

 案例实践

小林怎么了

小林，男孩，5岁，因发热8天，没来幼儿园上课。老师打电话联系家长，询问孩子
近况及临床确切诊断。小林妈妈告诉老师，小林8天前出现发热，今日体温38.5—39℃，
伴流涕、咳嗽及声音嘶哑，昨天体温曾高达40℃，夜间盗汗明显。小林爷爷一年前患结核
病，已经抗结核治疗半年了。

思考与实践：

1. 症状识别：根据小林的症状及家族病史，他可能患了什么病？

考虑小林有发热、流涕、咳嗽等症状，且爷爷是结核病患者，所以他很可能感染的是
结核病，需要去医院做结核菌素试验（PPD试验）。

2. 应对与照护：作为老师，您可以给予小林妈妈的健康建议有哪些？

（1）保证孩子的睡眠和休息，准备营养丰富的高蛋白食物。

（2）保持居住环境通风良好。

（3）保持良好心情，帮助小林树立恢复健康的信心。

（4）严格遵守医嘱，积极做好抗结核治疗，做到早期、联合、适量、规则、全程。

第三节　流行性脑脊髓膜炎

案例导入

平平4岁，寒假过后第一天来园。早上老师发现平平精神不佳，喝水后呕吐3次，
每次都呈喷射状，并哭闹不止。老师为其测量体温为39℃，同时发现平平脸上和腿上
有暗红色出血点，于是立即打电话联系家长。

想一想：面对这种情况，老师应该如何结合平平的症状对其进行初步的评估和照护？

一、流行性脑脊髓膜炎的定义

流行性脑脊髓膜炎简称流脑，是由脑膜炎奈瑟菌引起的急性化脓性脑膜炎。临床上起病急，有发热、头痛、呕吐，皮肤、黏膜瘀点和脑膜刺激征。流脑为我国乙类法定传染病，危害大。

脑膜炎双球菌属奈瑟氏菌属，人类是该细菌唯一的天然宿主，在体外易自溶而死。脑膜炎奈瑟菌的主要致病物质是内毒素。病菌侵入人机体繁殖后，因自溶或死亡而释放出内毒素，内毒素作用于小血管和毛细血管，引起坏死出血，故出现皮肤瘀点、瘀斑和微循环障碍。严重败血症时，因大量内毒素释放，可造成弥散性血管内凝血（DIC）及中毒性休克。

·学习专栏·

几种常见的脑炎、脑膜炎

1. 其他细菌引起的化脓性脑膜炎

（1）肺炎链球菌感染多见于成年人，大多继发于肺炎、中耳炎和颅脑外伤。

（2）葡萄球菌性脑膜炎大多发生在葡萄球败血症过程中。

（3）革兰氏阴性杆菌脑膜炎易发生于颅脑手术后。

（4）中毒型细菌性痢疾主要见于儿童，发病季节在夏秋季，短期内有高热、惊厥、昏迷、休克、呼吸衰竭等症状，但无瘀点，脑脊液检查正常，确诊依靠粪便细菌培养。

（5）蛛网膜下腔出血多见于成人，起病突然，以剧烈头痛为主，重者继以昏迷，体温常不升高，脑膜刺激征明显，但无皮黏膜瘀点、瘀斑，无明显中毒症状。

2. 病毒性脑炎

流行性乙型脑炎发病季节多在7—9月，脑实质损害严重，多见昏迷、抽搐，皮肤一般无瘀点。

二、流行病学特征

带菌者和患者是本病的主要传染源，细菌可隐藏于带菌者鼻咽黏膜处，不引起症状，所以带菌者对周围人群的威胁比患者更大；借空气飞沫传播。

本病主要在冬春季流行，一年可散发。凡在流行季节突起高热，头痛、呕吐，皮肤出现瘀点、瘀斑，脑膜刺激征阳性者，临床即可初步诊断。

三、临床表现

潜伏期1—10天，通常小于4天。本病可分为四种临床类型。

（一）普通型

占病例的90%。按其发展过程分为三个阶段，但有时临床难以明确划分。

（1）上呼吸道感染期：此期传染性最强，约1—2天，大多数患者无明显症状，主要表现为咽痛、鼻部黏膜充血。

（2）败血症期：多突然发热，伴头痛、呕吐、寒战，此期主要而显著的体征为瘀点，大多数皮疹开始即为点或瘀斑，见于全身皮肤、眼结膜和口腔黏膜；病情重者瘀斑迅速扩大，中央呈紫黑色或形成大疱。

（3）脑膜炎期：脑膜炎症状可与败血症同时出现，但大多数败血症患者于24小时左右出现脑膜刺激征，有高热不退、头痛加剧、呕吐频繁、烦躁不安等症状，重者可有神志昏迷、惊厥、谵妄等表现。

（二）暴发型

此型较少见，但病情凶险，病死率高，可分为三个类型。

（1）休克型：短期内出现广泛皮肤瘀点、瘀斑，且迅速发展并融合成大片皮下出血，中央坏死。同时有严重的循环衰竭，有面色苍白、皮肤花纹且发绀、肢冷、脉细速、呼吸急促、血压下降等表现。

（2）脑膜脑炎型：除高热、皮肤瘀斑外，脑实质损害的临床表现明显。突出表现为剧烈头痛、反复惊厥，并迅速进入昏迷，部分患者可发生脑疝。如不及时抢救，会因呼吸衰竭死亡。

（3）混合型：兼有上述两种暴发型的临床表现，病情最重，死亡率高。

（三）慢性败血症型

少见，主要见于成人，以发热、皮疹、关节病变为特征，需多次血培养及瘀点涂片检查才能找到致病菌。发作间歇期，患者一般情况好，病程可长达数周或数月。

（四）轻型

多见于流行后期，有上呼吸道症状，体温不高，出血点小，有轻度头痛或呕吐，脑脊液轻度改变，病程短，不易引起重视。

四、幼儿流行性脑脊髓膜炎的预防与照护

（一）幼儿流行性脑脊髓膜炎的预防

1. 日常生活管理

（1）打喷嚏或咳嗽时应用手帕或纸巾掩盖口鼻。不要随地吐痰，不要随意丢弃有痰或鼻涕的手纸；勤洗手，使用肥皂或洗手液、流动水洗手，不用污浊的毛巾擦手。双手接触呼吸道分泌物后（如打喷嚏后）应立即洗手；不要与他人共用水杯、餐具。

（2）每天晚间要认真刷牙（一般不少于3分钟），刷牙后用温生理盐水漱口，仰头含漱能充分冲洗咽部，效果更佳。

（3）加强户外活动和耐寒锻炼；注意平衡饮食，保证充足休息。

（4）在传染病流行季节尽量少带幼儿到人员密集的公共场所；避免与有上述症状病人接触；流行季节在人员拥挤的场所内应戴口罩。

（5）切断传播途径，保持室内通风。托幼机构或家中应做到每天开窗至少3次，每次不少于10分钟，如周围有流脑病人，应增加通风换气的次数；开窗时，要注意保暖；注意环境卫生。

（6）如出现发热、头痛、呕吐等症状，应及时就医；有上述症状的病人应佩戴口罩，以防传染他人。

2. 疫苗接种

流脑感染后获得的免疫力具有群特异性，接种流脑疫苗可减少感染的机会或减轻流脑症状。

·**学习专栏**·

流 脑 疫 苗

1. 疫苗种类

目前在我国有两种流脑疫苗：A群流脑疫苗和A+C群流脑疫苗，A群流脑疫苗可预防A群流脑（我国流脑病例以A群为主，其他血清群少见），A+C群流脑疫苗可以预防A、C两群流脑的发病。目前国内的A群流脑疫苗主要用于6—18个月龄的儿童；A+C群流脑疫苗用于2周岁以上儿童及成年人，在流行区的2岁以下儿童可进行应急接种。流脑疫苗接种4剂，第1、2剂次用A群流脑疫苗，儿童自6—18个月龄接种第1剂，第1、2剂次为基础免疫，2剂次间隔不少于3个月。第3、4剂次为加强免疫，用A+C群流脑疫苗，3岁时接种第3剂，与第2剂间隔时间不少于1年；6岁时接种第4剂，与第3剂接种间隔不少于3年。

2. 接种人群

易感人群在流行季节到来之前应适时接种流脑疫苗，接种后90%以上的人都会得到保护。除常规接种疫苗外，出现病例后，病例的接触者及其周围人群应接种相应血清群的疫苗。

3. 接种疫苗的副反应

在接种疫苗后，少部分人会出现接种部位的局部反应，包括红痛等，一般1—2天后会自行消失；也有少部分人在接种后会有发热；个别人在接种后会发生较严重的过敏反应，可表现为呼吸困难、气喘、面色苍白、乏力、心跳加快或眩晕，此种情况非常罕见。发生严重的过敏反应时应马上就医并与疫苗接种单位联系。

3. 预防性用药

尽管接种疫苗有良好的保护作用，但从接种到身体产生免疫需要10—14天，因此，对于流脑确诊患者密切接触者来说，要在医务人员的指导下进行预防性用药。

（二）幼儿流行性脑脊髓膜炎的照护

（1）被明确诊断为流脑的患儿需住院接受治疗和密切观察。

（2）按呼吸道隔离常规执行。隔离期至症状消失后3天或发病后7天。

（3）卧床休息，保持环境安静，做好基础生活护理。

（4）对高热、抽搐、昏迷、休克、呼吸衰竭的患儿，应分别按有关护理要点执行。

（5）皮肤大片瘀斑的护理：避免局部皮肤受压、擦伤、破溃；皮肤已破溃时，遵医嘱局部涂以抗生素软膏，必要时以无菌纱布外敷，防止继发感染；有感染或坏死时，需至医院做换药处理。

（6）给予高热量、高蛋白、富含维生素、易消化的流质或半流质饮食，鼓励少量多次饮水。频繁呕吐不能进食者，可静脉补充液体。神志不清者给予鼻饲。

（7）流脑若发现或治疗不及时，或为重症病例，可留有不同程度的后遗症，如意识障碍、运动障碍等，需根据实际情况进行治疗和康复训练。

 案例实践

浑 身 发 冷

小明4岁，小班，体重为16公斤，身体比较瘦小，因为容易过敏，小时候好多疫苗都没有按时接种。春节过后，幼儿园开学了，小明被送入幼儿园，中午进食时，突然发生呕吐。老师看到后观察小明的情况，发现小明浑身发抖，手脚冰凉，嘴里喊着"老师，冷，头痛痛"，于是，老师让小明躺在小床上，叫来了保健老师。保健老师测得小明的体温为38.3℃，并为小明检查身体，发现小明的精神不好，反应迟钝，手臂、肚子和大腿上有好几处暗红色的出血点，体温也很快上升到38.7℃，于是就使用毛巾为小明冷敷额头，拨打120联系急救人员将小明送往医院，并给家长打电话通知此事。

　　思考与实践：

　　1. 症状识别：根据小明的症状，初步判断可能是什么情况？如何做出这个判断？

　　小明突发寒战，高热，并出现呕吐、精神不佳，全身散在出血点的症状，且既往疫苗未按时接种，应考虑流行性脑脊髓膜炎。

　　2. 应对与照护：在等待120救护车到来之时，老师应注意观察哪些情况？如何给予正确处理？

　　（1）体温情况：小明体温上升很快，应将小明安置于空气流通处，注意降温。

　　（2）意识情况：小明精神不佳，应警惕惊厥发生。一旦发生惊厥，应将头偏向一侧，清除口鼻腔内分泌物，保持呼吸道通畅，保持环境安静；口腔内垫纱布，防止舌咬伤。

　　（3）皮肤情况：检查小明全身皮肤情况，观察出血点数量和部位有无增多，保持小明情绪稳定，避免剧烈哭闹。

　　（4）隔离：与其他幼儿隔离，避免接触。

第四节　猩红热

案例导入

　　月月，女，6岁，白天在幼儿园里出现发热，体温为38.6℃，主诉咽痛。老师发现月月的颈部、胸部和背部出现许多针尖样的红色皮疹，压之褪色，有痒感，便立即打电话联系家长，告知情况。

　　想一想：面对这种情况，老师应该如何结合月月的症状对其进行初步评估？

一、猩红热的定义

　　猩红热是由产致热毒素的A族β链球菌（GAS）所致，多见于3岁以上儿童，常在冬末春初流行，潜伏期为1—7天，平均3天。临床特征为发热、咽峡炎，以及全身弥漫性鲜红色皮疹和疹退后的明显脱屑，少数患者由于变态反应而发生心、肾和关节损害。

A组β溶血性链球菌是一种革兰阳性球菌，可引起多种累及呼吸道和皮肤软组织的感染，唯一已知的存储处是人类的皮肤和黏膜。该菌不耐热，在60℃环境中30分钟可被杀死，对一般消毒剂均敏感，在干燥的环境中可生存数月。有多种血清型，故可引起多次感染。

二、流行病学特征

（1）传染源。急性期患者为主要传染源，猩红热患者自发病前24小时至疾病高峰时期（发热、出疹时，一般是发病后48小时内）传染性最强。

（2）传播途径。通过鼻咽分泌物飞沫传播或直接密切接触传播。细菌还可以通过皮肤创伤或产道入侵，被称为"外科型"或"产科型"猩红热。

（3）易感人群。人群普遍易感，多见于学龄期儿童及青少年，以7—8岁儿童最为常见，3岁以下婴幼儿少见。

（4）流行特征。该病全球性发病、全年发病，冬春季更为流行。

三、临床表现

（一）临床分期与分型

（1）潜伏期：多为2—3天（范围为1—7天）。

（2）前驱期：多数患者急性起病，出现咽炎、扁桃体炎症状体征。

（3）出疹期：多数于起病24小时内出疹，偶有迟至第5天出疹者。

典型皮疹是在全身皮肤充血的基础上散布着针尖大小、密集而均匀的点状充血性红疹（见图2-4），压之褪色、去压复现，伴有明显瘙痒。偶呈鸡皮样丘疹，重者可有出血疹。在皮肤皱褶处，如腋窝、肘窝、腹股沟可见皮疹密集呈线状，称为"帕氏线"（见图2-5）。面部充血潮红，口鼻周围出现"口周苍白"。病初舌披白苔，舌乳头红肿、凸出，称为"草莓舌"（见图2-6）；2—3天后白苔脱落，舌面光滑呈肉红色，并可有浅表破裂，舌乳头仍凸起，称"杨梅舌"（见图2-7）。

皮疹一般在48小时内达到高峰，2—4天可完全消失。重症者可持续5—7天甚至更久，颌下及颈部淋巴结可肿大，有压痛，一般为非化脓性。出疹时体温更高，皮疹遍布全身时，体温逐渐下降，中毒症状消失，皮疹隐退。

轻型患者发热短暂或无热，咽峡炎和皮疹表现轻，病程短。"外科型"或"产科型"患者，皮疹在创口先出现且明显，由此遍及全身，常无咽峡炎，其传播途径是以外科的伤口为侵入门户。

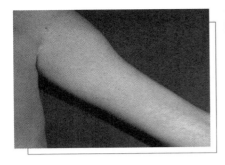

图2-4　充血性皮疹

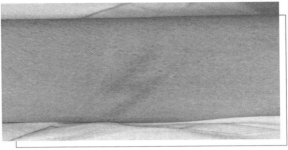

图2-5　"帕氏线"

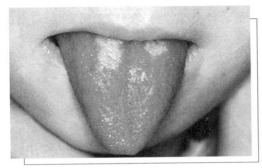

图2-6　"草莓舌"

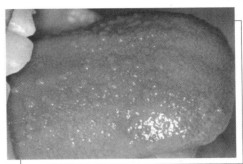

彩图展示

图2-7"杨梅舌"

（4）恢复期：疹退后1周内开始脱皮，躯干多为脱屑，手掌、足底角质层厚的部位可见大片膜状脱皮，甲缘皲裂样脱皮是典型表现，无色素沉着。

学习专栏

如何区分川崎病与猩红热

川崎病的临床诊断标准为：① 不明原因发热5天以上；② 双侧球结膜弥漫性充血，无渗出物；③ 口唇潮红、皲裂，口咽黏膜充血，"杨梅舌"；④ 病初（1—9天）手足指（趾）肿胀，掌潮红，恢复期（9—21天）出现指（趾）端膜状脱屑或肛周脱屑；⑤ 躯干、四肢有多形性红斑；⑥ 颈淋巴结非化脓性肿大，直径达15厘米或更大。（采用日本川崎病研究会2002年提出的诊断标准，满足以上六项中五项者即可考虑诊断本病）

川崎病不同于猩红热的特点为：川崎病皮疹往往

医学卡片

多形性红斑：急性炎症性皮肤病，有自限性，皮疹多形，有红斑、丘疹、风团、水疱等，特征性皮损为靶形损害（即虹膜状皮疹），有不同程度黏膜损害，少数有内脏损害。

在发热数天后出现；皮疹形态接近于麻疹及多形性红斑；好发年龄是婴幼儿及较小儿童；青霉素治疗无效。

（二）并发症

（1）邻近部位化脓性感染：包括颈淋巴结炎、扁桃体周围蜂窝织炎或脓肿、中耳炎、鼻窦炎、咽后壁脓肿等。

（2）败血症或迁徙性病灶：菌血症、骨髓炎、化脓性关节炎、脑膜炎和心内膜炎等。

（3）非化脓性并发症：急性风湿热、链球菌感染后肾小球肾炎和链球菌感染后反应性关节炎。

注：由于现在抗生素治疗较及时，各种并发症均较少见。

四、幼儿猩红热的预防与照护

（一）幼儿猩红热的预防

（1）隔离患儿。采取飞沫隔离。

（2）接触者预防。对明确暴露的易感者，如果未出现临床症状，通常不需要抗菌药物治疗。

（二）幼儿猩红热的照护

（1）维持正常体温。监测体温变化，高热时使用退热药物，及时更换汗湿衣物。保持空气流通，温度、湿度适宜。

（2）减轻疼痛。保持口腔清洁，鼓励多饮水或使用温盐水漱口。选择富有营养、易消化的流质、半流质食物或软食，忌酸、辣、干、硬食物。保证充分休息。咽部疼痛明显时，可采用分散注意力的方式缓解疼痛，如听音乐、看电视等。

（3）皮肤护理。观察出疹情况，保持皮肤清洁，勤换衣服。剪短指甲，尽量避免搔抓皮肤，以免引起继发感染。沐浴时避免水温过高，避免使用刺激性强的沐浴露，以免加重感染。恢复期出现脱皮时，应待皮屑自然脱落，注意不要撕拉剥离皮屑，以免损伤皮肤。

（4）预防感染传播。明确诊断后应及时进行隔离，一般无须住院，停药后连续两次咽拭子细菌培养结果阴性，方可解除隔离。

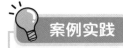

舌头像草莓

强强，6岁半，大班。幼儿园集体午餐时，老师发现强强精神不好，没有好好吃饭，只喝了一些汤。强强告诉老师，他喉咙痛，头也痛，咽不下又干又硬的饭。老师查看了强强的口腔，发现咽喉部很红，充血，舌苔白厚，舌乳头红肿，像草莓一样。老师又为强强测量了体温，发现体温38.7℃，颈部和背上看到一些像鸡皮疙瘩一样的红色皮疹，身上还有好些抓痕，于是立刻给强强妈妈打电话告知此事。

思考与实践：

1. 症状识别：根据强强的症状，初步判断可能是什么情况？如何做出这个判断？

强强出现发热、咽红、"草莓舌"、躯干部位皮疹伴瘙痒等症状，符合典型猩红热的临床表现，应予考虑。

2. 应对与照护：强强身上瘙痒，有明显抓痕，老师应如何帮助强强正确护理皮肤？

瘙痒是猩红热皮疹的特点之一，可用小毛巾浸泡温水后为强强擦身，更换内衣，保持舒爽；遇到皮肤抓痕、破损处，不要强行撕拉。如果幼儿园有润肤油，可以为强强涂一些，保持皮肤湿润，缓解不适。

本章小结

幼儿时期的儿童活泼好动，对疾病抵抗力弱，卫生习惯还未很好养成，是各种细菌性传染病的好发年龄阶段。该类传染病一旦发生，在幼儿群体中极易发生传播，对幼儿、家庭、托幼机构及社会都会产生一定影响，有些疾病甚至会留有后遗症，终身影响幼儿的健康。本章介绍了幼儿期常见的细菌性传染病：细菌性痢疾、结核病、流行性脑脊髓膜炎、猩红热，从定义、流行病学特征、临床表现及预防和照护这几个方面进行介绍和阐述。

本章的重点在于熟悉和掌握幼儿常见细菌性传染病的特点及预防和照护要点，能在幼儿出现上述疾病症状时准确地进行处理，为医疗抢救提供时间基础，从而促进幼儿恢复健康。本章的难点在于结合本章理论知识，提高对幼儿常见细菌性传染病的识别能力；在疾病发展之前落实预防措施，加强园所日常卫生教育；在发现传染病后实施隔离并采取有效的消毒措施，减少疾病的扩散。

思考与练习

（1）小花班里有个幼儿因发热、腹泻就医，医生怀疑是细菌性痢疾，这几天正在住院治疗。对于班级里的其他幼儿，小花班的老师最近要特别注意观察哪些情况？

（2）东东小朋友最近胃口不好，人逐渐消瘦，和小朋友们做游戏也提不起精神。老师发现东东最近睡完午觉起来有点发热，测量体温在37—37.5℃。当发现这一情况时，作为老师应该怎么做？

（3）愉快的寒假结束了，小朋友们都返回了幼儿园。然而刚开学，小朋友们好像不太适应环境，今天有人咳嗽，明天有人发烧请假。在这个季节，作为老师应当特别注意哪些常见传染病的发生？

（4）甜甜之前得了猩红热，经过治疗后，咽拭子细菌培养已经恢复阴性，儿科医生开出了解除隔离的证明，这几天已经返回幼儿园了，就是身上还有些脱屑，手指还有脱皮。作为老师，你应该如何帮助甜甜做好皮肤护理？

（5）扫描二维码，完成在线测试。

在线测试

第三章
寄生虫病

本章导语

　　寄生虫病是寄生虫侵入人体而引起的疾病。因虫种和寄生部位不同，引起的病理变化和临床表现各异。本类疾病分布广泛，世界各地均可见到，但以贫穷落后、卫生条件差的地区多见，热带和亚热带地区更多，感染的主要是接触疫源较多的人群及免疫力较低的儿童。儿童感染寄生虫后，常出现消化不良、营养不良等症状，严重者出现某些重要器官的病理损害，甚至致残或致命。我国曾是寄生虫病流行最严重的国家之一，寄生虫病种类多，尤其是蠕虫病中的土源性线虫病、华支睾吸虫病和带绦虫病等分布广、危害重，是重要的公共卫生问题。

学习目标

　　（1）知晓幼儿常见寄生虫病的种类、主要临床表现和危害。

　　（2）能够根据早期症状初步识别幼儿常见寄生虫病。

　　（3）掌握幼儿常见寄生虫病的预防和照护方法。

本章导览

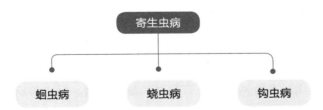

第一节　蛔虫病

案例导入

平平是山区的孩子，比较挑食，生长发育情况一般，体格消瘦，平时有阵发性腹痛，腹部按摩后可以缓解。某一天午饭前，平平突然出现剧烈的右上腹部疼痛，伴恶心呕吐，阵发性疼痛持续半天后缓解。平平曾有过上述疼痛症状，均未去医院检查。平平家住山区农村，家里有养家禽和家畜，卫生条件一般。

想一想：平平腹痛的原因可能是什么？

一、蛔虫病的定义

似蚓蛔线虫又称人蛔虫，简称蛔虫，是人体内最常见的寄生虫之一。成虫寄生于人体小肠，可引起蛔虫病。此外，犬弓首蛔虫（简称犬蛔虫）是犬类常见的肠道寄生虫，其幼虫能在人体内移行，引起内脏幼虫移行症。由于蛔虫具有游走、扭曲成团、钻孔等特点，除对肠黏膜造成机械性损伤及毒性作用以外，还可引起许多并发症，严重者可危及生命[1]。

蛔虫为寄生于人体肠道内体形最大的线虫，雌雄异体，似蚯蚓，一般长度为15—35厘米。成虫寄生于肠内，虫卵随粪便排出体外，发育为具感染性的虫卵。虫卵被人吞食后，幼虫破卵侵入人体。幼虫在移行过程中，可随血流到达全身各个器官，一般不发育为成虫，但可以造成器官损害。

·学习专栏·

眼弓蛔虫病

近年来，临床工作中发现眼弓蛔虫病的病例有增多的趋势。眼弓蛔虫病主要是由犬弓首蛔虫感染引起的感染性疾病。人类是犬弓首蛔虫的中间宿主，环境中的蛔虫卵被意外地摄入人体后会在小肠内孵化成幼虫并随血液系统移行，迁移至其他组织和器官，引发免疫反应及相应的临床病症。除眼弓蛔虫病外，主要还包括内脏幼虫移行症和神经系统弓蛔虫病，多数感染者没有明显的临床症状。蛔虫移行至眼部，激发免疫反应，可造成严重的视力损害，甚至致盲。

犬弓首蛔虫的感染与环境中犬弓首蛔虫的污染水平密切相关。由于儿童缺乏良好的卫

---

[1] 桂永浩，薛辛东.儿科学（第3版）[M].北京：人民卫生出版社，2015.

生习惯，经常接触宠物且喜欢在公园、操场等区域玩耍，故儿童的犬弓首蛔虫感染风险较成人更大。眼弓蛔虫病早期不易被发现，故多数患儿首诊时已错过最佳治疗时机，视力损害严重，预后不佳[①]。为预防眼弓蛔虫病的发生，建议有宠物狗的家庭应接受相关知识的宣教，规范给宠物服用驱虫药，减少儿童与狗的直接接触。如有接触，一定要规范洗手。

二、蛔虫生活史与传播

蛔虫病患者和感染者为主要传染源。生吃未洗净且附有感染性虫卵的食物或用被虫卵污染的手直接取食是感染的主要途径。

蛔虫成虫寄生于小肠，多见于空肠，以半消化食物为食。雌、雄成虫交配后，雌虫产

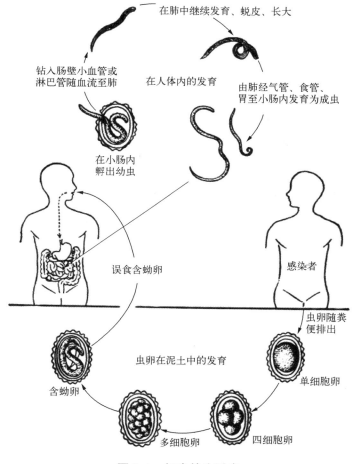

图3-1 蛔虫的生活史

---

① 刘亚鲁，张琦，赵培泉.眼弓蛔虫病［J］.中华眼底病杂志，2014，30（01）：112—114.

卵，卵随粪便排出体外污染环境，受精卵在荫蔽、潮湿、氧气充足的环境中及适宜的温度（21—30℃）下，经2周发育成第一期幼虫，再经一周，在卵内第一次蜕皮后发育为感染期卵。感染期卵被人吞入，在小肠内孵出幼虫。幼虫能分泌透明质酸酶和蛋白酶，侵入小肠黏膜和黏膜下层，钻入肠壁小静脉或淋巴管，经静脉入肝，再经右心到肺，穿破毛细血管进入肺泡，在此进行第2次和第3次蜕皮。然后再沿支气管、气管移行至咽，被宿主吞咽，经食管、胃到小肠，在小肠内进行第4次蜕皮后经数周发育为成虫。自感染期虫卵进入人体到雌虫开始产卵约需2个月。成虫的寿命约为1年。

三、临床表现

大多数蛔虫感染者没有症状，出现临床症状者称为蛔虫病。

（1）幼虫移行时的症状：蛔虫卵移行至肺可引起蛔虫性肺炎或蛔虫性嗜酸性细胞性肺炎，表现为干咳、胸闷、痰带血丝等症状，血液中嗜酸性粒细胞增多；严重感染时，幼虫可侵入脑、肝、肾、甲状腺和眼，引起相应的症状。

（2）成虫引起的症状：临床症状的严重程度与虫体的数量有关，也与蛔虫所在的部位和状态有关。大量蛔虫感染可引起食欲缺乏或多食易饥、异食癖等症状，导致营养不良；患儿常出现位于脐周的腹痛，部分患儿会出现夜间磨牙、易惊醒等表现；过敏体质的患儿可出现荨麻疹、哮喘等过敏反应。

（3）成虫引起的并发症：在严重感染时，蛔虫扭结成团可以引起并发症。① 胆道蛔虫症：突然剧烈腹部绞痛，以上腹部右侧为主，有恶心呕吐；绝大多数虫体可以自行从胆管内退出，腹痛随之缓解，但可反复发作。② 蛔虫性肠梗阻：因蛔虫扭结成团堵塞肠管引起，表现为机械性或不完全性肠梗阻。起病急，出现脐周或右下腹阵发性剧烈疼痛、呕吐、腹胀等症状。

四、幼儿蛔虫感染的预防与照护

（一）幼儿蛔虫感染的预防

寄生虫的预防与所在地区的环境和卫生状况非常相关。在水源管理、环境卫生改善，以及生活饮食习惯和文化教育水平提高等情况下，可以降低人群寄生虫感染的比例。此外，还需做好以下几点：

（1）做好冰箱内生、熟食品的分离工作，不要混放。

（2）蔬菜和水果在生长过程中，很可能携带动物寄生虫幼虫或虫卵，吃之前应用清洁剂清洗干净，防止病从口入。

（3）饭前便后勤洗手，规范运用七步洗手法。食品尽量煮熟后食用，尤其是肉类食品。

（4）不饮生水，防止食入蛔虫卵，减少感染机会。

（二）幼儿蛔虫感染的照护

蛔虫是幼儿最常感染的寄生虫之一，轻症患儿多数没有症状，但在虫体数量较多时，往往会出现腹痛等症状。居家照护时应注意以下几点：

（1）观察腹痛的部位、程度，如出现剧烈腹痛可能提示蛔虫钻入胆道，应立即就医。如出现腹胀、恶心、呕吐等症状，提示蛔虫性肠梗阻的可能，应禁食禁水，立即就医。

（2）遵照医嘱正确给予驱虫药物，并观察有无药物不良反应和驱虫效果。

（3）给予营养不良的幼儿高营养饮食，进食优质蛋白、高维生素食物，促进幼儿生长发育。

 案例实践

爱咬玩具的小杰

小杰是一个住在农村的3岁半男孩，刚刚上幼儿园，平时卫生习惯不好，爱把玩具放在嘴里咬，睡眠不踏实，总说肚子痛。老师以为这是小杰挑食导致缺钙的表现，所以没有放在心上。一天小杰上完厕所，老师发现其粪便里有像蚯蚓的白色虫子。小杰这是怎么了？

思考与实践：

1. 症状识别：你认为小杰可能得的是什么病？如何判断？

小杰可能得了蛔虫病。因为小杰的饮食、卫生习惯不良，喜用嘴含东西，蛔虫虫卵易被带入口中。蛔虫成虫会引起食欲不佳、厌食、偏食等表现，脐周会有一过性腹痛，痛时喜揉按腹部。幼儿会有易躁、易惊、磨牙的表现。大量蛔虫寄生时，还可能导致营养不良、贫血。所以根据小杰排出的蛔虫及上述判断依据，他可能得了蛔虫病。

2. 应对与照护：如果得了蛔虫病，还需要做哪些检查？居家如何护理？

蛔虫病的确诊需要去消化科或感染科就诊，医生做出初步判断后，会给小杰做粪便常规检测，如检测出虫卵，可确诊。

驱虫药是治疗蛔虫病的首选疗法，一般一个疗程即可见效。家长可给予孩子高营养饮食，进食优质蛋白、高维生素食物，如鸡蛋、牛奶、鱼肉等。此外，还需培养幼儿饭前便后认真洗手的习惯；喜欢放在嘴里吮吸的玩具要随时保持清洁；监督幼儿不把脏手放入口中，养成良好的个人卫生习惯。由于蛔虫病感染率极高，应定期进行普查普治。

第二节 蛲虫病

案例导入

　　小花，5岁女孩，幼儿园中班，老师发现小花最近精神状态不好，食欲不佳，在游戏时也常常要睡觉，注意力不集中，有咬指甲的不良习惯。联系家长后了解到，小花夜里睡觉不踏实，经常搔抓会阴部，有尿床现象，家长检查后没有发现皮疹等引起瘙痒的原因。

　　想一想：引起小花最近不良状态的原因可能是什么？蛲虫病是什么病？

一、蛲虫病的定义

　　蛲虫属蠕形住肠线虫，成虫形体细小如棉线，乳白色；雌雄异体，雌虫体长8—13毫米，雄虫体长2—5毫米。蛲虫与鞭虫是全世界最常见的两种线虫，人类是唯一的天然宿主。各类社会经济群体均可发生该感染，居住于封闭而拥挤环境中的人群最易传播，家庭内部传播较为常见。蛲虫病是以引起肛门、会阴部瘙痒为特点的一种肠道寄生虫病。蛲虫病在世界各地流行极广，我国南方、北方普遍流行，儿童感染率高于成人，尤其在集体聚集性机构，儿童感染率高。国内调查资料表明，儿童感染率达40%—70%。在卫生条件差的家庭往往多数成员同时患病。2011年的中国9省儿童蛲虫感染调查结果显示，2—12岁儿童的蛲虫总感染率为17.8%，因此蛲虫病是需要重视的疾病。

二、蛲虫生活史与传播

　　蛲虫的生活史较为简单（见图3-2），始于受孕的成年雌虫在肛周褶皱处产卵，人体用手抓挠肛周区域，然后受污染的手将感染期虫卵转移至口部，从而导致自身感染。食用被污染的手触摸过的食物或者处理受污染的衣物、床上用品等可导致人际传播。通过接触被虫卵污染的环境表面（窗帘或地毯）也可能获得感染。此外，虫卵还可能通过空气传播。

　　摄入虫卵后，虫卵在小肠内孵化并释出幼虫。成虫则寄居在消化道，主要位于盲肠和阑尾。从摄入感染期卵到成年雌虫产卵的时间间隔约为1个月。每一只雌虫可以产10 000个或更多的虫卵。成虫的寿命为2—3个月，大多数感染者体内有数只至数百只成虫。

　　受孕雌虫通常在夜间穿过直肠移行至肛周皮肤上产卵。虫卵中的幼虫一般在4—6小时内发育成熟，从而形成感染期卵。在温暖干燥的环境下，虫卵在1—2日后便开始失去感染性；而在更为阴冷和潮湿的环境下，虫卵可能存活2周以上。在幼儿指甲缝内能存活2—3周，因此，幼儿园的玩具、衣物、被子等物品均可能被虫卵污染，该病容易在幼儿之间传播。

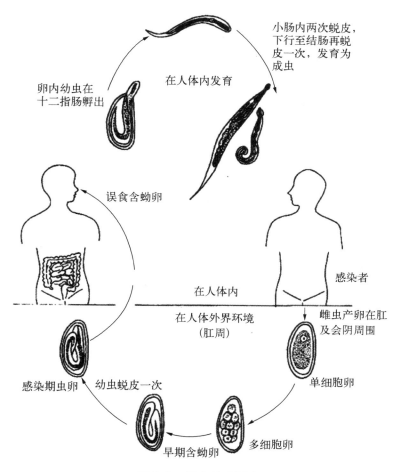

小肠内两次蜕皮，下行至结肠再蜕皮一次，发育为成虫

在人体内发育

卵内幼虫在十二指肠孵出

误食含蚴卵

感染者

在人体内

在人体外界环境（肛周）

雌虫产卵在肛及会阴周围

单细胞卵

感染期虫卵　幼虫蜕皮一次

多细胞卵

早期含蚴卵

图3-2　蛲虫的生活史

三、临床表现

　　大多数蛲虫感染者无症状。蛲虫病最常见的症状为肛周瘙痒，亦称为肛门瘙痒症。这是对肛周皮肤上的成虫和虫卵产生的炎性反应所致，主要发生于夜间。抓挠会导致虫卵藏于指甲下，进而促进随后的自身感染和/或人际传播。如果抓痕严重，可以导致继发性细菌感染。夜间瘙痒也可以导致睡眠困难。患儿表现为夜间突发哭吵，睡眠差，并因此导致注意力不集中、焦虑不安、食欲缺乏、好咬指甲、心理怪癖等异常症状。

　　有时载虫量过大，在肠内寄生产生机械性刺激，可出现腹痛、恶心和呕吐等消化道症状。

　　成虫也可移行至肠外，女性幼童可出现阴道蛲虫，临床表现多样，许多患者无症状，但亦有外阴阴道炎报道，同时其可增加泌尿道感染的易感性。

·学习专栏·

蛲虫病的诊断

　　蛲虫与虫卵通常不经粪便排出，因此通过大便检查不容易被发现。常规的检查方法为：儿童入睡后1—3小时，观察肛周皮肤皱褶处有没有白色小线虫；也可直接从肛周皮肤皱褶处采集标本，或清晨起床前用透明胶纸压肛周部位粘取虫卵，然后在显微镜下观察有无虫卵。

四、幼儿蛲虫感染的预防与照护

　　（1）引导幼儿养成良好的卫生习惯，包括饭前洗手、勤剪指甲、不吸吮手指等。

　　（2）蛲虫感染容易在同一个家庭的成员之间传播，因此建议家庭成员都遵医嘱服用药物。即使是在治疗后，蛲虫感染仍可能复发。治疗疗程结束后，如肛门周围再次出现瘙痒时须再次就诊。

　　（3）做好居家幼儿的生活护理。勤洗澡，尤其保证会阴部的清洁卫生；经常清洗患儿的衣物、毛巾和床上用品（为杀灭虫卵，衣物可以用开水烫后清洗）。

　　（4）衣服、玩具、食器定期消毒。可用0.5%碘溶液处理5分钟，或用0.05%碘溶液处理1小时，虫卵可全部杀死。这种低浓度的碘对人体皮肤没有刺激性，是有效而又简便的消毒剂。

·学习专栏·

常见的宠物源性人兽共患寄生虫病[①]

　　由于人们对现代生活的不同需求，城乡家庭饲养宠物日益增多，但当人们接触了有传染源的犬、猫等动物而引起与人互通的寄生虫病时，会给人群尤其是孕妇和儿童带来危害，应引起足够重视。这类寄生虫主要有以下两种：

　　弓形虫：在猫肠的上皮细胞内形成的弓形虫卵囊，随粪便排出体外，经5天发育为孢子化卵囊附着于猫粪便及其活动的地面或土壤表面，被人或温血动物摄入后，孢子在肠内逸出，侵入肠壁血管和淋巴管，迅速扩散到脑、心、肺、肝、淋巴结和肌肉组织细胞内。弓形虫病多数为隐形感染，是全球分布广泛的一种寄生虫病。在中国，每年有8万—10万婴儿受到弓形虫的损伤。有研究表明，饲养犬、猫者与不养者的弓

---

① 刘亚乔，肖梦溪，等.宠物源性人兽共患寄生虫病的研究进展［J］.畜禽业，2017，28（09）：14—16.

形虫的感染率分别为31.4%和2%，故建议犬、猫的主人在孕前进行弓形虫病检查，孕期少接触或不接触犬、猫等宠物。

包虫病：又称棘球蚴病，是由寄生于犬、狼、狐狸等动物小肠的细粒棘球蚴感染中间宿主而引起的一种严重的人畜共患病。细粒棘球蚴寄生于犬、狼、狐狸的小肠内，虫卵和孕节随终末宿主的粪便排出体外，中间宿主随污染的草、料和饮水吞食虫卵后而感染，虫卵内的六钩蚴在消化道孵出，钻入肠壁，随血液或淋巴散布到体内各处，肝肺最常见。包虫可在人体内数年至数十年不等，是一种慢病，发病时间多延迟于感染时间，就诊时间延迟于发病时间。

案例实践

蛲虫病会传染吗

小美是个6岁的女孩，在一个寄宿制幼儿园上学。暑假回家，妈妈发现她注意力不集中，老去上厕所，睡眠质量也不好，晚上会惊醒，醒后会挠抓外阴部。妈妈查看小美的外阴，发现有红肿和抓痕，便带小美去看医生，医生诊断小美是感染了蛲虫。妈妈与老师沟通后得知，小美是班上的第三例蛲虫感染病例。

思考与实践：

1. 症状识别：蛲虫病也会传染吗？

蛲虫病可以通过粪口、接触、呼吸道等多种途径进行传播。蛲虫虫卵可在物体表面、幼儿指甲缝内存活2—3周，感染率较高。蛲虫会在幼儿睡眠时爬出肛门产卵，因此，幼儿的内衣、床单也是容易被污染的物品，所以在住宿制幼儿园可能引起传播。

2. 应对与照护：蛲虫病传染性高，如何预防？

① 加强卫生宣教，改善卫生环境，切断传播途径，对玩具、用具经常清洗、消毒。② 注意个人卫生，养成良好的卫生习惯，饭前、便后洗手，勤剪指甲，纠正吸吮手指的不良习惯。③ 勤洗会阴部，穿满裆裤睡觉，勤换洗内裤。④ 对集体、家庭感染者进行彻底治疗。

第三节 钩虫病

案例导入

小花所在幼儿园在郊区，她的家庭生活条件一般，周围卫生环境不好。小花的身材与同龄孩子相比要矮小，家长没有特别重视。近1个月来，小花的脸色越来越差，有时会说肚子痛。有一天，老师发现小花在偷偷吃生的花生，且不喜欢正常吃饭，老师觉得小花应该是身体有问题。

想一想：你觉得小花可能得了什么病？

一、钩虫病的定义

钩虫病是由钩口科线虫寄生于人体小肠所致的疾病，常见有十二指肠钩虫和美洲钩虫。主要临床表现为贫血、营养不良、胃肠功能失调，轻症也可无症状，严重者可出现心功能不全和生长发育障碍。

二、钩虫生活史与传播

寄生于人体的两种钩虫的生活史相同（见图3-3）。虫卵随粪排出后，在温暖潮湿的土壤中，1—2日就可孵化出杆状蚴，然后5—8日内转化为细长的丝状蚴。丝状蚴钻入人的皮

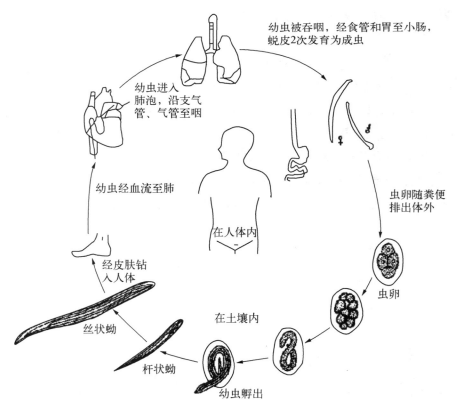

图3-3　钩虫的生活史

肤或通过毛囊、汗腺口进入人体后随血流到达肺，然后沿呼吸道爬至会厌被吞入消化道，幼虫到达小肠后，迅速成长，感染3—4天后开始第三次蜕皮，成为第四期幼虫，10天后进行第四次蜕皮，逐渐发育为成虫。成虫的寿命为2—10年。

人群普遍易感，钩虫病遍及全球，分布广泛，在热带、亚热带和温带地区流行。钩虫患者和感染者为唯一的传染源。皮肤接触受感染期蚴污染的土壤是主要的传播途径，进食受感染期蚴污染的食物也是感染途径之一。十二指肠钩虫可通过母乳传播。

钩虫虫体细长，顶端有一个发达的口囊，成虫寄生于人体小肠上段，以其口囊吸咬在肠黏膜上，摄取血液和组织液。

三、临床表现

钩蚴引起的症状：① 钩蚴皮炎，钩蚴侵入皮肤时，局部会出现红色瘙痒性丘疹和匍匐丘疹，数日自行消失，抓破后容易继发细菌感染，形成脓疱。② 内脏损害，当蚴虫侵入血液循环，在体内移行穿过肺、肝、眼等器官时，可引起局部炎症反应及相应器官的临床症状。

成虫引起的症状：① 贫血，由于钩虫吸附在小肠黏膜上吸血，以及造成肠黏膜损伤而致慢性失血，引起贫血；婴幼儿可以引起生长发育障碍。② 消化道症状，表现为贪食、多食而体重下降，胃肠功能紊乱，出现腹胀、腹泻，部分患儿出现异食癖（喜食生米、生豆、泥土等），严重者出现便血。

四、幼儿钩虫感染的预防与照护

（1）遵从医嘱规范用药，并做好个人卫生，以减少传染源。

（2）慢性贫血患儿应遵医嘱补充铁剂，改善贫血症状，饮食方面可多食优质蛋白及新鲜蔬菜。多休息，适量运动。

（3）农村地区须做好粪便管理，杀灭虫卵，防止虫卵污染土壤环境。

（4）在流行地区注意做好个人防护，不要将裸露的皮肤直接接触被污染的土壤。

·学习专栏·

常用的驱虫药物

（1）苯咪唑类。阿苯达唑或者甲苯咪唑，广谱驱肠线虫药，可以用于蛔虫、钩虫等线虫，具有杀死成虫及虫卵的作用。用于2岁以上的儿童，可杀灭肠内线虫类的成虫、幼虫、虫卵。根据寄生虫的种类服用不同剂量的药物，遵照医嘱执行。

（2）噻嘧啶。能麻痹虫体，将虫体安全排出体外，睡前一次服用，连服2—3天。

（3）左旋咪唑。起效快，服用30分钟即达到峰值浓度，肠道不吸收，无积蓄中毒。一般晚餐后一次性服用，连用3天为一疗程。

 案例实践

毛毛被虫子咬了

毛毛4岁，国庆节期间和家人一起去了农村游玩。回来上幼儿园时，老师发现毛毛的手脚皮肤上有红色瘙痒性丘疹和匍匐丘疹，于是询问家长，家长表示没发现其他异常情况。老师怕毛毛去农村因卫生状况不好而得了疥疮，劝毛毛回家休息。家长没有带毛毛就诊，四天后皮疹完全消失，老师和家长就没有再关注这件事。但两个月后，家长发现毛毛脸色有点苍白，时常说肚子痛，体重也不再增长，去医院检查毛毛的血常规，提示出现中度贫血症状。

思考与实践：

1. 症状识别：你认为毛毛可能得的是什么病？如何判断？

毛毛可能感染了钩虫。毛毛在贫血症状出现之前的两个月有过农村短暂生活史，可能接触过被感染蚴污染过的物品，而且在回城后出现过手足红色皮疹，在没有治疗的情况下消失，符合钩蚴皮炎的症状，而老师怀疑的疥疮必须经过治疗才可以痊愈；后期毛毛出现了贫血、发育停止等症状，也符合钩虫成虫在肠内引起的症状。所以毛毛在两个月前可能感染了钩虫。

2. 应对与照护：如何进行治疗和居家照护？

驱虫药是治疗钩虫病的首选疗法，一般一个疗程即可见效，要在医生的指导下服药。中度贫血时，除遵从医嘱给予补血药物以外，要保证孩子有充足的睡眠，适当活动，避免剧烈的体育活动，增加营养，多食用优质蛋白、瘦肉、红枣等食物，并观察经治疗后毛毛的贫血等症状有无改善。

本章小结

随着人们健康生活水平的提高，寄生虫病已经不是目前影响幼儿健康的主要疾病，但一些常见的寄生虫病仍然在全国大部分地区流行，尤其是流行仍然较广泛的蛔虫病、蛲虫病、钩虫病。因为幼儿不良的卫生习惯及喜欢和动物一起玩等，这些寄生虫病对幼儿的危害较成人更大。寄生虫感染比较隐匿，不易被家长发现，或者症状轻微，不能引起家长的重视，往往在出现较严重的症状后才被发现。寄生虫的慢性感染有可能导致幼儿长期营养不良、慢性贫血、生长发育异常、认知障碍等较为严重的症状，有的甚至会引起残疾或死亡。因此，作为保教人员，要善于发现幼儿的早期异常情况，对于有慢性腹痛、腹泻或食欲差、有异食癖的幼儿，应建议家长及早带孩子去看感染传染病方面的医生，获得专业的诊断意见。同时，保教人员还要注意对幼儿日常良好生活习惯的培养，引导幼儿饭前便后正确洗手，做好幼儿的玩具、图书、洗漱用品等物品的清洗、消毒工作，防止寄生虫病在园内流行。

思考与练习

（1）蛔虫病是幼儿最常见的寄生虫病，多数没有症状，该病可以不治疗吗？

（2）蛲虫为什么容易在幼儿园流行？在药物治疗的同时，幼儿的居家环境有哪些需要注意的？

（3）钩虫病的症状有哪些？幼儿园的生活照护有什么需要注意的事项？

（4）扫描二维码，完成在线测试。

在线测试

第二篇
幼儿常见急症预防与照护

幼儿期儿童由于生长发育的不成熟、不完善，极易受各种致敏物质的影响，疾病的发生率较高，易出现急症和危重病。不管是高热、腹痛、惊厥、急性喉炎（喉梗阻）、中暑等内科急症，还是骨折、扭伤、软组织挫伤、鼻出血、小外伤等外科急症，如果不及时处理，都会给幼儿带来较大的甚至是不可逆的伤害。作为托幼机构的保教人员，需提高对幼儿急症的早期识别及预防能力，在急症未发生之前采取相应措施，以减轻幼儿的痛苦。如果幼儿是在托幼机构出现急症的，保教人员作为幼儿急症发病时的现场第一人，必须具备识别和处理相应急症的能力，并及时引导就医，促进幼儿恢复健康。

第四章
幼儿常见内科急症

本章导语

　　幼儿正处于生长发育的过程中，各系统器官，尤其是免疫系统的功能尚不成熟和完善，易受各种不良内外环境的影响，疾病的发生率较高，如内科常见急症——高热、腹痛、惊厥、急性喉炎（喉梗阻）、中暑等。由于幼儿疾病急症较多，具有起病急、变化快、进展迅猛、病情凶险、病死率高的特点，因此抢救须争分夺秒。若救治及时、处理妥当，就可把幼儿从危险的边缘救回（幼儿的机体修复能力强，抢救成功率高）；若错失抢救的"黄金时间"，则有可能造成难以挽回的后果而遗憾终生。因此，能够根据幼儿的症状初步识别其急症，进而采取有效的应对与照护措施是非常重要的。此外，还需要做好常见内科急症的预防工作，尽可能降低幼儿患病的风险。

学习目标

　　（1）知晓幼儿常见内科急症的类型及其定义、病因和临床表现。

　　（2）能根据早期症状初步判断幼儿常见内科急症的类型及危重程度。

　　（3）掌握幼儿常见内科急症的预防、应对及照护方法。

本章导览

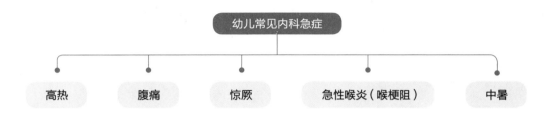

· **第一节 高热** ·

> **案例导入**
>
> 君君今年5岁，男孩，于幼儿园上课期间出现无明显诱因的发热，体温在39.3℃左右，同时出现双眼凝视、双手握拳、四肢抖动的症状，1—2分钟后自行缓解，不时还伴有咳嗽、打喷嚏、流眼泪，但无呕吐、腹泻等症状。
>
> 想一想：面对这种情况，老师应该如何结合君君的症状对其进行初步的评估和照护？

高热是小儿各种疾病早期表现的临床体征之一，持续高热和过热会引起机体代谢和生理机能的改变及其他严重并发症。因此，及时识别幼儿高热，评估幼儿高热的危险性，使幼儿得到及时有效的照护，具有重要的意义。

一、高热的定义

一般来说，腋温超过37℃或口腔温度超过37.3℃，可称之为发热。以口腔温度为例，体温在37.3—38℃为低热，38.1—39℃为中等热度，当体温达到39.1—41℃即为高热，41℃以上为超高热[①]。

二、发病机制

发热通常是由发热激活物作用于机体，激活机体的内生致热原细胞，使之产生和释放内生致热原（endogenous pyrogen，EP），EP可通过血脑屏障转运入脑或经终板血管器作用于体温调节中枢，使体温调定点上移。人体正常的体温调定点在37℃左右。体温调节中枢通过感知体温调定点和实际体温的差异，调整机体的产热和散热，机体通过产热增加（如寒战、立毛肌收缩、物质代谢增加等）或散热减少（毛细血管收缩和血流减少等），使体温维持在调定点相应水平，反应在身体外部就是体温上升（见图4-1）。

---

① 李小寒，尚少梅.基础护理学（第4版）[M].北京：人民卫生出版社，2006：288—291.

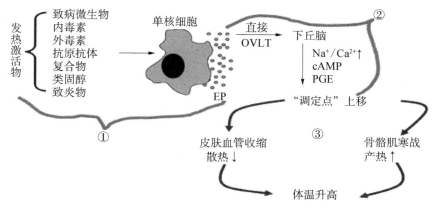

图4-1 发热机制示意图

三、临床表现

发热一般包括三个时期，详见表4-1。

（1）体温上升期。特点是产热大于散热，主要表现有：皮肤苍白、畏寒、寒战、皮肤干燥。

（2）高热持续期。特点是产热和散热在较高水平上趋于平衡，主要表现有：皮肤潮红、灼热；口唇、皮肤干燥；呼吸深而快；心率加快；头痛、头晕、食欲不振、全身不适、软弱无力。

（3）退热期。特点是散热大于产热，主要表现有：皮肤潮湿、大量出汗。

表4-1 患儿高热的临床表现

维　度	体温上升期	高热持续期	退　热　期
代谢特点	产热>散热	产热=散热	产热<散热
体温变化趋势	体温上升	体温维持在高水平	体温回降
临床表现	皮肤苍白、畏寒、寒战、皮肤干燥	皮肤潮红、灼热；口唇、皮肤干燥；呼吸深而快；心率加快；头痛、头晕、食欲不振、全身不适、软弱无力	皮肤潮湿、大量出汗

四、体温的测量方法

幼儿的年龄不同，体温测量的部位也不同，且不同部位测量值之间有差异。虽然目前医院体温测量部位以腋下、耳朵为主，但作为保教人员，还需要了解更多的体温测量方法及其差异。

（一）体温测量部位

幼儿体温测量的部位有口腔、腋下、耳朵、直肠。但英国国家与临床优化研究所（NICE）在《5岁以下儿童发热的评估和初级管理》中提出，0—5岁的儿童请勿常规使用口腔和直肠途径测量体温，小于4周的婴儿建议使用电子体温计测腋温，出生4周—5岁的儿童，可以通过腋下电子体温计（见图4-2）、红外鼓膜体温计（见图4-3）测量体温[1]。

目前不推荐使用水银温度计为幼儿测量体温，而是建议用电子体温计替代水银体温计[2]，原因在于水银体温计在使用时易破碎，会导致元素汞暴露，引起幼儿汞中毒，玻璃碎片也会让幼儿皮肤受损伤。

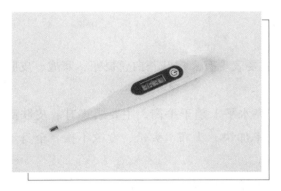

图4-2　腋下电子体温计

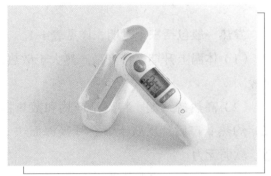

图4-3　红外鼓膜体温计

（二）体温测量的差异

不同体温计测量不同部位所得到的体温之间是有差异的，不同体温计测量相同部位的体温也是有差异的[3]。但测量儿童肛温时，电子体温计与水银体温计所测温度差异很小；测量儿童腋温时，电子体温计与水银体温计所测温度差异很小；差异约在0.01℃。其他测量部位和测量工具所产生的温度差值相对较大。

使用水银体温计测量儿童肛温，可以较为准确地获取儿童体温，但对儿童不建议使用

① National Institute for Health and Clinical Excellence. Fever in Under 5s: Assessment and Initial Management[EB/OL]. (2021-11-26) [2022-01-15]. https://www.nice.org.uk/guidance/NG143.
② 罗双红，舒敏，温杨，等.中国0至5岁儿童病因不明急性发热诊断和处理若干问题循证指南（标准版）[J].中国循证儿科杂志，2016，11（02）：81—96.
③ 卢秀兰.儿童高热处理[J].中华实用儿科临床杂志，2018，33（18）：1388—1391.

该类体温计（存在安全隐患），因此可以通过电子体温计测腋温加约0.5℃、电子体温计测口温加0.2℃，红外线体温计测得耳温加约0.2℃，来预估水银体温计测量肛温的体温。值得注意的是，虽然红外线体温计测得耳温比水银或电子体温计测得肛温低约0.2℃，但差值范围达1.8℃，需多次测量取其平均值来提高测量的准确性。

五、幼儿高热的病情评估与判断

我们可采用交通信号灯标志[①]，识别患儿是否存在提示病情严重的非特异性症状或体征（见表4-2）。

"红区"为高危，发热幼儿只要存在该区任何一个症状或体征，即属于高危；"黄区"为中危，存在该区任一症状或体征，而无"红区"任一表现者；"绿区"为低危，具有该区的症状或体征，而无"黄区"及"红区"任一表现者。对于处于"绿区"的发热幼儿，保教人员可联系家长将其接回家中进行护理，但需了解何时需要进一步就诊。如果发热幼儿存在"黄区"的临床表现，保教人员可联系家长，并建议其尽快带孩子就诊。如果发热幼儿存在"红区"的临床特征，保教人员应立即将幼儿送至医院就诊，同时联系家长。

表4-2　发热患儿严重疾病警示分级评估

症状体征	绿区（低危）	黄区（中危）	红区（高危）
皮肤黏膜颜色	皮肤、口唇和舌颜色正常	苍白	苍白、花纹、苍灰或发绀
活动力	对外界反应正常、愉悦或清醒或可迅速唤醒，哭声正常有力/无哭	清醒，活动减少	对外界无反应、病态面容、各种刺激不能清醒、嗜睡、虚弱、哭声尖或持续哭吵、微笑
呼吸	——	鼻翼翕动，呼吸急促：6—12月龄，呼吸频率＞50次/分钟；＞12月龄，呼吸频率＞40次/分钟；氧饱和度≤95%（吸入空气），肺部闻及湿啰音。	呻吟，呼吸急促：呼吸频率＞60次/分钟，中至重度吸气性胸凹陷

---

① National Institute for Health and Clinical Excellence. Feverish Illness in Children: Assessment and Initial Management in Children Younger than 5 Years[Z]. NICE Clinical Guideline 47, 2013.

续　表

症状体征	绿区（低危）	黄区（中危）	红区（高危）
循环和脱水状况	皮肤和眼睛正常，黏膜湿润	心动过速：<12月龄，心率＞160次/分钟；12—24月龄，心率＞150次/分钟；2—5岁，心率＞140次/分钟；毛细血管再充盈时间≥3秒，黏膜干燥，喂养困难，尿量减少	皮肤弹性差
其他	无"黄区"或"红区"的症状或体征	3—6月龄，体温≥39.0℃，发热≥5天，寒战肢体或关节肿胀，肢体不能负重/不愿活动	<3月龄，体温≥38.0℃，皮疹压之不褪色，前囟饱满，颈项强直，惊厥持续状态，有神经系统定位体征，局灶性抽搐

注：有些免疫接种可引起3个月以下儿童发热。

医学卡片

前囟：在头顶部，是由两侧额骨与两侧顶骨之间的骨缝所形成的菱形间隙，一般1岁半前后闭合，最晚2岁。

神经系统定位体征：由某种神经异常（如脑膜、神经根受激惹）所引起的身体相应部位的症状和体征。

六、幼儿高热的应对与照护

照护高热幼儿，主要可以从药物降温（根据医生处方）、物理降温及其他辅助措施这几个方面进行。

（一）药物降温

肛温≥39.0℃（口温38.5℃，腋温38.2℃）的幼儿，需口服药物进行降温。对于高热幼儿，首选对乙酰氨基酚和布洛芬这两种退热药物，不推荐幼儿使用阿司匹林、安乃近等退热药物，12岁以下儿童禁用尼美舒利。

在托幼机构，保教人员不可擅自给幼儿喂服药物；应根据医生处方及家长填写的"在园（所）幼儿带药服药记录表"由保健老师给幼儿服药。保教人员需要掌握一些常用药的使用规范，以提升安全服药的意识。

（1）药物的使用方法：对乙酰氨基酚推荐口服剂量为10—15毫克/（公斤·次）（每次＜600毫克）口服，间隔时间≥4小时，每天最多4次，用药不超过3天。布洛芬推荐剂量为10毫克/（公斤·次）（每次＜400毫克）口服，每6小时1次，每天最多4次，具体的药物特点及用法见表4-3。

表4-3　对乙酰氨基酚与布洛芬的特点及推荐用法

变　　量	对乙酰氨基酚	布　洛　芬
体温下降时间	1—2小时	1—2小时
起效时间	＜1小时	＜1小时
作用持续时间	4—6小时	6—8小时
给药途径	口服、栓剂	口服、栓剂、静脉
每次最大剂量	600毫克或15毫克/（公斤·次）（以两者中较低剂量为准）	400毫克或10毫克/（公斤·次）（以两者中较低剂量为准）

注：退热药起效一般在30—60分钟。

·**学习专栏**·

对乙酰氨基酚与布洛芬

我国在2016版《中国0至5岁儿童病因不明急性发热诊断和处理若干问题循证指南》中提出，不推荐对乙酰氨基酚联合布洛芬用于儿童退热，也不推荐对乙酰氨基酚与布洛芬交替用于儿童退热。但英国国家与临床优化研究所在《5岁以下儿童发热的评估和初级管理》中提出，在高热持续存在或在下一次用药之前再次高热，建议采用退热剂交替使用方法：① 先用布洛芬10毫克/（公斤·次），4小时后用对乙酰氨基酚15毫克/（公斤·次）；或先用对乙酰氨基酚12.5毫克/（公斤·次），4小时后用布洛芬5毫克/（公斤·次）。② 每4小时交替使用，疗程不超过3天。

（2）药物的不良反应：虽然常用的退热剂（对乙酰氨基酚和布洛芬）不良反应轻微，在幼儿中应用较为安全，但由于退热剂在临床上被广泛应用，所以仍应特别重视退热剂的不良反应。对乙酰氨基酚在常规剂量下较少引起不良反应，偶见皮疹、荨麻疹、药物热及粒细胞减少，但长期大量用药会导致肝肾功能异常，甚至引起急性肝衰竭；布洛芬的不良反应一般为轻度的肠胃不适，偶有皮疹、耳鸣、头痛等，严重可引起消化道出血，亦有布洛芬引起急性肾损伤的报道[1]。发生严重不良反应时应停药，并及时就医。

---

[1] 申昆玲，朱宗涵，万朝敏，等.解热镇痛药在儿童发热对症治疗中的合理用药专家共识［J］.中华实用儿科临床杂志，2020，35（03）：161—169.

（二）物理降温

各国的"急性发热诊断处理指南"均不推荐以温水擦浴的物理降温方法用于幼儿退热，虽然在对乙酰氨基酚退热基础上联合温水擦浴于短时间内的退热效果会更好些，但会明显增加幼儿的不适感（寒战、起鸡皮疙瘩、哭闹），因此不推荐使用温水擦浴退热，更不推荐用冰水或乙醇擦浴的方法退热。但可以采用温水外敷幼儿额头、温水浴、退热贴、退热毯和降低室内温度等方法，通过传导、对流及蒸发作用带走幼儿身体的热量，使发热幼儿感到舒适。

（三）其他辅助措施

（1）卧床休息，应保持室内环境安静，温度适中，通风良好，不可关窗闭户不让患儿见风。

（2）衣着凉爽，衣被不可过厚，切忌采用捂被子发汗的办法。

（3）密切观察病情，每4小时测体温一次；同时在实施降温措施30分钟后测量体温，观察体温变化。

（4）对于伴有寒战、四肢发凉等症状的高热幼儿，应保暖四肢。

（5）加强口腔护理，用生理盐水轻拭口腔；加强皮肤护理，及时擦干汗液，更换内衣，防止受凉。

（6）鼓励多饮水，保持口舌滋润、小便通畅。

（7）饮食护理：在每次退热后，精神、食欲好转时及时加餐。食物要软、易消化、清淡，如米汤、稀粥、乳制品、豆制品、蔬菜、面条等；发热是一种消耗性病症，因此还应给患儿补充含高蛋白的食物，如肉、鱼、蛋等，但要少荤少油腻；无明显咳嗽的可多吃点水果。饮食要少量多次，切不可暴饮暴食。

（8）学会辨别幼儿有无脱水征兆：有无囟门凹陷、嘴唇干燥、眼眶凹陷、没有眼泪、整体状态不佳；学会辨别幼儿有无压之不褪色的皮疹。当发现幼儿有脱水、压之不褪色的皮疹，发烧持续5天甚至更久，要及时就医。

七、幼儿高热的预防

幼儿高热有多种病因，常见的病因有细菌、病毒感染性疾病，以及中暑、癫痫发作等非感染性疾病。针对不同疾病所引起的高热，需进行提前预防，以减少高热的发生，包括日常防护和高热前预防。

日常防护包括开窗通风、勤洗手、环境清洁，一人一物，对于有疾病征兆的幼儿，应及时通知家长将其带回，避免交叉感染。

对于幼儿高热前预防，保教人员首先要做的是评估幼儿目前处于发热分期中的哪一期，如注意观察幼儿有无寒战、畏寒、口唇苍白等体温上升期表现，定时测量体温，给予药物降温（医生指导下）、恰当的物理降温及其他辅助措施，帮助幼儿降温，以期在幼儿高热发生之前进行干预，使体温尽量不达到高温，并对幼儿高热危险性进行评估及做相应处理。

 案例实践

幼儿园的"红苹果"

小明4岁，中班，16公斤。中午进食时，小明旁边的孩子指着他的脸颊说"红苹果，红苹果"。老师听到后观察小明的情况，发现小明面色潮红、呼吸急促，饭也只吃了一点点；呼唤小明，发现他反应迟钝，不愿意活动。于是，老师用水银体温计让小明含在口中，测量5分钟，测得体温39.2℃，便给予小明160毫克对乙酰氨基酚片口服，并给家长打电话通知此事。在等待家长的同时，老师发现小明手脚冰凉，于是用厚毛毯将小明裹住，并关闭窗户，防止小明受凉。为了给小明降温，老师还用温水给小明进行了擦拭。1小时后，老师测量小明的体温，降到38℃左右，此时家长赶到幼儿园将小明接回家中。

思考与实践：

1. 症状识别：请分析小明处于发热过程中的哪个时期。根据"发热患儿严重疾病警示分级评估"中介绍的方法，分辨小明处于哪种危险区域。

小明的体温为39.2℃，根据高热定义，小明发生了高热；伴有面色潮红、呼吸急促的症状，此时正处于发热中的体温上升期。根据反应迟钝、活动减少、呼吸急促症状，小明处于危险性评估中的"黄色区域"。

2. 应对与照护：在以上案例中，老师的哪些做法是错误的？正确的应对方法应该是怎样的？

错误的做法：① 让幼儿口含水银体温计测量体温；② 私自给幼儿口服降温药物；③ 裹厚毛毯、关闭窗户，减少幼儿的散热；④ 用温水擦拭幼儿，给幼儿带来不舒服感；⑤ 1小时复测体温；⑥ 让家长将幼儿接回家中。

正确的做法：① 小明4岁，应采用腋下电子体温计、腋下红外线测量仪或红外鼓膜温度计进行体温测量；② 降温药物使用应在医生处方指导下进行；③ 让幼儿尽量穿着轻薄，打开窗户通风，增加散热，促进幼儿体温的下降；④ 用温水外敷幼儿额头或贴上退热贴等方法降温；⑤ 30分钟复测体温；⑥ 告知家长幼儿处于"黄色区域"，建议直接到医院就诊。

·· **第二节　腹痛** ··

案例导入

　　佳佳今年6岁，女孩，于幼儿园午饭后出现上腹部疼痛，呈阵发性并伴有恶心、呕吐，呕吐物为胃内容物，发热，腹泻数次，为稀便，数小时后腹痛转移至右下腹。

　　想一想：面对这种情况，老师应该如何结合佳佳的症状对其进行初步的评估和照护？

　　急性腹痛是儿科常见的急症，起病急、疼痛剧烈，病因涉及消化、泌尿、呼吸、神经等多个系统，饮食过量、食品变质、食温不宜、精神原因、腹部着凉、剧烈运动等都可能引发。小儿常出现呕吐、流汗、面色苍白、大声哭吵等症状，一些危重或致命的急腹症，如急性阑尾炎穿孔伴腹膜炎、脓毒症、重症胰腺炎、溶血尿毒综合征等，须及时识别和诊断，否则易致休克，危及生命。

一、腹痛的定义

　　急性腹痛是指发生在一周之内，由各种原因引起的腹腔内外脏器急性病变而导致的腹部疼痛，是临床上常见的急症之一，具有发病急、变化快、进展快的特点，若处理不及时，极易发生严重后果，甚至危及患儿生命。[①] 细致的评估、严密的观察和及时的护理，对把握患儿抢救时机、提高疾病的疗效与预后起到重要作用。

二、病因与发病机制

（一）病因[②]

　　引起腹痛的病因很多，可分为器质性病变和功能失调性两类。器质性病变包括急性炎症、梗阻、扩张、扭转、破裂、损伤、出血、坏死等；功能失调主要指腹腔外脏器或全身性疾病引起的腹痛，以胸部疾病所致的放射性腹痛和中毒、代谢疾病所致的痉挛性腹痛为主，常伴有腹外脏器病症，而无急性腹膜炎征象。

　　1.器质性病变引起的腹痛

　　（1）急性炎症：如急性胃炎、急性胃肠炎、急性肠系膜淋巴结炎、急性肾盂肾炎、急

---

① 张波，桂莉.急危重症护理学（第4版）［M］.北京：人民卫生出版社，2017.
② 此处所述病因，患者包括少年儿童和成年人，不限年龄。

性回肠或结肠憩室炎、自发性腹膜炎等；急性胰腺炎、阑尾炎、胆囊炎、急性化脓性胆管炎、腹腔内各种脓肿、急性细菌性或阿米巴性痢疾等。

（2）急性梗阻或扭转：常见的有急性肠梗阻（包括肠套叠、肠扭转），腹内/外疝，胆道、肾、尿路管结石嵌顿性绞痛，胆道蛔虫症，肠系膜或大网膜扭转，急性胃或脾扭转，胃黏膜脱垂症，卵巢囊肿蒂扭转等。

（3）急性穿孔：消化性溃疡急性穿孔、胃肠道癌或肠炎症性疾病急性穿孔、胆囊穿孔、子宫穿孔、外伤性胃肠穿孔等。

（4）急性内出血：如腹部外伤所致肝、脾、肾等实质脏器破裂。

（5）血管病变：见于腹主动脉瘤、肾梗死、肠系膜动脉急性栓塞或血栓形成、肠系膜静脉血栓形成、急性门静脉或肝静脉血栓形成、脾梗死、夹层动脉瘤等。

（6）其他：如急性胃扩张、肠易激综合征、痛经、腹壁皮肤带状疱疹等。

2. 功能失调性因素引起的腹痛

（1）胸部疾病：如不典型心绞痛、急性心肌梗死、急性心包炎、主动脉夹层、肋间神经痛、下肺肺炎、肺脓肿、胸膜炎、气胸等。

（2）代谢及中毒疾病：如铅、砷、汞、酒精中毒，糖尿病酮症酸中毒等。

（3）变态反应性疾病及神经源性疾病。

（二）发病机制

1. 体性痛

脏腹膜上虽然没有感觉受体，但近脏器的肠系膜、系膜根部、小网膜及膈肌等均有脊髓性感觉神经，当病变累及其感觉神经时产生冲动，上传至丘脑而被大脑感知。体性痛较剧烈，定位较准确，与体位有关，变换体位常可使疼痛加重。

2. 内脏痛

多由消化道管壁平滑肌突然痉挛或强力收缩，管壁或脏器突然扩张，急性梗阻、缺血等刺激自主神经的痛觉纤维传导所致，常为脏器本身的疼痛。

3. 牵涉痛

牵涉痛也称放射痛或感应性痛，是由某种病理情况致身体某一局部疼痛，疼痛部位非病变所在部位，但与病变脏器的感觉常常来自同一节段的神经纤维。

三、病情评估与判断

（一）病情评估

应了解并询问幼儿腹痛的相关信息，如诱发因素、疼痛部位、疼痛的起病方式和性质、疼痛程度、发作时间和伴随症状等信息。

1. 诱发因素

胆囊炎或胆石症常于进食油腻食物后发作；急性胰腺炎发作前常有高脂饮食、暴饮暴食史；部分机械性肠梗阻常与腹部手术有关；溃疡病穿孔在饱餐后多见；剧烈活动或突然改变体位后突发腹痛可能为肠扭转；腹部受暴力作用引起剧痛伴休克者，可能是肝脾破裂所致。

2. 疼痛部位

通过鉴定疼痛的确切部位（让幼儿用一根手指头指出部位）可帮助推断可能的病因（见表4-4）。

表4-4　疼痛部位与病变脏器

疼痛部位	病 变 脏 器
右上腹	肝、胆、胃、十二指肠、结肠杆曲、右肾、右膈下、右肺、胸膜
左上腹	胃、胰、脾、结肠脾曲、左膈下、左下肺、左肾、胸膜
脐部或脐周	小肠、网膜、肠系膜、淋巴结
脐下	膀胱、子宫、盆腔
右下腹	阑尾、回肠、回盲部、右输尿管、右卵巢
左下腹	乙状结肠、降结肠、左输尿管、左卵巢
弥漫性或定位不定	急性弥漫性腹膜炎、机械性肠梗阻、急性出血性坏死性肠炎、铅中毒、腹型过敏性紫癜等

3. 疼痛的起病方式和性质

（1）炎症性急性腹痛：以腹痛、发热、压痛或腹肌紧张为主要特点。一般起病较缓慢，剧痛呈持续性、进行性加重，常见于急性阑尾炎、胆囊炎、腹膜炎、胰腺炎、盆腔炎等。

（2）穿孔性急性腹痛：幼儿一般突然起病，呈持续的刀割样痛、灼伤样痛，后呈持续性，范围迅速扩大。常见于外伤、炎症或癌肿侵蚀导致的空腔脏器破裂，如溃疡穿孔、胃癌穿孔、胆囊穿孔、外伤性肠穿孔等。

（3）梗阻性急性腹痛：以阵发性腹痛、呕吐、腹胀、排泄功能障碍为主要特点。多突然发生，呈阵发性剧烈绞痛；当梗阻器官合并炎症或血运障碍时，常呈持续性腹痛，阵发性加重。常见于肾、输尿管结石、胆绞痛、胆道蛔虫病、肠梗阻、肠套叠、嵌顿性疝、卵巢囊肿蒂扭转等。

（4）出血性急性腹痛：以腹痛、失血性休克与急性贫血、隐性（内）出血或显性（外）出血（呕血、便血、血尿）为主要特点。起病较急骤，呈持续性，但不及炎症性或穿孔性腹痛剧烈。常见于消化性溃疡出血、肝脾破裂出血、胆道出血、肝癌破裂出血、腹主动脉破裂出血等。

（5）损伤性急性腹痛：以外伤、腹痛、腹膜炎或内出血综合征为主要特点。因暴力着力点不同，可分为由腹壁伤、空腔脏器伤及实质脏器伤造成的腹痛。原发性休克恢复后，常呈急性持续性剧烈腹痛，伴恶心、呕吐。

（6）绞窄或扭转性急性腹痛：又称缺血性急性痛，疼痛呈持续性，因受阵发牵拉，可有阵发性类似绞痛加剧，常可触及压痛性包块，有频繁干呕、消化道排空症状，早期无腹膜刺激征，随着坏死的发生而出现。表4-5显示了几种绞痛的鉴别方法。

表4-5　几种绞痛的鉴别方法

绞痛类型	绞痛的部位及放射痛	伴 随 症 状
肠绞痛	多位于脐周、下腹部	恶心、呕吐、腹泻或便秘、肠鸣音亢进等
胆绞痛	位于右上腹，放射至右背部与右肩胛	黄疸、发热、肝可触及或墨菲（Murphy）征阳性
肾绞痛	肾区痛，沿腹直肌外缘向下放射，达于腹股沟、外生殖器及大腿内侧	尿频、尿急、蛋白尿、血尿等
胰腺绞痛	上腹或中上腹部，向左侧腰背部放射	黄疸、消化道症状、消瘦和乏力等
子宫病变绞痛	腰骶部或下腹部剧痛、坠痛	阴道流血、阴道排液等

医学卡片

墨菲征（Murphy征）：检查者将手置于患者右上腹胆囊区，以拇指压迫右侧腹直肌外缘与右肋弓的交界处腹壁，嘱患者做深呼吸，患者出现剧烈疼痛和吸气中止，则为墨菲征阳性，提示急性胆囊炎。

（7）功能性紊乱及全身性疾病所致急性腹痛：疼痛常无明显定位，呈间歇性、一过性或不规律性，腹痛虽然严重，但体征轻，腹软，无固定压痛和反跳痛，常有精神因素或全身性疾病史，如肠道易激综合征、胃肠神经症、肠系膜动脉硬化或缺血性肠病、过敏性紫癜等。

4. 疼痛程度

腹痛程度可反映腹内病变的轻重，但个体对疼痛的敏感性和耐受程度差异较大，影响其评价。刀割样剧痛可能为化学刺激引起，如空腔脏器急性穿孔；梗阻性疾病为剧烈疼痛，如肠扭转、卵巢囊肿蒂扭转、肾绞痛等；脏器破裂出血性疾病引起的腹痛略次之，如脾破裂、肝破裂等；炎症性疾病引起的腹痛较轻，如阑尾炎、肠系膜淋巴结炎等。

5. 腹痛与发作时间、体位的关系

餐后痛可能由于胆、胰疾病，胃部肿瘤或消化不良所致；饥饿痛发作呈周期性、节律性者见于胃窦、十二指肠溃疡。如果某些体位使腹痛加剧或减轻，有可能成为判断的线索，如：胰腺疾病患儿采用前倾坐位或膝胸位时疼痛减轻；腹膜炎患儿活动时疼痛加剧，蜷缩侧卧时疼痛减轻。

6. 伴随症状

（1）消化道症状：恶心、呕吐，常发生于腹痛后，可由严重腹痛引起。急性胆囊炎、溃疡病穿孔均可伴有恶心、呕吐。急性胃肠炎、胰腺炎发病早期呕吐频繁。高位肠梗阻呕吐出现早而频繁，低位肠梗阻或结肠梗阻呕吐出现晚或不出现；呕吐物的性质和量与梗阻部位有关，如呕吐宿食不含胆汁则为幽门梗阻，呕吐粪水样物常为低位肠梗阻。排便情况：腹痛伴有呕吐，肛门停止排气、排便多见于肠梗阻；腹痛伴有腹泻，多见于急性肠炎、痢疾、炎症性肠病、肠结核等；伴有果酱样便是肠套叠的特征；伴有血便，多见绞窄性肠梗阻、肠套叠、溃疡性结肠炎、坏死性肠炎、缺血性疾病等。

（2）其他伴随症状：① 休克：腹痛同时伴有贫血者可能是腹腔脏器破裂；不伴贫血者见于急性胆管炎、胃肠穿孔、绞窄性肠梗阻、急性胰腺炎等。② 黄疸：多见于急性胆管炎、胆总管结石、壶腹部癌或胰头癌。③ 发热：外科疾病一般是先有腹痛后发热，儿内科疾病多先有发热后有腹痛。如伴发热、寒战者，多见于胆道感染、腹腔或腹内脏器化脓性病变、下肺炎症或脓肿等。④ 血尿、排尿困难：多见于泌尿系统感染、结石等。

·学习专栏·

儿童疼痛评估工具

因为年龄、认知水平、情绪等因素的影响，不同儿童对疼痛的感受及描述均有不同。选择合适的疼痛评估工具能对儿童是否存在疼痛、疼痛的程度等进行较为准确的评估。目前儿童常用的疼痛评估工具有FLACC量表（the Face Legs Activity Cry Consolability Scale）、东安大略儿童医院疼痛量表（Children's Hospital of Eastern Ontario Pain Scale, CHEOPS）和脸谱疼痛量表。评估时可将患儿的情况与量表内容对照，对各个项目进行打分，分数相加即为总分，见表4-6。

表4-6　疼痛评估工具[1]

评估工具	适用年龄	评估项目	评估方法
FLACC量表	2个月—7岁	面部表情、腿部动作、活动度、哭闹、可安慰性	每个项目得分0—2分；总分0—3分为无痛或轻度疼痛，4—7分为中度疼痛，8—10分为重度疼痛，最高分为10分
东安大略儿童医院疼痛量表	1—12岁	哭闹、面部表情、与疼痛有关的言语表达、躯干紧张情况、触摸疼痛部位和腿部的活动情况	总分13分，当评分高于7分时被认为存在疼痛
脸谱疼痛量表	3—4岁	评估者向患儿描述疼痛程度与图片中脸谱的关系，患儿从中选择最能代表自己疼痛程度的脸谱	0：非常愉快，没有疼痛；2：有一点疼痛；4：轻微疼痛；6：疼痛较明显；8：疼痛较严重；10：剧烈疼痛。表情越靠左，疼痛越轻，表情越靠右，疼痛越严重

（二）病情判断

急性腹痛的病情严重程度可分为三类：危重、重、普通，保教人员应根据腹痛的部位、性质及伴随症状初步判断病情，并积极送医救治。①危重：先救命后治病。当患儿出现呼吸困难、脉搏细弱、严重贫血貌，应立即实施抢救。②重：患儿心率加快、血压降低，存在腹部压痛、反跳痛或腹肌紧张等腹膜刺激征，或墨菲征阳性，在注意力被转移的情况下仍存在明显腹部压痛，此时应配合医生诊断与治疗，尽快完成各项相关检查。③普通：患儿阳性体征多不明显，腹部无固定压痛点，腹壁肌肉不紧张，但可存在潜在危险性，需细致观察，及时发现危及生命的潜在病因。

注：对于病因未明的急性腹痛患儿，要遵循"四禁"原则，即禁食、禁灌肠、禁止痛、禁用泻药，切忌主观片面、放任自流，应严密观察、提高警惕。

四、幼儿腹痛的应对与照护

（1）即刻护理措施。首先应处理会威胁生命的情况，如腹痛伴有休克，应及时配合医

---

[1] 贾勇刚，谭惠仪.儿童疼痛行为评估工具的研究进展［J］.护理学报，2012，19（04）：18—20.

生抢救。如有呕吐，应将患儿头部偏向一侧，以防误吸。

（2）饮食控制。对于病情较轻且无禁忌症的幼儿，可给予少量流质或半流质饮食。病因未明或病情严重者，必须禁食。

（3）严密观察病情变化。注意观察患儿意识状态及生命体征：腹痛部位、性质、程度、范围，以及腹膜刺激征的变化和胃肠功能状态（饮食、呕吐、腹胀、排便、肠蠕动、肠鸣音等）；全身情况及重要脏器功能变化；新的症状与体征出现。

（4）对症处理。对腹痛病因明确的幼儿，遵医嘱及时给予解痉镇痛药物。但在使用止痛药物后，应严密观察腹痛等病情变化，病因未明时禁用镇痛剂。高热者可给予恰当的物理降温或药物降温。

（5）卧床休息。尽可能为腹痛患儿提供舒适体位。一般状况良好或病情允许时，宜取半卧位或斜坡卧位。注意经常更换体位，防止压力性损伤。

（6）稳定患儿情绪，做好心理护理。应用非药物性干预的方式稳定患儿情绪，如：认知—行为改变法，包括放松技巧（深呼吸）、分散注意力、冥想法（想象喜爱的事件、场景）、正向鼓励法及生物反馈法；生物物理干预法，包括吸吮、冷热疗法及按摩疗法。

五、幼儿腹痛的预防

（1）饮食管理：饮食应营养均衡，进食要有规律，定时定量，少吃生冷和油炸（烧烤）的食物，不吃辛辣和不易消化的食物，以防刺激和损伤胃肠道。

（2）洗手：平时要注意幼儿手的清洁卫生，如吃东西前要洗手。

（3）按揉和热敷：在能排除急腹症时，可按摩、热敷腹部，帮助幼儿排便，注意热敷水温不宜过高，按摩力度轻柔。

 案例实践

幼儿园不易发现的腹痛

　　可可3岁，小班，12公斤。中午进食时，与身边小朋友吵闹，突然出现无明显诱因的呕吐，并排出果酱样便，手捂腹部，表情痛苦。老师在观察可可的情况后发现，可可面色苍白、呼吸急促，于是让他自己走到休息室，平躺在床上，用厚毛毯保暖，并安慰其口服温开水，同时给家长打电话通知此事。在等待家长的同时，老师发现可可又有几次呕吐，心想是食物中毒，并未留意腹痛症状。老师来不及多想，立刻打电话告知园长。

思考与实践：

1. 症状识别：可可怎么了？其病情严重程度属于哪一类？

可可手捂腹部，说明腹痛，出现无明显诱因的呕吐，并排出果酱样便，综合以上三点，可可有可能发生了肠套叠；表情痛苦、面色苍白、呼吸急促说明病情危重。

2. 应对与照护：在以上案例中，老师的哪些做法是错误的？正确的应对方法应该是怎样的？

错误的做法：① 让幼儿自行走动并平躺在床上；② 让幼儿口服温开水；③ 没有测量体温就用厚毛毯保暖；④ 以为是食物中毒，打电话告知园长，却没有安排送医；⑤ 忽视幼儿腹部疼痛症状。

正确的做法：① 减少幼儿活动，抱幼儿到床上休息，采取半卧位；② 对于病因未明的急腹症，幼儿要禁食；③ 幼儿生命体征的监测包括心率、呼吸、血压、脉搏和体温，应在测量体温后再决定保暖与否；④ 若是食物中毒，应立即排查其他出现症状的幼儿，保留食物，迅速送医；⑤ 应用疼痛评估工具（患儿3岁，可选用脸谱疼痛量表）对幼儿进行评估，不可忽视重要的疼痛体征。

第三节　惊厥

案例导入

小美是5岁的女孩，在幼儿园户外活动时，突然倒地并伴有双眼上翻凝视、四肢强直抽动、面色发青、呼之不应的症状，无口吐白沫，无大小便失禁，持续约2分钟后缓解。

想一想：面对这种情况，老师应该如何结合小美的症状对其进行初步的照护？

惊厥是儿科常见的急症，俗称"抽筋""抽风"，表现为阵发性四肢和面部肌肉抽动，多伴有两侧眼球上翻、凝视或斜视，神志不清。有时伴有口吐白沫或嘴角牵动，呼吸暂停，面色青紫，发作时间可持续几秒钟至几分钟不等，有时反复发作，甚至呈持续状态。若不及时就医采取止痉措施，可危及生命。

一、惊厥的定义

惊厥是由神经元功能紊乱引起的脑细胞突然异常放电所导致的不自主全身或局部肌肉抽搐，是儿童常见的急重病症，也是最常见的小儿神经系统症状之一，尤以婴幼儿多见。[①]6岁以下儿童的发生率为4%—6%，较成人高10—15倍。发作时间多在3—5分钟，有时反复发作，甚至呈惊厥持续状态。短暂的惊厥几乎对大脑没有明显影响；短时间内多次惊厥发作对儿童早期发育有持续作用效应；长时间持续惊厥均会导致脑组织损伤，因此长程抽搐尤其是惊厥持续状态可能导致永久性神经系统损害。

惊厥持续状态是指惊厥持续时间＞30分钟，或惊厥反复发作，且在间歇期意识没有恢复。由于临床上全面性强直阵挛性惊厥发作鲜有持续超过5分钟者，因此主张惊厥持续状态的持续时间为5分钟。惊厥持续状态是一种急症，易造成脑损伤，故应尽快控制。

二、病因与发病机制

婴幼儿大脑皮质发育未臻完善，表现以兴奋性活动为主，分析鉴别及抑制功能较差，故容易发生惊厥；神经纤维髓鞘还未完全形成，绝缘和保护作用差，受刺激后，兴奋冲动易于泛化；免疫功能低下，血-脑屏障功能差，各种感染后毒素和微生物容易进入脑组织；某些特殊疾病，如产伤、脑发育缺陷和先天性代谢异常等都是造成婴幼儿惊厥发生率高的原因。

引起惊厥的病因可分为感染性和非感染性两大类，根据病变部位又可分为颅内和颅外两类。

（一）感染性

1. 颅内感染

各种致病性微生物所引起的中枢神经系统感染均可导致惊厥。例如，病毒感染可致病毒性脑炎、乙型脑炎；细菌感染可致化脓性脑膜炎、结核性脑膜炎、脑脓肿；真菌感染可致新型隐球菌脑炎等；寄生虫感染可致脑囊虫病、脑型疟疾、脑型血吸虫病、脑型肺吸虫病等。小婴儿宫内感染（TORCH感染）、巨细胞病毒感染也可能出现惊厥。

> **医学卡片**
>
> TORCH:新生儿／围生医学领域对弓形体（toxoplasmosis）、其他病原体（others）、风疹（rubella）、巨细胞病毒（cytomegalovirus）、单纯疱疹病毒（herpes simplex virus）5种可导致宫内或产程中胎儿和新生儿出现有相似表现的获得性感染的英文首字母合成词。

[①] 江载芳，申昆玲，沈颖.诸福棠实用儿科学（第8版）[M].北京：人民卫生出版社，2015：2690—2692.

2. 颅外感染

（1）热性惊厥：既往称为高热惊厥，系指在儿童某一特殊发育时期（一般为3个月—6岁，高峰发病年龄为6个月—3岁），单纯因发热所引起的惊厥发作。患儿多有热性惊厥的家族史。多发生于上呼吸道感染的初期，当体温骤升至38.5—40℃（大多为39℃）时，突然发生惊厥。根据发作特点和预后可分为以下两型：

一是单纯性热性惊厥（又称典型热性惊厥）。其临床特点为：① 多呈全身强直-阵挛性发作，持续数秒至10分钟，可伴有发作后短暂嗜睡；② 发作后，除原发病的表现外，一切如常，不留任何神经系统体征；③ 在一次热性疾病中大多只发作一次；④ 约有50%的患儿在以后的热性疾病中会再次或多次发作。

二是复杂性热性惊厥。其临床特点为：① 一次惊厥发作持续15分钟以上；② 在24小时以内发作≥2次；③ 惊厥形式呈局限性或不对称性；④ 惊厥反复发作5次以上。

多数热性惊厥的患儿随年龄增长而停止发作，部分患儿转变为癫痫，转变的原因是：① 有癫痫家族史；② 为复杂性热性惊厥；③ 首次热性惊厥前已有神经系统发育延迟或异常体征。具有2—3个危险因素者，7岁时癫痫的发生率在9%以上；无危险因素者，癫痫的发生率不到1%。

（2）中毒性脑病：系指急性感染过程中出现的类似脑炎的表现，中毒性脑病并非病原体直接侵入脑组织所致，而可能与全身性感染中毒、人体对病原体的过度反应等所引起的脑组织水肿、缺血、坏死等有关。其特点如下：① 可见于任何年龄小儿；② 多见于中毒型菌痢、伤寒、百日咳、脓毒症、肺炎等疾病的极期（症状最明显的时期）；③ 惊厥发作大多频繁或持续较长时间；④ 常有意识障碍和其他神经精神异常症状，大多在惊厥前已经出现，并在惊厥发作后加重。严重者出现昏迷，昏迷越久，遗留后遗症的可能性越大。

（3）其他：如破伤风、Reye综合征等。

医学卡片

Reye综合征：一种以急性脑病合并肝脂肪变性为特点的综合征。

（二）非感染性

1. 颅内疾病

如新生儿窒息，缺血缺氧性脑病，癫痫，颅内占位性病变（肿瘤、血肿等），颅脑畸形（大脑皮质发育异常、脑积水、脑血管畸形等），神经遗传病（溶酶体病、线粒体病、脑白质营养不良等），自身免疫性脑病（多发性硬化、播散性脑脊髓炎）。

2. 颅外疾病

（1）急性代谢紊乱：常见如低血糖、水电解质紊乱或酸碱平衡失调（低血钙、低血镁、低血钠、高血钠、严重的脱水或酸中毒）等。

（2）急性中毒：毒物[①]如药物（中枢兴奋药、阿托品、抗组胺类药、氯丙嗪等），植物

———————————————

[①] 毒物的范围很广，一些是本身即有毒性，另一些则在一定条件下才具备毒性。

（毒蘑菇、白果、桃仁、苍耳子等），农药（有机磷、有机氯等），杀鼠药（毒鼠强等），一氧化碳，重金属（铅、汞等）。

（3）心脏疾病：急性心源性脑缺血综合征（阿-斯综合征），先天心脏病并发脑血栓、脑栓塞等，均可导致惊厥发作。

（4）肾脏疾病：伴高血压或尿毒症时均可引起惊厥。

（5）其他：如放射性脑病等。

三、临床表现

全身性（全面性）惊厥发作时会意识丧失，部分性（局限性）惊厥发作时则意识清楚或仅部分受损。根据肌肉抽搐的特点可分为强直-阵挛、阵挛、强直、典型失神等多种发作形式。

（一）强直-阵挛发作（tonic-clonic seizures，TCS）

强直相表现为开始为短暂轴性肌肉屈曲，迅速扩散到四肢，伴随意识丧失，双眼上翻，瞳孔散大，随后出现较长时间强直性伸展。发作开始常因闭嘴咬伤舌头，呼吸肌强烈收缩引起喉中发声，呼吸暂停可引起青紫。发作伴随心率及血压升高、出汗及支气管分泌物增多等自主神经症状。阵挛相表现为由强直转变为广泛的震颤，频率逐渐变慢，演变为肌肉收缩和放松交替出现，伴随瞳孔收缩和放大，肌肉放松时间逐渐延长至发作结束。发作一般持续1—2分钟。发作后呼吸常立刻恢复，肌肉逐渐放松，但也可出现类似于去大脑强直症状（如头颈后仰、四肢挺直、躯背过伸、角弓反张等症状），并导致进一步损伤，患者逐渐清醒或处于长时间的混沌、昏睡状态，伴一些自动症行为，醒后常感头痛和肌肉痛，对发作过程不能回忆。

（二）阵挛发作（clonic seizures）

表现为意识丧失伴突然肌张力减低，或为短暂全身强直性痉挛。后者常被认为是一次大的肌阵挛，发作常导致跌倒，随后出现系列的双侧广泛性肌阵挛，多呈不对称性，常见于一侧或单个肢体，有时伴有面部抽动。依据发作持续时间的不同，发作后意识即刻恢复或为混沌甚至昏睡状态。

（三）强直发作（tonic seizures）

表现为肌肉持续强力的收缩，根据肌肉受累部位可分为三种类型：

（1）轴性强直发作，表现为颈部肌肉强直收缩，导致头固定于竖起位置，面部和额部肌肉收缩引起眼眉和眼睑上抬。

（2）轴肩性强直发作，开始表现类似轴性强直发作，随后出现上肢近端肌肉受累，引起肩部上抬。

（3）全面性强直发作，表现为肌肉的收缩从轴性扩散到四肢肌肉，上肢外展或半屈曲，下肢屈曲，少数情况下为下肢伸展伴随躯干伸展。依据下肢和躯干收缩的方向，导致患者向前或向后跌倒，呼吸肌收缩可引起呼吸暂停。

（四）典型失神发作（typical absence seizures）

表现为突然的意识障碍，双目凝视，停止正在进行的动作和语言，发作突发突止。

婴幼儿全身性惊厥大多表现为阵挛发作，部分为强直性，很少出现典型的强直-阵挛发作。

四、病情评估与判断

（1）发作时应注意惊厥类型：全身性或局限性，强直性或阵挛性。

（2）记录惊厥发作的起始时间。

（3）观察幼儿生命体征及有无缺氧表现。

（4）观察幼儿神志变化，如出现萎靡、昏睡或昏迷常提示病情较重。

五、幼儿惊厥的应对与照护

（一）保持呼吸道通畅

幼儿惊厥发作时，应使其处于侧卧位，松解衣领。将幼儿头偏向一侧，防止因唾液或呕吐物吸入气道而引起窒息。

（二）控制体温

热性惊厥为引起幼儿惊厥最常见的病因。如果幼儿出现发热，应及时给予降温措施：①物理降温，如温水浴、退热贴等；②药物降温（遵医嘱），如对乙酰氨基酚或布洛芬等。

（三）镇静止痉

按照医生处方服用镇静止痉药物，如地西泮、苯巴比妥钠、10%水合氯醛、苯妥英钠等。

（四）保证安全

幼儿惊厥发作时，可将柔软的棉质物放在其手中和腋下，防止皮肤摩擦受损。对已出牙的幼儿，可在其上下臼齿之间垫牙垫，防止舌咬伤。牙关紧闭时，不要用力撬开，以避免损伤牙齿。床边放置床挡，防止坠床，在床栏杆处放置棉被，防止幼儿抽搐时碰到栏杆，同时将床上硬物移开。若幼儿发作时倒在地上，应就地照护，移开可能伤害幼儿的物品。勿强力按压或牵拉幼儿肢体，以免骨折或脱臼。对有可能发生惊厥的幼儿要有专人守护，以防发作时受伤。

六、幼儿惊厥的预防

（1）由于高热惊厥常见于体质较差的幼儿，因此，要引导幼儿加强体育锻炼，增强机体免疫力。

（2）预防上呼吸道感染，尽量少去人员密集的公共场所。

（3）体温达38.5℃要及时就医，遵医嘱口服退热药物，以防引起高热惊厥。

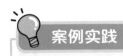
案例实践

爱跳舞的小美

　　小美5岁，中班，体重为18公斤，喜欢跳舞。有一天，小美正跟着老师跳舞，却突然摔倒在地。老师看到后赶忙走到小美身边，想要扶起她，却发现小美全身肢体僵硬且发烫，四肢在不自主地抖动，双眼上翻，牙关紧闭。老师呼唤小美，发现她没有反应。老师突然想起来，小美的妈妈和自己说过，小美之前因为发热抽搐过。于是，老师立即让同事打电话通知小美的家长，然后把小美抱到小床上，用大拇指掐小美的人中穴，意图刺激小美，但没有效果，接着用红外鼓膜温度计给小美测量体温，测得体温39.2℃，于是就想给小美喂布洛芬混悬液口服，但小美牙关紧闭，药液喂不进，只好先在小美额头上贴上退热贴，松解衣服散热。过了2分钟，小美停止抽搐，老师立刻给小美喝了退烧药。半个小时后，小美的体温降至38.4℃，精神恹恹地躺在小床上。为了给小美降温，老师还用温水给小美进行了擦拭。1小时后，老师测量小美的体温已降到38℃，此时家长赶到幼儿园将小美接回家中。

　　思考与实践：

　　1. 症状识别：小美惊厥发作的原因是什么？根据其临床表现，小美的惊厥发作属于哪一种类型？

　　小美的体温为39.2℃，根据高热的定义，小美发生了高热，并且小美曾有过高热惊厥史，由此分析，小美此次抽搐的原因是高热惊厥。根据小美的临床症状：全身强直、四肢抖动、双眼上翻、牙关紧闭、呼之不应，可推断小美的惊厥发作属于强直-阵挛发作。

2. 应对与照护：在以上案例中，老师的哪些做法是错误的？正确的应对方法应该是怎样的？

错误的做法：① 抱着患儿到小床上；② 患儿惊厥发作时，给其喂口服药；③ 私自给患儿服用退热药；④ 掐人中穴刺激患儿；⑤ 用温水擦拭患儿，给其带来不舒服感；⑥ 让家长将患儿接回家中。

正确的做法：① 就地安置患儿，可在患儿身下放置柔软的垫子，不宜搬动患儿；② 惊厥发作时禁止强喂药物，以防引起窒息。退热可选择物理降温或肛门给药；③ 布洛芬混悬液的服用要遵医嘱；④ 对于惊厥发作的患儿，不宜掐人中穴刺激；⑤ 建议家长直接带孩子到医院就诊。

第四节　急性喉炎（喉梗阻）

案例导入

壮壮，男，5岁，三天前在幼儿园活动时出现发热、鼻塞、流涕、打喷嚏等上呼吸道感染症状。妈妈告诉老师，这几天壮壮说话声音粗涩、低沉、沙哑且逐渐加重，伴有犬吠样咳嗽，夜间会加重。今日壮壮来园时，出现烦躁不安、鼻翼翕动、呼吸困难，吞咽时咽部疼痛的症状。

想一想：面对这种情况，老师应该如何结合壮壮的症状对其进行初步照护？

幼儿的喉腔部十分狭窄，黏膜组织疏松，淋巴组织及血管丰富，一旦受到感染，黏膜很容易充血肿胀，加之中枢神经系统未发育完全，保护性反射功能差，喉咽部的分泌物及气管内的痰不易咳出。幼儿喉部呈漏斗形，软骨柔软，喉腔及声门裂较狭小，黏膜柔嫩，血管及淋巴组织丰富，故喉部有炎症时，易引起声嘶和吸气性呼吸困难。

一、急性喉炎（喉梗阻）的定义

急性喉炎为喉部黏膜弥漫性炎症，好发于声门下部，又称为急性声门下喉炎。春冬季发病较多，常见于6个月—3岁幼儿。[1]

---

[1]　江载芳，申昆玲，沈颖.诸福棠实用儿科学（第8版）[M].北京：人民卫生出版社，2015：2547—2548.

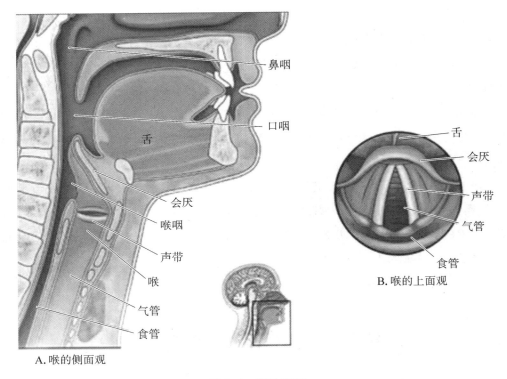

图4-4　喉的解剖

　　喉本身或其邻近的组织病变使喉腔发生阻塞、受到挤压，造成狭窄，致使喉部的正常生理功能出现障碍，称之为喉梗阻。

　　喉梗阻不是一个独立的疾病，而是多种病症引起的一组临床症状，主要表现为呼吸困难，并由此而产生缺氧及二氧化碳蓄积所致的全身病理生理变化。喉梗阻如不能及时得到解除，则会引起严重的并发症甚至死亡。由于幼儿声门狭小，组织娇嫩，黏膜下组织松弛，淋巴血管丰富，如有炎症或损伤，极易发生肿胀，造成喉梗阻。此外，幼儿神经系统不稳定，喉部受刺激易发生喉痉挛，这是造成喉梗阻的另一个原因。

二、病因与发病机制

（一）急性喉炎的病因与发病机制

　　喉炎常继发于急性上呼吸道感染，有时在麻疹、流感、肺炎等病程中并发。常见病毒为副流感病毒、嗜血性流感病毒和腺病毒；常见的病原体为金黄色葡萄球菌、肺炎链球菌、乙型链球菌和流感嗜血杆菌。由于幼儿喉腔狭小、软骨脆弱，黏膜内血管及淋巴结丰富，黏膜下组织松弛，易引起喉水肿，且咳嗽功能不强，致分泌物不易排出。此外，幼儿神经敏感，受刺激后易引起喉痉挛，并发喉梗阻。

对幼儿喉炎的研究还表明，幼儿胃食管反流也可以引起喉炎，病变位置主要位于声门区的后部黏膜及杓状软骨表面的黏膜上。

（二）喉梗阻的病因与发病机制

（1）先天性因素：喉蹼、喉软骨畸形、喉狭窄等。

医学卡片

　喉蹼：这里指先天性喉蹼，即喉腔间有先天性膜状物，若占喉腔之大部，可称为喉隔。喉蹼以发生于声门区多见，可致喉腔狭窄产生喉鸣，严重者可致喉阻塞或呼吸困难。

（2）后天性因素有以下几类：

① 喉部急性感染性疾病，如小儿急性喉炎、急性会厌炎、急性喉气管支气管炎等。

② 邻近组织的急性感染性疾病，如咽后咽侧脓肿、颌下化脓性炎症及口底蜂窝织炎等。

③ 喉外伤，如挤压、挫伤、切割、烫伤、气管切开或插管损伤。

④ 喉水肿，如变态反应引起的血管神经性水肿、药物过敏反应，以及心、肾疾病引起的喉及会厌黏膜水肿。

⑤ 喉异物，如较大的异物嵌顿于声门或声门下。

⑥ 喉部的肿瘤，如喉乳头状瘤、血管瘤、黏膜囊肿、畸胎瘤阻塞气道。

⑦ 喉邻近组织的肿瘤，如舌根及会厌囊肿、颈部淋巴管瘤等。

三、临床表现

（一）急性喉炎的临床表现

急性喉炎多继发于上呼吸道感染，也可为急性传染病的前驱症状或并发症。具体临床表现为：

（1）多见于幼小儿童，1岁内的婴儿发病率最高，发病时间集中在头年的12月份至下一年的2月份，绝大多数患儿伴有上呼吸道感染症状。

（2）急性喉炎起病时即有声音嘶哑、干咳的症状，咳嗽时发出"空空空"的声音，似犬吠状，随后因声门下区水肿的发展而出现吸气不畅，并伴有喉鸣音，病情逐渐加重可发生显著的吸入性呼吸困难。

（3）多数患儿可有不同程度的发热，但高热少见，大多数为轻中度发热。体检可见面色青紫，鼻翼翕动，吸气时出现三凹征（锁骨上窝、胸骨上窝及上腹部显著凹陷）。病情尤以夜晚为重，因入睡后喉部肌肉松弛，分泌物滞留阻塞喉部，刺激喉部发生喉痉挛。

（4）检查喉腔可见喉部充血、肿胀，声门下黏膜呈梭状肿胀。

（5）由于喉阻塞与缺氧，患儿常伴烦躁不安、拒绝饮食等表现，咳出分泌物后可稍见缓解。少数患儿有呛食现象，吸乳或饮水即发呛，吃固体食物呛咳较轻。

（二）喉梗阻的临床表现

（1）吸气性呼吸困难：患儿的年龄对喉梗阻的程度有很大的影响。小儿喉腔狭小，当2岁左右小儿的喉部黏膜肿胀1毫米时，声门入口的有效通气面积仅为原面积的1/3，加上吸气时气流将声带向斜下、向内挤压，使声门通气面积变得更狭小。吸气性困难的临床表现是吸气运动加强，吸气相延长，鼻翼翕动，出现三凹征。

（2）吸气性喘鸣和犬吠样咳及声嘶：喘鸣或犬吠声是患儿用力吸气或呼气时气流摩擦振动声带所致。出现声嘶显示声门已受炎症侵犯。

（3）缺氧及二氧化碳蓄积：轻度梗阻症状不明显，中度梗阻可出现唇、指发绀，重度梗阻者全身发绀。二氧化碳的蓄积可使患儿出现躁动不安、嗜睡和昏迷等症状。

> ·**学习专栏**·
>
> 喉梗阻的轻重（四度）
>
> （1）Ⅰ度喉梗阻：平静时无症状，哭闹，活动时有轻度吸气性困难。
>
> （2）Ⅱ度喉梗阻：安静时有轻度吸气性呼吸困难，活动时加重，但不影响睡眠和进食，缺氧症状不明显。
>
> （3）Ⅲ度喉梗阻：吸气期呼吸困难明显，喉鸣声较响，胸骨上窝、锁骨上窝等处软组织吸气期凹陷明显。因缺氧而出现烦躁不安、难以入睡、不愿进食的表现。患儿脉搏加快，血压升高，心跳强而有力，即循环系统代偿功能尚好。
>
> （4）Ⅳ度喉梗阻：呼吸极度困难。由于严重缺氧和体内二氧化碳积聚，患儿坐卧不安，出冷汗，面色苍白或发绀，大小便失禁，脉搏细弱，心律不齐，血压下降。如不及时抢救，可因窒息及心力衰竭而死亡。[①]

四、幼儿急性喉炎（喉梗阻）的应对与照护
（一）幼儿急性喉炎的应对与照护

（1）充分休息、多饮水。

（2）当患儿体温超过38℃时应及时采用恰当的物理方法降温，如用温湿毛巾敷额头；

---

① 黄选兆，汪吉宝，孔维佳.实用耳鼻咽喉头颈外科学（第二版）［M］.北京：人民卫生出版社，2008.

当体温超过38.5℃时，应遵医嘱服用退热剂。不要滥用抗生素。

（3）积极控制感染，如遵医嘱用皮质激素使喉头水肿更快消退，保持呼吸道通畅。同时让患儿安静，避免烦躁哭闹，使声带休息，减少氧的消耗。

（4）注意观察病情，当患儿出现高热、耳痛、咳嗽加剧、呼吸困难、嗜睡等症状时，应及时去医院就诊。

（5）在冬春季节，一般多为急性上呼吸道感染引起的急性喉炎，所以要及时带患儿进行治疗，警惕幼儿的长期咳嗽、感冒和发烧症状。

（二）幼儿喉梗阻的应对与照护

当幼儿发生喉梗阻时，应针对不同的病因进行对因治疗，及时解除喉部梗阻，维持呼吸道的通畅。幼儿急性喉炎为急症，并且由于幼儿喉部的解剖特点、免疫力低，发生呼吸困难的概率高，因此应尽早、积极地带幼儿进行必要的治疗，以缓解喉梗阻症状。

具体的应对与照护方法有：

（1）当患儿存在喉梗阻时，其喉腔内径较小，黏膜组织较为疏松，易引发窒息，因此应避免其哭吵，可转移其注意力，消除恐惧心理。

（2）密切观察患儿的面色，协助患儿进行超声雾化治疗，以空心掌叩背，帮助其痰液排出。

（3）为患儿准备富含蛋白及维生素的流质食物，加强营养摄入。

（4）若患儿发生病情变化，应立即拨打120并联系家长，及时将其送往医院救治。可协助患儿采取平卧姿势或垫高枕侧卧，使其颈部伸直且向后微仰，条件允许时给予氧气吸入。

在幼儿急性喉炎（喉梗阻）的治疗过程中，照护非常重要。照护者要注意室温和湿度适当，环境安静，让患儿充分休息，安抚患儿的情绪，使其安心接受治疗。

五、幼儿急性喉炎（喉梗阻）的预防

（一）幼儿急性喉炎的预防

由于幼儿急性喉炎发病急、病情重，易危及生命，因此应该从增强幼儿体质着手，做好预防工作，主要有以下几点：

（1）坚持户外活动，增强体质。

（2）感冒流行季节少去公共场所。

（3）当气候转冷时应及时添加衣物，夜间盖好被子，以防受凉。

（4）在营养方面不偏食，荤素搭配，保持营养均衡。

（5）以清淡饮食为主，避免油炸辛辣的食物，适量增加蛋白质和各种维生素及水分的摄入。

（6）保持口腔卫生，养成晨起、饭后和睡前刷牙漱口的习惯。

（二）幼儿喉梗阻的预防

（1）加强身体锻炼。平时让幼儿加强身体锻炼，增强体质，避免因感冒而引起急性喉炎、会厌炎等，避免吸入有毒物质。

（2）积极治疗原发病。如果幼儿得了急性喉炎、会厌炎等，那么即使是轻症，也最好去医院治疗。

（3）养成良好的生活习惯，注意饮食安全。吃饭时不大声谈笑；避免给年龄较小的幼儿吃花生、豆子等易呛咳的食品。

（4）咨询医生注射疫苗。咨询医生，并带幼儿注射B型流感嗜血杆菌疫苗（HIB疫苗）。会厌炎是喉梗阻的病因之一，而此类疫苗能预防会厌炎，从而也就减少了喉梗阻的发生。

 案例实践

"变声"的明明

明明，4岁，是一个喜欢唱歌的小男孩。前些天因为着凉的缘故，明明说话声音有些嘶哑，连最喜欢的歌也不唱了，还会咳嗽，午休的时候咳得更厉害。这天午休完之后，老师发现明明咳嗽得愈加厉害了，是"空空空"小狗样的咳嗽，体温为38.3℃，呼吸有点急促费力。老师立马打电话联系明明的家长。随后，给明明服用了退烧药物，并让明明喝了大量的水。半小时后，明明体温降下来了，为36.8℃。1个小时后，明明的爸爸来了，将明明接回了家中。

思考与实践：

1. 症状识别：明明可能出现了什么急症？

明明可能因为着凉而导致上呼吸道感染，继发喉炎合并喉梗阻。依据为：上呼吸道感染史，体温为38.3℃，"空空空"样的咳嗽并伴有呼吸费力症状。

2. 应对与照护：在以上案例中，老师的哪些做法是错误的？正确的应对方法应该是怎样的？

错误的做法：① 私自给幼儿喂退烧药；② 让家长将幼儿接回家中。

正确的做法：① 对于38.3℃的体温，可先采用恰当的物理降温的方法进行退热；② 让幼儿注意休息，多饮水；③ 建议家长带孩子直接到医院就诊。

第五节　中暑

案例导入

一天中午，本应该午休的小强和大壮趁着老师不注意，偷偷地跑到操场上玩耍。正午的天气十分炎热，不一会儿，两个奔跑打闹的孩子已是满头大汗，衣服都湿了。就在他们欢快地玩着沙砾的时候，大壮感觉到头痛、头晕、眼花、恶心，然后开始呕吐，最后竟晕倒在地。小强吓坏了，立马跑去找老师。

想一想：面对这种情况，老师应该如何结合大壮的症状对其进行初步的处理和照护，以帮助他度过危急时刻呢？

在炎热的夏季，高温、高湿、强热辐射天气可造成人体的体温调节、水盐代谢、循环系统、消化系统、神经系统、泌尿系统等出现一系列生理功能改变。一旦机体无法适应，则可能造成体温异常升高不降，引起生理功能紊乱，发生中暑相关症状。

一、中暑的定义

中暑是在高温环境中或在烈日直射下活动时间较长，导致体温调节功能失衡、水盐代谢紊乱和神经系统功能损害等一系列症状。

人体产生的热通过传导、辐射、对流和蒸发而散失，从而维持适当的体温。当外界温度过高，长时间日晒、湿热或空气不流通的高温环境等阻碍了散热时，就会发生中暑。对于幼儿来说，长时间暴露在高温的日光下玩闹，体内的汗排不出来，有可能引起体温升高，从而导致中暑。

二、病因与发病机制

（一）病因

（1）幼儿的体温调节中枢还没有发育成熟，对周围环境气温变化的适应性差，如果在日光下暴露的时间稍长一些，体温容易快速升高，导致中暑。

（2）通常情况下，天热时人的汗腺分泌明显增强，汗水在皮肤表面蒸发时可以带走部分热量，但是幼儿汗腺不发达、数量少，且体内水分贮存也有限，这种散热方式作用有限。

（3）人的肺部在呼气时可将热气排出体外，如果环境温度过高则会使体温上升。幼儿新陈代谢的速度本来就很快，如果周围环境温度超过体温，则会引起中暑。

（4）天气炎热，当毛细血管扩张时可以使热量向外散发。幼儿的体表面积相对较大，皮肤表皮细薄，通透性大，血管分布充沛，如果外界温度过高，就不能散热，反而会吸热。

（二）发病机制

下丘脑体温调节中枢能控制产热和散热，以维持正常体温的相对稳定，正常体温一般恒定在37℃左右。

人体产热除主要来自体内氧化代谢过程中产生的基础热量外，肌肉收缩所致热量亦是另一主要来源。在室内常温（15—25℃）下，人体散热主要靠辐射，其次为蒸发和对流，少量为传导。而当周围环境温度超过皮肤温度时，人体散热仅依靠出汗以及皮肤和肺泡表面的蒸发。人体深部组织的热量通过循环血流带至皮下组织经扩张的皮肤血管散热。因此，皮肤血管扩张和经皮肤血管的血流量越多，散热越快。如果机体产热大于散热或散热受阻，则体内就有过量的热蓄积，引起器官功能和组织的损害。

三、临床表现

（一）中暑后的一般症状

幼儿中暑后，体温、脉搏、情绪会发生变化。

（1）肛温或耳温超过39℃甚至40℃，不建议量腋温或口温，易低估实际温度。

（2）虽然皮肤会因为热而发红、发热，但可能不会流汗，这是中暑最典型的现象之一。

（3）烦躁不安及哭闹，呼吸及脉搏加速；接着会显得倦怠，甚至进入抽搐或昏迷状态。较大的幼儿会头晕、恶心、失去方向感，且有昏昏沉沉的表现。

（二）不同严重程度的中暑症状

1. 先兆中暑

在高温环境下一定时间后，出现全身疲乏、四肢无力、头昏、眼花、胸闷、心悸、恶心、口渴、大量出汗、注意力不能集中等症状，体温正常或略有升高。如能及时离开高温环境，移至阴凉处休息，并补充水、盐，在短时间内即可恢复正常。

2. 轻度中暑

除上述症状外，体温在38℃以上，出现面色潮红、皮肤灼热等现象，或有呼吸及循环衰竭的早期症状，如大量出汗、恶心、呕吐、血压下降和脉搏加快等表现。经及时休息及对症处理后，约3—4小时可恢复正常。

3. 重度中暑

除上述症状外，常伴有晕厥、昏迷、痉挛或高热。根据发病机制不同，重症中暑又可分为热射病、热衰竭和热痉挛三种类型。

（1）热射病：持续高温数天后大量出冷汗、高热（肛温41—43℃），继而皮肤干燥无汗，呼吸浅快，脉搏细速（140次/分钟），血压正常或降低，烦躁不安，神志模糊、谵妄，逐渐昏迷或抽搐。

（2）热衰竭：多见于老年人及未能适应高温者，因大量出汗，外周血管扩张，使血容量不足，引起周围循环衰竭，临床表现为头晕、头痛、恶心、呕吐、面色苍白、皮肤湿冷、血压下降、昏厥甚至昏迷。

（3）热痉挛：多见于健康青壮年者。因高温环境出汗较多，大量饮水而未补钠盐，使血钠、血氯降低，引起四肢阵发性肌肉痉挛，多见于腓肠肌，可引起急腹痛，一般体温正常。

四、幼儿中暑的应对与照护

（1）保持幼儿呼吸道通畅，并将幼儿转移到阴凉处，用电扇或空调降低环境温度，但风不要直接朝幼儿身上吹。

（2）对于头晕、头痛的幼儿，可在印堂穴（两眉之间）和太阳穴上涂些清凉油，有提神醒脑的作用。

（3）遵医嘱服用藿香正气液，每次半支，一日2次，可散热解暑。

（4）在幼儿意识清醒前，不要让其进食或喝水；在意识清醒后，每隔10到15分钟给予一些不含咖啡因的清凉饮料，但有呕吐或意识不清者勿给，也可让幼儿饮服绿豆汤、淡盐水等解暑。

（5）立即送医治疗。

·学习专栏·

幼儿中暑后的注意事项

（1）忌大量饮水。大量饮水不但会冲淡胃液，进而影响消化功能，而且会引起反射排汗亢进。结果会造成体内的水分和盐分大量流失，严重者可以导致热痉挛的发生。

（2）忌大量食用生冷瓜果。幼儿中暑后，如果大量进食生冷瓜果、寒性食物，会损伤脾胃阳气，使脾胃运动无力，寒湿内滞，严重者会出现腹泻、腹痛等症状。

（3）忌吃大量油腻食物。中暑后应该少吃油腻食物，以适应夏季胃肠的消化功能。

（4）忌单纯进补。幼儿中暑后，暑气未消，虽有虚症，却不能单纯进补。如果进补过早的话，会使暑热不易消退。

五、幼儿中暑的预防

（1）穿衣要适当。只要幼儿手脚不凉，就表明穿得合适。外出时的衣服尽量选用棉、麻、丝类的织物，应少穿化纤品类服装，以免大量出汗时不能及时散热，引起中暑。特别是在炎热的夏季，幼儿的衣料应柔软、宽松，以使汗液更易被吸收，让幼儿感到身体凉爽。

（2）幼儿活动时，要鼓励多饮水。幼儿在活动的时候，比较容易失去水分，最好每30分钟补充一些水分。出汗较多时可适当补充一些盐水，弥补因出汗而失去的盐分。另外，夏季容易缺钾，使人感到倦怠疲乏，含钾茶水是极好的消暑饮品。夏天的时令蔬菜（如生菜、黄瓜、西红柿等含水量较高）、新鲜水果（如桃子、杏、西瓜、甜瓜等水分含量为80%至90%）都可以用来补充水分。此外，乳制品既能补水，又能满足身体的营养之需，建议为幼儿提供乳制品。

（3）若夏季带幼儿外出，最好安排在早上或黄昏，不要在10时至16时的烈日下行走，因为这个时间段的阳光最强烈，发生中暑的可能性更高。夏日出门一定要做好防护工作，如打遮阳伞、戴遮阳帽、戴太阳眼镜，有条件的最好涂抹防晒霜，还要准备充足的水和饮料。

（4）室内要尽量开窗通风，利用风扇或空调以保持室内温度适宜。

（5）夏天日长夜短、气温高，幼儿新陈代谢旺盛、消耗大，容易感到疲劳，因此，应保证幼儿有充足的睡眠，这可使大脑和身体各系统都得到放松，是预防中暑的措施。尤其是午睡，既可以躲避中午的高温，又可以恢复体力，建议帮助幼儿养成午休的习惯。幼儿睡眠时，注意不要让其躺在空调的出风口或电风扇下，以免患上空调病和热伤风。

（6）暑天可喝些绿豆百合汤等有清热消暑功效的饮品。

案例实践

"红彤彤"的小虎

小虎是一个调皮的男孩子，平日里总爱到处玩耍。一个炎热的夏日正午，小虎再次趁着老师不注意，偷偷溜出午休室，跑到外面空地上玩耍。正午的太阳尤其火辣，不一会儿，小虎就满头大汗了，可是小虎并不在意，依旧蹲在沙地旁，专心致志地堆着城堡。渐渐地，他觉得有点儿难受，脑袋晕乎乎的，胸口闷，想吐。老师在这个时候找到了小虎，拉着小虎想把他带回午休室，但发现小虎无精打采、迷迷糊糊，手滚烫，脸上也红彤彤的。老师立马觉察到小虎的不对劲，抱起小虎急忙往午休室走去。到了休息室，老师立刻将风扇打开对着小虎吹，并用体温计给小虎测了耳温，结果为39.5℃，便立即给小虎吃了对乙酰氨基酚退热。随后，老师打电话通知小虎的爸爸。在等待小虎爸爸到来的时候，老师给小虎喂了不少水，并用温水给小虎擦身。半个小时后，小虎渐渐恢复了活力。这时，小虎的爸爸也到了幼儿园，老师建议他带小虎去医院检查。

思考与实践：

1. 症状识别：小虎的身体可能出现了什么问题？

小虎在高热环境中玩耍，没有及时补充水分，体内的热量无法散发出去，可能已发生中暑。

2. 应对与照护：在以上案例中，老师的哪些做法是错误的？正确的应对方法应该是怎样的？

错误的做法：① 为尽快给小虎降低温度而将风扇对着他吹；② 私自给小虎服用退烧药物；③ 给小虎喝了大量的水；④ 用温水擦拭小虎，给小虎带来不舒服感。

正确的做法：① 将幼儿转移到阴凉处，用电扇或空调降低环境温度，但不要将风直接朝幼儿身上吹；② 降温药物应在医生处方指导下使用；③ 大量饮水不但会冲淡胃液，进而影响消化功能，还会引起反射排汗亢进，可能会造成幼儿体内水分和盐分大量流失，严重者可以促使热痉挛的发生；④ 通过用温水外敷幼儿额头或贴退热贴等方法降温。

本章小结

幼儿期是孩子生长发育的重要时期，幼儿的身心得到了进一步的发展，但这一阶段也是幼儿各种疾病好发的阶段。本章结合幼儿生长发育的特点，从定义、发病机制、临床表现及应对和预防方法等方面介绍了5种幼儿常见的内科急症，即发热、腹痛、惊厥、急性喉炎（喉梗阻）、中暑。

本章的重点在于熟悉和掌握幼儿发热、腹痛、惊厥、急性喉炎（喉梗阻）及中暑的应对方法和照护要点，在幼儿出现上述急症时能准确地进行处理并妥善照护幼儿，为医院抢救提供时间基础，从而促进幼儿恢复健康。本章的难点在于结合本章理论知识，提高对幼儿内科急症的识别能力，在疾病发展之前及发病前期预见性地实施干预方案，预防疾病的发生，或减弱疾病对幼儿造成的影响。

思考与练习

（1）当幼儿出现腹痛时，保教人员该如何做？

（2）当班里幼儿出现发热时，保教人员应该如何应对？

（3）作为一名幼儿老师，设计一个能帮助幼儿学会自我预防中暑的活动方案。

（4）扫描二维码，完成在线测试。

在线测试

第五章
幼儿常见外科急症

本章导语

随着社会经济的发展，创伤成为影响人类生命的突出问题，预防和救治亦越来越受到政府和医学领域的重视。幼儿暴露在创伤下，会发展出创伤性应激反应，包括创伤后应激障碍（PTSD）；幼儿不仅要忍受生理疼痛、面对学习生活的改变，其心理还会因意外创伤的"突发性、毫无预警性"等特点而受到巨大影响，这使得很多家长和儿童身陷"弱势状态"。因此，避免幼儿意外伤害的发生及做好有效的预防措施已成为目前教育工作者及家长关注的问题。本章将介绍常见外科急症的诱发因素、预防措施及应急处理的方法，从而降低幼儿发生意外创伤的风险，减轻创伤带来的不良后果。

学习目标

（1）知晓幼儿常见外科急症的类型及其定义、临床表现。

（2）能够根据早期症状初步判断幼儿常见外科急症的类型及危重程度。

（3）掌握幼儿常见外科急症的预防、应对及照护方法。

本章导览

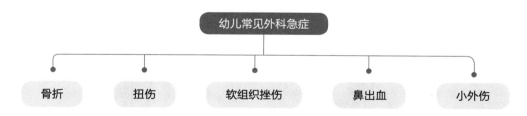

· 第一节　骨折 ·

案例导入

　　飞飞今年3岁，男孩，在幼儿园户外活动时不慎摔倒，倒下时下意识地用右手撑了一下地面。摔倒后，飞飞由于剧烈的疼痛而哭闹不止，右手肘出现明显的肿胀，不能伸直。飞飞害怕得不敢动弹，但是手指活动存在。

　　想一想：面对这样的情况，老师应该对飞飞进行哪些初步处理及评估呢？

一、骨折的定义

　　我们通常说的手臂（上肢）分为上臂和下臂，上臂的骨骼仅有肱骨，而下臂（也可以说前臂）是由桡骨和尺骨共同组成的，尺骨较桡骨略粗（见图5-1）。腿（下肢）分为大腿和小腿，一般常说的大腿骨就是股骨，小腿则是由胫骨和腓骨组成的，胫骨较腓骨略粗（见图5-2）。骨折是指骨或骨小梁的连续性或完整性中断。

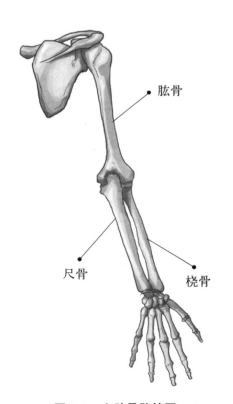

图5-1　上肢骨骼简图

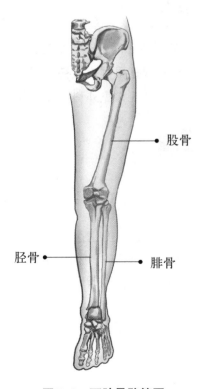

图5-2　下肢骨骼简图

二、诱发因素

骨折的诱发因素一般有两类，即创伤和骨骼疾病。

（一）创伤

（1）直接暴力：骨折发生在暴力直接作用的部位。

（2）间接暴力：暴力通过传导、杠杆或旋转作用使远处发生骨折。

（3）肌肉拉力：肌肉突然猛烈收缩，可拉断肌肉附着处的骨质。

（4）积累性劳损：长期、反复、轻微的直接或间接损伤可致使肢体某一特定部位骨折。

·**学习专栏**·

骨折与关节脱位的区别

关节脱位和骨折都是由外伤引起的。关节脱位所受的外力比骨折相对来说要小，在表现上都具有疼痛、肿胀、局部的压痛等，大部分也具有关节部位的畸形。两者的区别在于体征表现不同。骨折的特有体征是畸形、骨擦音，还有异常活动。骨折以后，对骨折部位进行触摸的时候，里边会有骨头摩擦的声音，这是骨折的特有体征。骨完全断掉以后，在屈伸关节部位会出现假关节，这叫异常活动。而脱位除畸形外，还会出现弹性固定和关节盂空虚体征。弹性固定是指脱位后，由于骨端位置的改变，关节周围未撕裂的肌肉痉挛、收缩，可将脱位后的骨端保持在特殊位置上。在对脱位关节做任何被动运动时，虽然有一定活动度，但存在弹性阻力，当去除外力后，脱位的关节骨端又回到原来的特殊位置。关节盂空虚是指脱位以后，构成关节的一侧骨端部分完全脱离了关节盂，跑到下方、上方或是前方、后方了。脱位以后，再进行屈伸的时候都是不能动的，稍微一动，患者就会感到剧烈疼痛。

（二）骨骼疾病

骨肿瘤、骨髓炎、骨质疏松或骨骼本身病变，易发生病理性骨折。

三、骨折的分类

（一）根据骨折的程度分类

（1）不完全性骨折：骨的连续性未被完全破坏，或仅一部分骨小梁的连续性中断（见图5-3）。

（2）完全性骨折：骨的完整性或连续性全部被中断（见图5-4）。

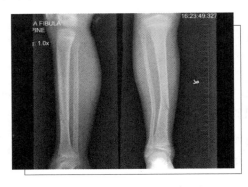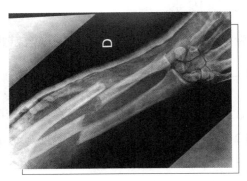

图5-3　不完全性骨折　　　　　　　　　图5-4　完全性骨折

（二）根据骨折处是否与外界相通分类

（1）开放性骨折：骨折部位的皮肤或黏膜破裂，骨折断端直接或间接与外界相通（见图5-5）。

（2）闭合性骨折：骨折处皮肤或黏膜完整，不与外界相通（见图5-6）。

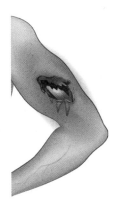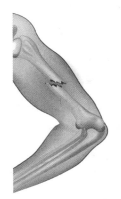

图5-5　开放性骨折　　　　　　　图5-6　闭合性骨折

（三）根据骨折端的稳定程度分类

（1）稳定性骨折：骨折端不易移位或复位后不易再发生移位。

（2）不稳定性骨折：骨折端易移位或复位后易发生再移位。

四、临床表现

（一）全身表现

由于骨折的创伤程度不同，临床表现差异较大，小的裂纹骨折对全身几乎无影响；大的肢体骨折、躯体骨折及当合并器官创伤时，可有严重的全身反应。因此，对于骨折幼儿应严密观察，及时处理和就医。

休克：多见于多发性骨折、股骨骨折、骨盆骨折、脊柱骨折和严重的开放性骨折。因广泛的软组织损伤、大量出血、剧烈疼痛或合并内脏损伤而引起休克。严重骨折，如股骨骨折、骨盆骨折，因伴有大量内出血，血肿吸收，会使体温高于正常（通常不超过38℃）。当开放性骨折伴有体温升高时，应考虑感染。

（二）局部表现

骨折与一般组织损伤共有的体征为：① 疼痛、压痛、活动痛，这"三痛"是任何组织损伤都有的表现。在没有骨折的情况下，软组织压痛局限于肢体一侧，骨折时压痛可遍及肢体四周。② 局部肿胀、瘀斑，肿胀严重的部位，皮肤可出现水疱。③ 功能障碍，由于骨折后肢体内部支架结构断裂，肌肉失去附着或失去应有的杠杆作用，加之疼痛、肿胀、肌肉痉挛或神经损伤，可使肢体部分或全部丧失活动功能。

骨折特有的体征：① 畸形，骨折后，由于骨折段侧方、旋转、短缩等移位而表现为躯体或肢体畸形。② 异常活动，骨折部位因失去正常的稳定和支持功能，而出现异常的假关节活动。③ 骨擦音或骨擦感，骨折断端在活动时因相互碰撞摩擦而出现骨擦音或骨擦感。[1]

·学习专栏·

骨折的评估要点

1. 血运

（1）肤色：当动脉供血不足时，皮肤苍白；当静脉回流不良时，肤色呈青紫色。

（2）皮温：将患肢同健侧对称点做比较，骨折早期可能因发生血肿或炎症而使局部温度升高。对比时，肢体要在同一室温下。

（3）动脉搏动：上肢可触诊桡动脉和尺动脉，下肢可触诊足背动脉及胫后动脉。若动脉搏动消失，则有肢端缺血或动脉损伤的可能。

（4）毛细血管充盈的情况：手指压迫患肢的指（趾）甲至颜色变得苍白，然后移去压迫，1—2秒内即恢复原来红润的状态为正常。

2. 感觉

是否出现麻木或感觉异常等。

3. 活动

是否出现活动障碍。

在线阅读
上肢和下肢动脉的位置

---

① 任蔚虹，王惠琴.临床骨科护理学［M］.北京：中国医药科技出版社，2007.

五、幼儿骨折的应对与照护

（一）幼儿骨折的应对

在了解幼儿骨折的应对方法之前，我们需要知道现场急救的定义和原则。现场急救是指伤病员在发病或受伤时，由医务人员或目击者在现场对其进行必要、有效的医疗救治，以维持患者的基本生命体征，防止再损伤，减轻患者的痛苦。及时有效的现场救治，对提高抢救成功率有着极其重要的意义。现场急救应遵循以下原则：① 立即使患者脱离危险区；② 先救命后治病，先复苏后固定，先止血后包扎，先重伤后轻伤；③ 争分夺秒，就地取材；④ 保留离断肢体和器官；⑤ 加强途中监护和详细记录[①]。

根据上述的急救原则，当保教人员目击幼儿发生骨折后，具体的应对方法如下：

1. 止血

合理有效的止血措施，对于外伤大出血（如股骨骨折、开放性骨折等）的急危重患儿极为重要。

（1）出血的类别（根据出血性质分类）。

① 动脉出血：血液呈喷射状，速度快，色鲜红，在短时间内可大量出血。

② 静脉出血：血液流出速度慢，呈暗红色，危险性相对比动脉出血小。

③ 毛细血管出血：整个创面呈点状或片状外渗，色鲜红，危险性较小。

④ 实质脏器破裂出血：如肝、脾、肾等破裂，其出血情况与大血管出血相似，症状出现较迟，出血量大。

（2）常用止血法。

① 加压包扎止血法：适用于创口小的毛细血管或较小静脉的出血。局部可用生理盐水冲洗，然后消毒，盖上无菌纱布，再用绷带、三角巾或布带加压扎紧，包扎范围应该比伤口稍大。

② 指压止血法：适用于动脉位置表浅且靠近骨骼处的出血。用拇指压住伤口近心端的动脉，阻断血流通过，以控制出血。

③ 填塞止血法：适用于伤口较深的出血，可用消毒的棉垫、纱布填塞伤口，再用绷带、三角巾等加压包扎。

④ 抬高肢体法：将患儿受伤的部位抬高至高于心脏的位置，适用于临时应急措施，不适用于动脉出血。

除上述方法外，还有屈肢法、止血带法等方法可止血，但因操作时难度较大，使用不当可能造成不必要的损伤，故在此不做介绍。

---

① 任蔚虹，王惠琴.临床骨科护理学［M］.北京：中国医药科技出版社，2007.

2. 包扎

（1）包扎材料。

① 三角巾：将正方形白布或纱布对角剪开，即分成两块三角巾，其中的90度角称为顶角，其他两个角称为底角，外加的一根带子称为顶角系带，斜边称为底边。为了方便不同部位的包扎，可将三角巾折叠成带状，称为带状三角巾；或将三角巾在顶角附近与底边中点折叠成燕尾式，称为燕尾式三角巾。

在线阅读

三角巾的折叠方法

② 绷带：用长条纱布制成，长度和宽度有多种规格。

③ 其他材料：在紧急的情况下，如无三角巾或绷带，可用洁净的毛巾、衣服等替代。

（2）包扎的注意事项。

① 在进行包扎时，应密切观察患儿面色、生命体征等变化。

② 病情许可时，给患儿取舒适的坐位或卧位，扶托患肢，尽量保持功能位（能使肢体发挥最大功能的位置）。

③ 包扎时要尽可能遵循无菌操作原则，为后期治疗创造良好的前提条件。

④ 包扎时应动作轻巧、快速敏捷，松紧适宜、稳固，避免碰撞伤口，以防增加患儿

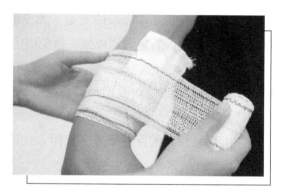

图5-7 包扎方法

的出血量和疼痛感。出血伤口多用无菌纱布覆盖后再包扎，打结要注意避开伤口和不宜压迫的部位。

⑤ 包扎四肢应从远心端开始，指（趾）尽量外露，以便观察末梢血运。

⑥ 包扎时，每一层应覆盖前一层的1/2或1/3，保证张力及牢固；包扎完毕时，用胶布粘贴固定或撕开末端在肢体外侧打结，并记录包扎的时间。

3. 固定

固定是针对骨折的急救措施。在实施骨折固定前，要注意患儿的全身状况，如心脏骤停应先实施复苏，大出血时应先止血包扎，然后再固定。急救固定的目的是限制受伤部位的活动度，防止骨折断端的移动，避免损伤血管、神经等组织，同时可减轻疼痛，便于转运。作为保教人员，我们需要了解简单的固定方法。

若受伤现场有条件，可以借助一些结实、

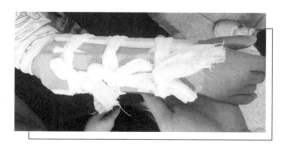

图5-8 简单固定

笔直的物品（如木板、硬树枝等）对患儿的伤处进行固定处理，然后及时将患儿送到医院，由医生对患儿的骨折情况进行检查和治疗。如果骨折位置有出血问题，那么可以按照上文介绍的方式包扎伤口，压迫出血位置，起到止血的效果。在固定伤处的过程中，不能用力过度，以免加重伤情。

若是患儿存在开放性骨折问题（骨头暴露在皮肤外），一直流血不止，应立即拨打120急救电话。在急救人员到达前，不要尝试复位骨头，确保骨头维持原状。需要强调的是，因骨折会产生强烈的疼痛感，加之心理方面的恐慌，患儿可能会一直哭闹，保教人员要安抚患儿，帮助患儿减轻恐慌情绪，转移患儿的注意力，等待救护者到达。

（二）幼儿骨折的照护

（1）保持骨折断端患肢的固定：无论采用的是外固定还是手术内固定，都需要保证患肢的制动和固定，防止激烈碰撞，避免固定失效，造成二次损伤。

（2）保证患肢的合理活动：应该在医生的指导下协助患儿循序渐进地进行患肢的活动，从而促进患肢的血液循环，加速骨折愈合，同时也可以减轻患肢肿胀，避免相关的并发症。

（3）保证患儿的营养摄入：应摄入优质蛋白质及合理的膳食纤维，不必盲目补充骨头汤或钙质。

（4）石膏的护理：若患儿通过石膏进行外固定，应保持石膏清洁干燥，并经常观察肢端的血液循环（如手指和脚趾）情况。当肢体皮肤苍白、发绀，患儿主诉感觉异常（如麻痹、疼痛），肢端脉搏减弱（如桡动脉、足背动脉）时，应立即就医。

六、幼儿骨折的预防

（1）远离直接暴力。如果想让幼儿远离骨折，那么就要尽量避免幼儿受到重物击打、车轮碾伤等，保教人员要将园内各种较重的物品放好。在日常生活中，要加强对幼儿的监管，防止幼儿受到突发事件的伤害。另外，出行安全对于幼儿来说也十分重要，保教人员要在交通安全方面做好相应工作，外出时引导幼儿有序列队，防止其乱跑，避免因交通事故而发生骨折。

（2）远离间接暴力。幼儿喜欢到处玩耍，当幼儿爬到高处时，要确保其安全性，防止幼儿在高处滑倒骨折。保教人员要尽量引导幼儿在平整的地面上玩耍，如塑胶地、草地等。幼儿在户外玩耍的过程中，保教人员要十分小心，防止幼儿在游戏器材上跌落，确保幼儿时刻有人照看，做好器械的保护措施，如放置软垫。在幼儿爬楼梯时，保教人员也要对其加强照看，确保幼儿的安全，防止幼儿因摔伤、跌倒而发生骨折。

（3）在参与各种活动时，老师要仔细观察场地是否适合幼儿进行该项活动，如器材是否牢固等。如果有需要的话，老师可以为幼儿准备防护用具，如头盔等[①]。

 案例实践

哎呀，飞飞受伤了

飞飞今年5岁了，生日时奶奶送给飞飞一部滑板车。飞飞非常喜欢滑板车，每天幼儿园放学后，都要滑着滑板车回家。某天下午，奶奶照常带着滑板车来接飞飞放学，没想到刚滑出不远，滑板车磕到了路面上的小石子，飞飞由于重心不稳摔倒了。奶奶看到后立即大声呼救。此时，老师在幼儿园门口看到了事情的经过，马上赶了过来，扶起飞飞，询问哪里摔倒了。飞飞指着自己左手肘说疼，老师发现飞飞的左手肘有明显肿胀，而且不能伸直，手指可活动，甲床颜色红润，皮温温暖。老师立即取下自己的围巾将飞飞的左手臂吊起挂在脖子上，然后同奶奶一起把飞飞送至医院就诊。

思考与实践：

1. 症状识别：飞飞的骨折可能属于哪一类？飞飞发生骨折后的情况是否严重？

飞飞在摔倒后出现了肘关节疼痛、肿胀、活动障碍的情况，可能发生了骨折。骨折创面未暴露在空气中，为闭合性骨折。

根据骨折的评估要点分析：飞飞手指活动好，甲床颜色红润，手指温度正常，神志清楚，能执行老师指令（活动手指），说明飞飞情况尚可。

2. 应对与照护：在以上案例中，老师的哪些做法是错误的？正确的应对方法应该是怎样的？

错误的做法：① 奶奶每天带着飞飞边玩滑板车边回家是非常不安全的，老师发现后未及时制止；② 老师在发现飞飞摔倒后，立即扶起飞飞，即在未明确患儿病情的情况下，改变患儿体位；③ 在未固定骨折部位的情况下，使用围巾把手臂吊起，易造成骨折的再移位。

正确的做法：① 发现飞飞在路边玩滑板车时应立即制止，对家长做好宣教，说明这一举动的危险性；② 飞飞摔倒后，不可移动他，要在确保场地安全，检查患儿的神志、四肢活动情况，评估无其他部位损伤后，方可扶起患儿；③ 可使用围巾等对其伤处做简单固定，再将患儿送至医院。

---

① 岳利霞.如何防范与处理儿童骨折［J］.家庭生活指南，2020（10）：153—154.

· 第二节 扭伤 ·

案例导入

　　彤彤4岁，是个爱漂亮的小女孩。一天，她穿着妈妈给她买的新皮鞋，在户外与伙伴追逐打闹时不慎扭到了脚。彤彤由于担心被老师批评，便忍着痛，没有告诉老师自己扭伤的事情。结果在离园的时候，老师发现她的脚踝已经肿了起来，走路时非常吃力与痛苦。

　　想一想：如果你是她的老师，接下来应该做什么？

　　扭伤是幼儿较为常见的运动损伤之一。踝关节、腕关节是幼儿扭伤的多发部位。扭伤是关节周围连接不同骨骼的韧带受到拉伸、挤压而造成的损伤。扭伤后，关节部位会出现肿胀、疼痛等，使运动能力受限。此外，由于扭伤时身体常因发生扭转而失去平衡，因此可能会与外物产生摩擦、碰撞等，造成擦伤、瘀斑或出血等。本节内容将重点介绍最常见的踝关节扭伤与腕关节扭伤。

一、扭伤的定义

（一）踝关节扭伤

　　踝关节扭伤是指行走或者运动过程中，踝关节因一次活动超过正常活动度（过度内翻或者外翻），引起关节周围软组织（如韧带、肌腱、关节囊等）发生损伤。踝关节扭伤是发病率最高的运动损伤，占所有运动损伤比例的10%—30%。且约有70%的急性、偶发性踝关节扭伤，可能发展为慢性的踝关节不稳。因此，有过急性扭伤病史的人再次扭伤的风险要比无扭伤史的人群高出3.5倍。在所有的踝关节扭伤患者中，有12%—47%的人都有过扭伤病史。

（二）腕关节扭伤

　　腕关节扭伤是指桡腕关节活动超出正常范围，导致腕关节的软组织损伤，造成腕部疼痛及功能障碍。常见于运动员，而普通人群在日常工作、居家生活和运动中也可发生。

二、扭伤的分类

　　根据韧带损伤程度来分：

　　Ⅰ度扭伤：韧带轻微撕裂，可感到中等局部疼痛且可见轻微肿胀和肌肉痉挛，关节功能受影响较小。通过正常的治疗和护理，Ⅰ度扭伤的康复一般需要2—3周。

　　Ⅱ度扭伤：韧带纤维局部撕裂较为严重，在负重、压力测试甚至不活动时会有疼痛感。

此类扭伤会导致部分活动功能丧失，且出现较明显的肿胀。Ⅱ度扭伤的康复需要3—6周。

Ⅲ度扭伤：韧带纤维完全断裂，痛感强烈，功能严重受损，关节稳定性丧失，肌肉痉挛。关节周围迅速出现肿胀，扭伤突发时可能会有声响。Ⅲ度扭伤的康复需要3—4个月，若进行手术则需要更久。

三、诱发因素

（一）踝关节扭伤

（1）参与体育活动，特别是在完成跳跃动作、组合动作（如旋转加上跳跃）时，或是在进行需要足部灵活的运动（如踢足球）时。

（2）在不平整的地面上走路或跑步。

（3）在恶劣的场地条件下运动。

（4）穿不合脚的鞋子。

（二）腕关节扭伤

常由于腕部过度背伸承受暴力所致，如发生跌倒，以手着地时。

四、临床表现

（一）踝关节扭伤

疼痛是所有踝关节扭伤的共同表现。轻度扭伤时，关节部位肿胀较轻，存在压痛点，活动脚踝时疼痛加重。重度扭伤时，疼痛较剧烈、肿胀严重，伴有明显的皮下瘀斑，无法行走甚至无法负重。

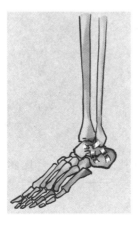

图5-9 踝关节扭伤

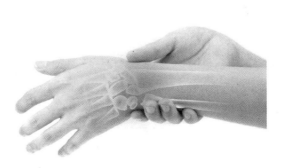

图5-10 腕关节扭伤

（二）腕关节扭伤

腕关节扭伤根据受力的部位和方向不同，腕部相应或相反的部位会发生肿胀、酸痛无力等情况，局部有压痛，腕关节功能活动受限，有时有皮下瘀血。

五、幼儿扭伤的应对与照护

（1）急性期治疗应立即采用RICE方法处理，具体方法如下：

R（Rest，休息）：制动受伤的关节，可应用支具固定。

I（Ice，冰敷）：伤后48小时内可以冰敷，起到消肿止痛的作用。冰敷每次持续15—20分钟，间隔2—3小时。冰敷可以使局部血管收缩，减少皮下出血和血液渗出，减轻肿胀感。

C（Compression，加压包扎）：可应用弹力绷带加压包扎，以减轻肿胀，也可使用石膏、支具等来保护关节。

E（Elevation，抬高）：将受伤的关节抬高，高于心脏水平，这有助于减轻肿胀。

保教人员在自行做好急性处理后，应通知家长及时带孩子到附近医院就诊。

（2）扭伤48小时后，待肿胀不再进一步发展时，可对扭伤部位进行热敷或涂抹外用药物按摩。有条件的话，还可适当做些理疗以促进恢复。

（3）约两周后，当肿胀感和疼痛感逐渐消退时，可逐步进行活动。此时，一般性扭伤的肌肉和韧带都会痊愈，恢复到扭伤前的状态。

（4）当发生严重扭伤时，如肢体形态异常、疼痛剧烈或疼痛日渐加重等，须及时去医院检查，判断是否出现骨折或关节脱位现象。

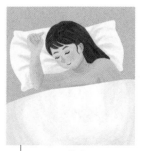 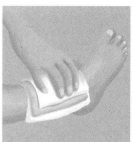 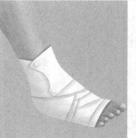 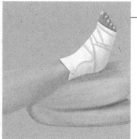

A. 休息　　　　　B. 冰敷　　　　　C. 加压包扎　　　　　D. 抬高

图5-11　RICE处理方法

·学习专栏·

扭伤后可以揉吗

有些成人在孩子扭伤后，会用手使劲揉或者让孩子不断活动他们的扭伤部位。这样做不但会加重孩子的疼痛感，还会使扭伤部位的出血或肿胀现象更加严重。而且，此时如果已经发生骨折，还会对扭伤部位的周围组织或血管造成严重损伤。还有些成人在孩子扭伤后不久，便用生姜或药酒等为他们按摩扭伤部位，这样做会导致受伤部位组织的血液或体液渗出，加重疼痛感和肿胀感，延长恢复时间。

六、幼儿扭伤的预防

（1）运动前注意热身。

（2）在不平整的地面行走或跑步时应格外小心。

（3）选择合适的运动鞋。

（4）保持良好的肌肉力量及柔韧性。

（5）进行稳定性训练，如平衡训练等。

 案例实践

小红的脚崴了

小红今年6岁，今天幼儿园将举办她期待已久的运动会。小红是一个活泼的女孩，也是班级中的运动健将。这次她报名参加了接力跑的比赛，比赛前信心满满，认为自己这次一定能够拿到第一名。在等待比赛的时候，小红光顾着看朋友的比赛，没有好好完成热身运动。终于轮到她上场了，没想到，小红进入最后冲刺的时候，一不小心扭到了脚踝，小红痛得无法站立。老师看到了，便立即赶到小红身边，检查她的身体情况：小红的右脚踝有明显的肿胀，尝试活动的时候疼痛加剧；将小红扶起后，右脚可以踩地，当时仍然疼痛。根据小红的情况，老师将她带到场边，用温毛巾一边热敷一边按摩，之后给小红贴了一块市面上买的治跌打损伤的膏药，然后打电话通知家长来接小红回家。

思考与实践：

1. 症状识别：小红的扭伤属于轻度还是重度？为什么？

小红属于踝关节轻度扭伤，因为无皮下瘀斑和无法行走的表现。

2. 应对与照护：在以上案例中，老师的哪些做法是错误的？正确的应对方法应该是怎样的？

　　错误的做法：① 未督促小红在运动前完成热身；② 确定小红发生的是踝关节扭伤后，给予热敷，并按摩患处；③ 私自使用膏药。

　　正确的做法：① 在运动前充分热身是预防扭伤发生的重要措施；② 根据RICE处理原则，应让幼儿休息，然后冰敷、包扎、抬高患肢，不可使劲按摩，以免加重伤情；③ 不需要使用膏药。市面上售卖的膏药并不一定适用幼儿，因为幼儿皮肤较嫩、易过敏，随意使用膏药容易导致皮肤过敏、化学性灼伤等。另外，膏药通常黏性较高，撕下时可能造成幼儿皮肤损伤，因此不建议使用。

第三节　软组织挫伤

案例导入

　　小爱在幼儿园自由活动时，一时不慎从小板凳上滑了下来，右前臂撞上了小桌子的边缘。当时小爱很勇敢，没有哭闹。但在1小时后，老师发现小爱的右前臂出现了青紫，触碰有疼痛感，询问之后才知道小爱之前从小板凳上滑倒的事情。

　　想一想：一旦发生这样的情况，老师该如何处理呢？

一、软组织挫伤的定义

　　软组织挫伤系指人体运动系统皮肤以下骨骼之外的肌肉、韧带、筋膜、肌腱、滑膜、脂肪、关节囊等组织以及周围神经、血管的不同情况的损伤。

　　软组织挫伤一般是受外来压力的作用，当达到一定的强度而诱发损伤、产生症状的。一般可分为急性损伤和慢性积累性损伤两大类。

二、诱发因素与发病机制[1]

　　诱发因素：软组织挫伤多因扭伤、挫伤、跌扑伤或撞击伤，而造成机体局部皮下软组

---

① 石鹏，沈若武，季爱玉.急性肌肉软组织损伤后不同冷疗方式处理的组织学变化［J］.中国组织工程研究与临床康复，2011，15（20）：3793—3796.

织受伤。

　　发病机制：当软组织受到钝性或锐性暴力损伤时，可以引起局部软组织（包括皮肤、皮下组织、肌肉，其中包含神经、血管和淋巴组织）的挫伤或（和）裂伤。血浆向组织间隙渗出增加，同时损伤部位周围软组织的血液循环也遭到破坏，从而引起局部出血、肿胀，而局部的无菌性炎症又会引起疼痛。

三、临床表现

　　软组织挫伤是临床中的常见疾病，多发生在四肢和头部。患者的临床症状主要为挫伤位置的疼痛与肿胀，还有部分患者会出现筋膜血肿与肌肉血肿的问题。由于软组织挫伤对患者的损伤程度并不严重，不会影响生命安全，因此常常受到忽视。现在医学研究结果显示：软组织挫伤前三天，挫伤位置会渗出白细胞、纤维蛋白原等炎性介质，增加了毛细血管的通透性，甚至会导致毛细血管破裂；三天后，水肿逐渐消退，但是往往容易形成血栓。[①]从中医范畴而言，软组织挫伤的疼痛与肿胀主要是由瘀血阻滞引起的，因此，对于此类患者的治疗也应该遵循消肿止痛及活血祛瘀的原则。图5-12为软组织挫伤导致皮下瘀血的表现。

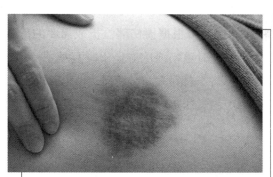

彩图展示

图5-12　软组织挫伤导致皮下瘀血

> ·学习专栏·
>
> ### "乌青块"真的可以揉掉吗
>
> 　　软组织挫伤从外表看，皮肤是完整的，受伤后血液流出血管外，聚集在组织中，即称"血肿"，俗称"乌青块"。民间常用方法有：一是按揉；二是用红花油、狮子油、正骨水、肿痛灵、跌打药酒等外涂。青紫块实际上是皮下血管破裂而出现的瘀血、水肿。揉"乌青块"一方面会因摩擦使皮肤受热，皮下血管扩张而增加出血量，使肿块增大；另一方面，由于不定位地用力，不断挤压，会把更多的血液压迫到血管外，使症状加重。跌打药都有活血化瘀的功效，局部应用时可以不同程度地扩张血管。

---

① 李戈，吕俊苞，朱小曼，等.广泛软组织挫伤后血中胆红素和肌红蛋白的改变［J］.中国法医学杂志，2002（05）：282—284.

四、幼儿软组织挫伤的应对与照护

（1）当幼儿摔伤后，应立即用指、掌压迫受损部位1分钟，压迫面积要大于受伤面积。如果有皮损，就压迫距伤口0.5厘米的两个远端，不要移动位置，使血管断端马上闭合，这既可避免渗出的血管内容物对神经末梢产生刺激，减轻疼痛，又能直接减少出血，加快凝血过程，预防皮下瘀血、水肿。

（2）发生软组织挫伤之后24小时内可用冷敷法[①]，可以用冷水浸湿毛巾后湿敷，也可用冰包外敷。24小时后可局部用中药外敷，抬高患肢。

（3）冰敷的方法和注意事项：

① 根据患儿损伤部位选择大小及厚度合适的毛巾，将折好的毛巾打湿后（以不滴水为宜）平放于保鲜袋或输液袋内并放入冰箱冷冻（冷冻2小时即可使用）。

② 当患儿出现关节损伤时，取出冷冻毛巾，先在患儿受损患处以干毛巾包裹一层，再将冷冻湿毛巾根据损伤部位折成需要的形状，紧贴于患处，并用弹力绷带加以固定。

③ 定时更换冷冻湿毛巾，夏秋季1—1.5小时更换一次，冬春季2—3小时更换一次。

④ 每个部位可准备多套用品交替使用。使用过程中，患儿关节功能位制动。相比冰袋或冰块，冷冻湿毛巾的优点在于使用更便捷，让患儿感觉更舒适。[②]

 案例实践

"滑滑梯"楼梯

　　球球是4岁的小男孩，某天在下楼梯的时候，由于被身后的小朋友推了一下，脚没踩稳，不慎从楼梯上滑了下去。幸好下面只剩3级台阶，球球没有向前翻滚，但是球球的小屁股像是坐在弹簧上一样落到了地面上，吓得哭了起来。老师听到吵闹声后赶了过来，检查了球球的情况。在判断球球并没有发生骨折或是更严重的情况后，老师将球球带到保健室，进一步检查了他背部、臀部的皮肤，发现球球后腰靠近屁股的地方出现了青紫。老师立即用手掌按住青紫部分且持续1分钟，从而减少皮下瘀血。之后轻轻揉搓球球的后腰，试图将已出现的皮下青紫揉散，然后用热毛巾热敷20分钟。做完这些后，老师询问球球是否还有其他不舒服的地方，球球回答只是屁股疼，于是便联系了家长。半小时后，球球的家长来接他回家了。

① 李存焕.冰敷治疗急性软组织挫伤的护理研究［J］.中华现代护理学杂志，2006，3（12）：1132—1133.
② 冯营利，闫竹琴，孙志宏，等.冷冻湿毛巾与冰袋、冰块冷敷对急性关节扭挫伤及软组织损伤患者的冷疗应用价值分析［J］.中国民间疗法，2020，28（03）：35—36.

思考与实践：

1. 症状识别：案例中，球球后腰出现青紫的原因是什么？

原因为后腰部位的软组织突然受到暴力损伤，导致局部软组织（包括皮肤、皮下组织、肌肉，其中包含神经、血管和淋巴组织）的挫伤或（和）裂伤。这一系列的改变造成皮肤疼痛、肿胀及皮下瘀血，青紫就是皮下瘀血的外观表现。

2. 应对与照护：在以上案例中，老师的哪些做法是错误的？正确的应对方法应该是怎样的？

错误的做法：① 揉搓后腰；② 使用热毛巾热敷20分钟，这样会使皮下血管扩张，加重皮下出血的情况。

正确的做法：使用手掌压迫损伤部位1分钟，然后用被冷水浸湿的毛巾（折叠成合适的形状）对患处进行冷敷。若是使用冰块，需用毛巾或衣物包裹后使用，预防出现皮肤冻伤的情况。定时更换冷冻湿毛巾，夏秋季1—1.5小时更换一次，冬春季2—3小时更换一次。

第四节 鼻出血

案例导入

彬彬，男，6岁，反复间断鼻出血2个月，双侧鼻腔均曾出血，多能自行止血。就诊时家属诉患儿晨起再次出现鼻腔出血，距上次鼻腔出血间隔时间近，近两周鼻腔出血频繁出现。询问家族有无血液病病史，否定回答，遂建议血常规检查，结果正常，排除血液病引起鼻出血的可能。查看患儿鼻腔情况，其鼻腔黏膜前端鼻痂形成，予以生理盐水棉签及吸引器清理，再检查发现：患儿鼻中隔前端黏膜糜烂、鼻腔黏膜苍白、鼻腔干燥。

之后医生给予药物治疗，以消炎、修复鼻腔黏膜为主，即用生理性海水喷鼻，薄荷油滋润鼻腔黏膜，重组人表皮生长因子凝胶涂抹鼻腔黏膜。两周后复查，患儿间断停药后未再出现鼻腔出血。

想一想：彬彬发生了什么情况？

一、鼻出血概述

鼻出血是耳鼻咽喉科最常见的急症之一。3—8岁儿童的高峰发病率高达30%；6—10岁儿童的发病率为56%；11—15岁儿童的发病率为64%。[①]一般学者认为，儿童鼻腔黏膜血供丰富和容易患上呼吸道感染是鼻出血的常见病因，其中鼻中隔黏膜为最常见的鼻出血部位。[②]

二、病因与发病机制

（一）病因

（1）外伤：经常挖鼻、擤鼻等不良习惯，以及跌倒撞伤鼻部、医源性损伤等。

（2）鼻-鼻窦部炎症：炎症会导致鼻堵塞、分泌物增多、鼻痒等症状，致使幼儿经常用手抠鼻、揉鼻，导致鼻出血。过敏性鼻炎也会导致鼻痒等症状。

（3）鼻腔异物：幼儿常因好奇把玩具、纸团、果核等塞入鼻腔，如果没有及时取出可引起继发感染，导致鼻腔黏膜糜烂。

（4）血液病：儿童期是血液病的好发阶段，鼻出血为其首发症状，对于反复鼻出血的患儿，应该进行血液病方面的筛查，以免漏诊。

（5）急性发热性疾病：各种疾病的高热可导致鼻黏膜干燥，血管扩张破裂出血。

（6）维生素缺乏：多因偏食导致营养摄入不全，使得维生素缺乏而引起鼻腔出血。

（二）发病机制

幼儿鼻出血几乎全部发生在鼻中隔前下部的易出血区（little area），其原因如下：

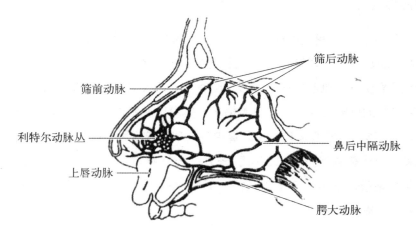

图5-13 鼻中隔的动脉

① 丁锋，王然然，刘艳，等.藻酸钙敷料填塞治疗儿童鼻出血［J］.中国眼耳鼻喉科杂志，2017，17（05）：348—350.

② 李素丹，巴云鹏.以鼻出血为首发症状的儿童溴鼠灵中毒八例［J］.中华耳鼻咽喉头颈外科杂志，2018，53（11）：853—854.

（1）鼻中隔前下部由鼻腭动脉、筛前动脉、上唇动脉鼻中隔支及腭大动脉分支相互吻合，形成网状血管丛，血供丰富。

（2）鼻中隔前下部黏膜甚薄，血管极易损伤，且由于这些血管与软骨关系紧密，破裂后不易收缩。

（3）鼻中隔前下部极易因挖鼻而损伤，而且容易遭受空气刺激，使黏膜干燥、结痂，干痂脱落时易发生出血。若鼻中隔有偏曲或距状突，这种情况更常见。

> **医学卡片**
>
> 鼻中隔距状突：又叫骨棘，指局限性尖锐突起，常位于鼻中隔软骨的后端。

有研究提出：鼻出血就诊例次呈逐年上升趋势，气象因素同鼻出血有一定的相关性，但未发现PM2.5同鼻出血有明显的相关性，过敏性鼻炎在幼儿鼻出血的发病中起着重要的作用。

另外，细菌感染亦会对鼻出血产生影响。研究表明：鼻腔金黄色葡萄球菌会导致鼻腔一系列病理变化，产生局部炎症，导致结痂和局部血管增生，从而增加鼻腔黏膜损伤和局部出血的概率。

·学习专栏·

鼻出血对幼儿的危害

幼儿鼻出血容易引起贫血，使脑供血不足导致记忆力减退、视力下降、免疫力低下；鼻出血过多，营养流失就多，在12—16岁青春期突出表现为身材矮小；鼻出血可导致上课注意力不集中、学习成绩下降，并发生溢泪（泪中带有大量血块）。此外，鼻出血还会造成幼儿的恐惧、焦虑心理，严重影响幼儿的身心健康和性格成长。

幼儿鼻出血如治疗不当或不及时，会诱发鼻黏膜萎缩、贫血，还会引发缺血性休克，危及生命。

三、幼儿鼻出血的应对与照护

（一）幼儿鼻出血的应对

（1）患儿取坐位，头前倾（注意不是仰头），鼻额部用湿毛巾冷敷。

（2）用食指和拇指紧紧捏住两侧鼻翼5分钟，一般少量出血多能止住。如果指压10分钟仍不能止血，应迅速带患儿到医院就诊。如果患儿有出血性疾病，应迅速到医院采取积极的止血措施，以免因失血过多而出现休克。

（3）鼻出血控制后，可在鼻内涂入一些油性物质，如香油、橄榄油或抗生素软膏（如金霉素眼药膏），可以止痒并能够防止分泌物干硬附着。

（4）平时要纠正幼儿挖鼻孔的不良习惯，避免其用力揉鼻；加强营养，改善偏食；对于由全身原发病导致出血倾向的患儿，应积极治疗原发病。

（5）药物治疗（遵医嘱）：从病因角度看，除血液病、营养问题等全身疾病引起的出血外，大多数幼儿的鼻出血是由于黏膜干燥、损伤引起的，所以保护黏膜非常重要。常用药物包括：① 生理性海水喷鼻，可以减少鼻腔分泌物，清理鼻腔，改善鼻腔通气，建议间断使用。注意：幼儿容易因操作不当而将洗剂误吸入咽鼓管，引起分泌性中耳炎，故不建议洗鼻。② 薄荷油能够滋润鼻腔黏膜，改善通气，适合在幼儿觉得鼻子干燥的时候使用。③ 用重组人表皮生长因子凝胶或重组人酸性成纤维细胞生长因子涂抹鼻腔黏膜，有修复鼻腔黏膜的作用。[①]

鼻腔外用药物主要有保护黏膜、改善通气的作用，发作期建议一日2次使用，至病情好转可以停用。

（二）幼儿鼻出血的照护

（1）沉着应对，稳定幼儿的情绪，让其保持安静，避免因大哭大闹而加重出血。

（2）联系家长，询问既往史、有无慢病等，做好初步的病因排查。

（3）使幼儿保持坐位或半卧位，头前倾；嘱其禁止将血液吞入胃内，以免刺激胃部引起呕吐，同时可以帮助掌握出血量；大量出血及疑有休克者，应取平卧低头位。

（4）给予高热量易消化饮食，要求幼儿多饮水、多吃蔬菜水果，保持大便通畅，避免大便用力，导致再次出血。

（5）对于前后鼻孔填塞的患儿（鼻腔压迫止血不能控制出血者，或鼻出血量较多、渗血面较大，或鼻出血部位不明者，可行鼻腔填塞止血），常会因填塞物而产生头痛不适感，个别患儿还会出现呼吸困难，可分散患儿注意力，以缓解因填塞所致的不适感。

（6）注意观察幼儿是否有出血、渗血或有填塞物脱落的情况。

四、幼儿鼻出血的预防

（1）滋润鼻腔。在干燥季节，对有鼻出血史的幼儿，家庭应备有抗生素软膏（如金霉素眼药膏），每天可在鼻腔内均匀地涂抹，以滋润鼻黏膜；也可用石蜡油、甘油滴鼻，或用棉团蘸净水擦拭鼻腔。

（2）合理饮食。纠正幼儿偏食的习惯，引导其多喝水、多吃蔬菜，合理、科学地安排

---

① 谷庆隆，高兴强，罗征秀，等.儿童鼻出血诊断与治疗——临床实践指南（2021年）[J].中国实用儿科杂志，2021，36（10）：721—724.

幼儿饮食。

（3）防止呼吸不畅。当幼儿在晚间发生鼻呼吸不畅时，可遵医嘱用呋麻液润鼻，切不能抠挖鼻腔。

（4）控制剧烈活动，避免鼻外伤。幼儿鼻出血除了由鼻腔局部炎症所致以外，剧烈活动也会使鼻黏膜血管扩张、鼻腔发痒，因此应注意控制剧烈活动。

（5）养成良好的生活习惯。幼儿挖鼻腔也容易引起鼻出血，因此要让幼儿养成良好的生活习惯，不要抠挖鼻孔。

（6）预防呼吸道疾病。如果幼儿患有感冒、扁桃体炎、肺炎或腮腺炎等传染病，容易导致鼻黏膜血管充血肿胀，甚至造成毛细血管破裂出血。因此，若要预防鼻出血，呼吸道疾病也不可忽视。

案例实践

红色的鼻涕

小刚，5岁，某天在幼儿园午睡时，觉得鼻痒，便下意识地揉了揉鼻子。小刚醒来时发现自己的被子、枕头上都是红红的，以为自己的鼻涕变成了"红色的鼻涕"。老师发现时，小刚的脸颊上仍有未干的血迹。老师立即让小刚坐好，头向后仰，用冷毛巾清洁面部并敷在鼻子上，同时联系小刚的妈妈，询问之前是否发生过相同的情况。小刚妈妈否认了既往史。1小时后，小刚妈妈来接小刚放学，老师向妈妈进行了相关宣教，告知要多观察孩子，如果再次出现同样的情况，建议去医院做进一步检查，查明原因。

思考与实践：

1. 症状识别：类似小刚这种偶发的鼻出血，我们首先要考虑的病因有哪些？

我们应首先考虑是否发生鼻部外伤，比如挖鼻子、鼻子受到撞击；其次考虑是否室内湿度太低；最后考虑小刚是否存在呼吸系统疾病（鼻黏膜血管充血肿胀导致出血）。

2. 应对与照护：在以上案例中，老师的哪些做法是错误的？正确的应对方法应该是怎样的？

错误的做法：① 发生鼻出血后，让小刚头后仰，这个动作并不能有效帮助止血，而会使血液流入咽喉；② 未及时捏住鼻翼进行止血；③ 宣教的内容不够完整，还应告知预防鼻出血的方法。

正确的做法：① 发生鼻出血后，取坐位或半坐位，头向前倾。② 用食指和拇指紧紧捏住两侧鼻翼5分钟。③ 告知家长鼻出血可能的原因及预防措施。如天气干燥，可加强室内湿度，注意补充水分，家中备好金霉素眼药膏；晚间孩子如发生鼻呼吸不畅，可遵医嘱用呋麻液润鼻，不能抠挖鼻腔；呼吸系统疾病易导致鼻出血，因此还应预防呼吸系统疾病。

第五节　小外伤

案例导入

　　君君是幼儿园大班的小朋友。某天老师在教授剪窗花的时候，君君不小心剪到了自己的手指，伤口立马渗出了血丝。

　　想一想：如果你是老师，会如何处理呢？

　　幼儿常见的小外伤包括刺伤、擦伤、切割伤等，其发生原因及应对方法各有不同，本节将分别进行介绍。

一、刺伤

（一）定义及发生原因

　　刺伤是指尖锐物体（如刀尖、竹签等）猛力刺穿皮肤及皮下组织所造成的创伤。刺伤看起来就是皮肤上的一个小洞，而且血流得也很少，但伤口通常较深，如刺伤的部位在躯干，有时会伤及内脏。刺伤可能会带来严重后果，因为伤道很可能被血凝块堵塞，或因伤口中有污染物残留而引发感染，尤其是厌氧菌感染。

　　刺伤可能发生在任何情况下，如木制桌椅边缘的毛糙部分，或是日常用品中尖锐的部分，都会造成幼儿的意外刺伤。

（二）应对方法

　　1. 小而浅的刺伤

　　如果是刺伤及表皮，伤口不深，可以用肥皂水仔细清洗患处及附近的皮肤，然后使用消过毒的镊子轻轻夹住刺，稍用力垂直向外拔。注意用力不要过大，以免将刺折断。不建议用手拔出刺，因为这容易将刺断到肉里，更难拔出。

　　2. 伤口较深且有出血的刺伤

　　（1）止血。先让幼儿保持镇静。如发生在四肢的伤口出血严重，可就地取材，迅速用干净衣物或手帕在伤口近心端包扎；包扎松紧应以能够止住活动性出血为度，防止移位、脱落，间隔1小时应松开包扎带5—10分钟。

　　（2）清洗伤口。用清水冲洗伤口，然后用经酒精消毒的镊子从伤口中拣出刺伤物，如果某些较大的残片依旧深深地嵌在伤口内，应立即就医。

　　（3）包扎伤口。建议使用无菌纱布对伤口进行包扎，包扎时不宜过紧，避免影响血液循环。时刻注意伤口是否出现感染症状，一旦发现伤口疼痛加重并有泛红、流脓、发热或者肿胀，应立即就医。

二、擦伤

（一）定义及发生原因

擦伤是钝性致伤物与皮肤表皮层摩擦而造成的以表皮剥脱为主要改变的损伤，又称表皮剥脱，是开放伤中最轻的一类创伤。幼儿在奔跑、跳跃时经常会跌倒，因此很容易蹭破脸部、膝盖、胳膊肘上的皮肤，尤其是在穿衣较少的夏季更为常见。

（二）应对方法

（1）面部擦伤的处理：为保证面部伤口的愈合良好，应保持伤口部位的清洁干燥，可以用温水洗脸，但不要使用洗面奶、肥皂，避免刺激受损的皮肤，也不要在受损部位涂抹护肤品。近期内给幼儿多吃新鲜的水果与蔬菜，保持充足的睡眠，因为良好的新陈代谢可以防止有害物质在体内沉积。告诉幼儿伤口痊愈时会发痒，一定要忍住，不要用手抠抓，让结痂自然脱落，这样才不易留疤。

（2）表皮擦伤的处理：如果擦伤部位很脏，应先使用生理盐水或双氧水清洗，并使用碘伏或消炎膏剂涂创面，但最好不要包扎，可采用暴露疗法，促其创面干燥。如果擦伤的表皮面积较大，可至医院就诊，遵医嘱适当口服抗生素预防感染。

三、切割伤

（一）定义及发生原因

切割伤是指皮肤、皮下组织或深层组织受到玻璃片、刀刃等锐器划割而发生的破损裂伤。在小外伤中，切割伤的伤口往往比较整齐、面积小，但出血较多，少数伤口的边缘组织因有破碎而比较粗糙，严重者可切断肌肉、神经、大血管等，甚至使肢体离断。幼儿在使用剪刀、小刀等文具或触摸纸边、草叶和打碎的玻璃器具、陶器时，都可能发生手被划破的事故。

（二）应对方法

（1）用干净的纱布按压伤口止血；止血后，在伤口周围用碘伏由里向外消毒，敷上消毒纱布，并用细带包扎。

（2）如果是玻璃器皿切割伤，当伤口无碎玻璃时，应先用清水清理伤口，消毒后进行包扎；当有碎玻璃片且难以用镊子清除时，应送医处理。

四、小外伤的预防

（1）告知幼儿不可互相打闹。此外，对于大年龄幼儿，要让他们注意保护眼睛、鼻子、内脏（心和肝）等身体部位；对小年龄幼儿，要仔细照顾好他们。少数幼儿有咬人、抓人的习惯，会伤及同伴，要多加引导，使其逐渐改正不良的行为习惯。

（2）不玩、不带体积小、锐利、危险的玩具及物品入园，如珠子、扣子、别针、硬币、钉子等，以免幼儿塞入耳、鼻或放入口中；保教人员要妥善管理好有一定危险性的物品，如小刀、剪子、图钉等，应放在幼儿取不到的地方。入园、午睡时，老师要检查幼儿的口袋、书包，发现危险品后代为保管或交给家长。

（3）幼儿的游戏和生活设施等要经常检修，如有损坏应及时修理。

·学习专栏·

破 伤 风

破伤风是常和创伤关联的一种特异性感染。各种类型和大小的创伤都可能受到污染，特别是开放性骨折、含铁锈的伤口、伤口小而深的刺伤、火器伤，更易受到破伤风梭菌的污染。幼儿患者以手脚刺伤为多见。

破伤风潜伏期长短与伤口所在部位、感染情况和机体免疫状态有关，通常为7—8天，可短至24小时或长达数月、数年。潜伏期越短者，预后越差。约90%的患者在受伤后2周内发病，新生儿破伤风的潜伏期为断脐带后5—7天，偶见患者在摘除体内存留多年的异物后出现破伤风症状。破伤风的前驱症状为全身乏力、头晕、头痛、咀嚼无力、局部肌肉发紧、扯痛、反射亢进等；其典型症状主要为运动神经系统脱抑制的表现，包括肌强直和肌痉挛。

目前对破伤风的认识是防重于治。破伤风的预防措施包括注射破伤风类毒素主动免疫，正确处理伤口，以及在伤后采用被动免疫，预防发病。[①]

医学卡片

反射亢进：深反射时，反射范围较正常情况下扩大，常常伴有反射活跃，即肌肉收缩时的力度和范围都有所扩大。

被动免疫：机体被动接受抗体、致敏淋巴细胞或其产物所获得的特异性免疫能力，其特点是效应快，不需要经过潜伏期，立即获得免疫力，但维持时间短。

---

① 李乐之，路潜.外科护理学（第6版）[M].北京：人民卫生出版社，2017.

案例实践

手背上的刺

小军是5岁的男孩子，在园内与好朋友追逐打闹时，手背不小心蹭到了花坛里的小树枝，因为枝条表面不光滑，一根刺就这么扎在了小军的手背上。小军哭着找到了老师，老师查看小军手背后，小心翼翼地用手拔下了那根刺，并用碘伏进行消毒，见没有出血后，才放下心来安慰小军。

思考与实践：

1. 症状识别：小军手背上的刺，是否存在感染的可能？

可能会发生感染。如果树枝的刺不光滑，在拔出的时候可能会有倒钩的小刺残留在皮肤里，造成感染（感染的表现为局部的红、肿、热、痛）。老师在拔出刺后要做好伤口的消毒工作，加强观察。

2. 应对与照护：在以上案例中，老师的哪些做法是错误的？正确的应对方法应该是怎样的？

错误的做法：老师用手拔出了小军手背上的刺。

正确的做法：用肥皂水仔细清洗患处及附近的皮肤，然后使用经消毒的镊子轻轻夹住刺，稍用力垂直向外拔。注意不要过度用力，以免把刺夹断。

本章小结

幼儿时期是孩子生长发育的重要时期，幼儿的身心快速成长，开始离开舒适、安逸的家庭环境，接触到社会大环境。本章结合幼儿生长发育的特点，从定义、发病原因（发病机制）、临床表现、应对和预防这几个方面重点介绍了五种幼儿常见的外科急症，即骨折、扭伤、软组织挫伤、鼻出血及小外伤（包括刺伤、擦伤、切割伤）。

本章的重点在于熟悉和掌握幼儿骨折、扭伤、软组织挫伤、鼻出血及小外伤的紧急处理办法和照护要点，减弱意外伤害对幼儿造成的影响；具备对各类外科急症的预防意识，以防止意外伤害的发生。

思考与练习

（1）小红5岁，在奔跑的时候摔倒了，手腕关节立即出现了明显的疼痛感，肿胀且不能活动。对于这样的情况，保教人员应如何处理？

（2）扭伤的紧急处理方法（RICE）包括哪些？

（3）软组织挫伤的冰敷技巧有哪些？

（4）鼻出血的预防措施有哪些？

（5）为预防幼儿小外伤的发生，保教人员可以做些什么？

（6）扫描二维码，完成在线测试。

在线测试

第三篇

幼儿其他常见疾病及慢病预防与照护

DI SAN PIAN

随着社会经济的飞速发展及医学疾病谱的转变，很多传染性疾病已得到控制，取而代之的是儿童期的很多慢病。如果这些慢病未得到早期干预和控制，将持续一生，严重影响幼儿健康。本篇将针对幼儿其他常见疾病及慢病，涉及呼吸系统、消化系统、内分泌系统等的常见病、多发病，如急性上呼吸道感染、慢性咳嗽、支气管哮喘、腹泻、呕吐、性早熟、肥胖症及过敏性疾病等进行介绍，帮助保教人员了解、识别疾病，从而对幼儿进行早期预防和干预，帮助他们健康成长。

第六章
幼儿常见呼吸系统疾病

本章导语

　　呼吸系统疾病影响全世界十亿多人的生命，是导致幼儿死亡的主要原因。由于幼儿特殊的呼吸系统解剖、生理和免疫特点，很容易因为病毒、细菌、支原体等微生物侵袭而引发呼吸系统疾病，因此，对于保教人员来说，加强对幼儿呼吸系统疾病的认知和防治，了解临床医学的新进展，提高应对和照护水平尤为重要。本章将着重介绍急性上呼吸道感染、慢性咳嗽和支气管哮喘这三类幼儿常见呼吸系统疾病的临床表现及预防和照护方法；结合临床病例帮助保教人员更好地掌握相关知识，以能早期识别幼儿的相关症状，给予及时照护，为后续治疗建立基础。

学习目标

　　（1）知晓幼儿常见呼吸系统疾病的类型及其定义、病因和临床表现。
　　（2）能根据早期症状初步识别幼儿常见呼吸系统疾病的类型及危重程度。
　　（3）掌握幼儿常见呼吸系统疾病的预防及照护方法。

本章导览

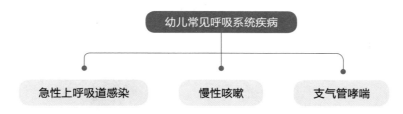

第一节　急性上呼吸道感染

案例导入

　　圆圆5岁，周一早上来幼儿园时体温正常，为36.8℃，但午饭时老师发现圆圆小脸红扑扑的，并且有流清水鼻涕、打喷嚏的表现，偶有单声咳嗽，不剧烈，无痰，无呕吐、腹泻，无惊厥等伴随症状，再次测量体温为37.8℃。圆圆告诉老师，她周末去了奶奶家玩耍，奶奶感冒了。

　　想一想：面对这种情况，老师应该如何结合圆圆的症状对其进行初步的评估和照护，以帮助她缓解症状呢？

　　在学习急性上呼吸道感染的相关内容之前，我们需要对人体的呼吸系统进行学习。

一、呼吸系统概述

　　呼吸系统以环状软骨为界分为上、下呼吸道。上呼吸道包括鼻、鼻窦、鼻泪管和咽鼓管、咽、会厌及喉，下呼吸道包括气管、支气管、细支气管、呼吸性细支气管、肺泡管及肺泡。

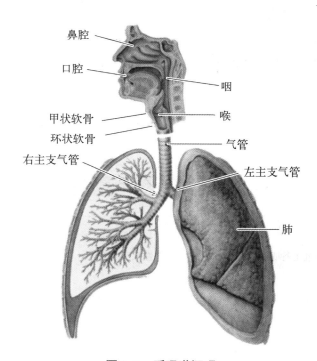

鼻腔　口腔　咽　甲状软骨　喉　环状软骨　气管　右主支气管　左主支气管　肺

图6-1　呼吸道概观

（一）婴幼儿呼吸系统解剖特点

1. 上呼吸道

婴幼儿鼻根扁而宽，鼻腔相对较短，后鼻道狭窄，黏膜柔嫩，血管丰富，无鼻毛，因此易受感染；感染后的鼻腔易堵塞，从而导致呼吸困难和吸吮困难。同时由于鼻窦黏膜与鼻腔黏膜相延续，故急性鼻炎可累及鼻窦，其中以上颌窦和筛窦最易感染。咽扁桃体出生后6个月已发育，腭扁桃体1岁末才逐渐增大，在4—10岁时发育达高峰。婴幼儿咽部富有淋巴组织，鼻咽和咽部相对窄小且垂直，当咽后壁淋巴组织受感染时，可发生咽后壁脓肿。婴幼儿咽鼓管宽、直、短、呈水平位，故患鼻咽炎时易致中耳炎。婴幼儿喉部呈漏斗形，相对较窄，软骨柔软，黏膜柔嫩，富有血管及淋巴组织，故感染后易发生充血、水肿，引起喉头狭窄，出现声音嘶哑和吸气性呼吸困难。

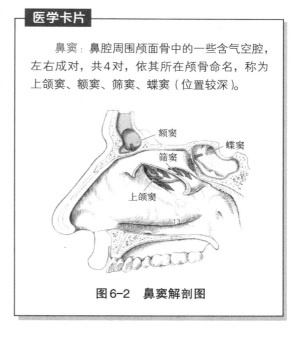

医学卡片

鼻窦：鼻腔周围颅面骨中的一些含气空腔，左右成对，共4对，依其所在颅骨命名，称为上颌窦、额窦、筛窦、蝶窦（位置较深）。

额窦
蝶窦
筛窦
上颌窦

图6-2　鼻窦解剖图

2. 下呼吸道

婴幼儿气管和支气管的管腔相对狭窄；软骨柔软，缺乏弹力组织，支撑作用小；黏膜血管丰富，黏液腺分泌不足，气道较干燥，纤毛运动差，清除能力弱，因此易发生感染，导致呼吸道阻塞。婴幼儿右侧支气管粗短，走向垂直，是主支气管的直接延伸，因此异物易进入右侧支气管。婴幼儿肺泡数量较少，肺的弹力纤维发育差，血管丰富，间质发育旺盛，使肺含血量丰富而含气量相对较少，故易发生肺部感染，引起间质性炎症、肺不张或肺气肿等。肺门处有大量的淋巴结与肺脏各部分相联系，肺部炎症可引起肺部淋巴结反应。

3. 胸廓和纵隔

婴幼儿胸廓上下径较短，前后径相对较长，呈圆桶状；肋骨呈水平位，膈肌位置较高；呼吸肌发育差。呼吸时胸廓运动幅度小，肺不能充分扩张、通气和换气，易因缺氧和二氧化碳潴留而出现青紫。婴儿胸壁柔软，很难抵抗胸腔内负压增加所造成的胸廓塌陷，因而肺的扩张受限。婴儿膈肌和肋间肌中耐疲劳的肌纤维数量少，新生儿仅有25%，3个月时亦只有40%，1岁时达成人水平（50%—60%），故易引起呼吸衰竭。婴幼儿的纵隔相对较成人大，在胸腔内占有较大的空间，因而肺的扩张易受到限制。纵隔周围组织松软，富有弹性，在气胸或胸腔积液时易发生纵隔移位。

（二）婴幼儿呼吸系统生理特点

1. 呼吸频率与节律

婴幼儿新陈代谢旺盛，需氧量高，但由于其呼吸系统解剖特点使呼吸受到限制，故只有增加呼吸频率来满足机体代谢的需要。婴幼儿年龄越小，呼吸频率越快。

2. 呼吸类型

婴幼儿胸廓活动范围小，呼吸肌发育不全，呈腹式呼吸（呼吸时伴随腹部起伏）。随其年龄增长，膈肌下降，肋骨由水平位变为斜位，胸廓的体积增大，逐渐转换为胸腹式呼吸（呼吸时伴随胸部、腹部共同起伏）。

（三）婴幼儿呼吸道免疫特点

婴幼儿呼吸道的非特异性和特异性免疫功能均较差，故易患呼吸道感染。

二、急性上呼吸道感染的定义

急性上呼吸道感染系由各种病原引起的上呼吸道的急性感染，俗称"感冒"，是小儿最常见的疾病。该病主要侵犯鼻、鼻咽和咽部。根据主要感染部位的不同，可诊断为急性鼻炎、急性咽炎、急性扁桃体炎等。本病一年四季均可发生，以冬春季节及气候骤变时多见。[1]

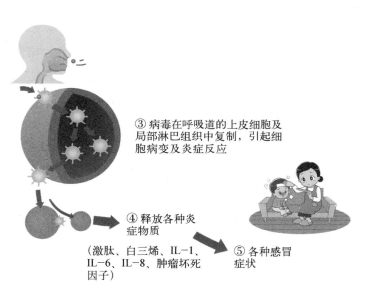

① 病毒进入人体

② 病毒进入呼吸道细胞中，与气道上皮细胞特异性结合

③ 病毒在呼吸道的上皮细胞及局部淋巴组织中复制，引起细胞病变及炎症反应

④ 释放各种炎症物质

（激肽、白三烯、IL-1、IL-6、IL-8、肿瘤坏死因子）

⑤ 各种感冒症状

图6-3　感冒的病理生理过程

---

① 王卫平，孙锟，常立文.儿科学（第9版）［M］.北京：人民卫生出版社，2018：240—242.

三、病因

引起急性上呼吸道感染的病原体包括病毒、细菌、支原体及衣原体等，其中病毒引起者占90%以上。

婴幼儿由于上呼吸道的解剖和免疫特点易患本病。儿童有营养障碍性疾病，如维生素D缺乏性佝偻病、锌或铁缺乏症等，或有免疫缺陷病，或受被动吸烟、护理不当、气候改变和环境不良等因素影响，易反复发生上呼吸道感染，或使病程迁延。

四、临床表现

由于年龄、体质、病原体及病变部位不同，病情的缓急、轻重也不同。年长儿症状较轻，婴幼儿则较重。

（一）症状和体征

1. 一般类型

（1）症状。① 局部症状：鼻塞、流涕、喷嚏、干咳、咽部不适和咽痛等，多于3—4天内自然痊愈。② 全身症状：发热、烦躁不安、头痛、全身不适、乏力等，部分患儿有食欲缺乏、呕吐、腹泻、腹痛等消化道症状，腹痛多为脐周阵发性疼痛，无压痛，可能为肠痉挛所致；如腹痛持续存在，多为并发急性肠系膜淋巴结炎。

婴幼儿起病急，以全身症状为主，常有消化道症状，局部症状较轻。多有发热，体温可高达39—40℃，热程在2—3天至1周，起病1—2天内可因发热引起惊厥。

（2）体征。体格检查可见咽部充血、扁桃体肿大，有时可见下颌和颈淋巴结肿大。肺部听诊一般正常。肠道病毒感染者可见不同形态的皮疹。

2. 特殊类型

上呼吸道感染有两种特殊类型：一是疱疹性咽峡炎，第一篇已有介绍，这里不再赘述。二是咽结膜热（pharyngo-conjunctival fever）。病原体为腺病毒3、7型，以发热、咽痛、结膜炎为特征。好发于春夏季，多为散发或发生小流行。临床表现为高热、咽痛、眼部刺痛，有时伴消化道症状。体检可见咽部充血，白色点块状分泌物，周围无红晕，易于剥离；一侧或双侧滤泡性眼结膜炎，可伴球结膜充血；颈及耳后淋巴结增大。可在托幼机构等幼儿聚集场所流行。病程为1—2周。

（二）并发症

以婴幼儿多见，病变若向邻近器官组织蔓延，可引起中耳炎、鼻窦炎、咽后壁脓肿、扁桃体周围脓肿、颈淋巴结炎、喉炎、支气管炎及肺炎等。年长儿若患 A 组 β 溶血性链球菌咽峡炎，以后可引起急性肾小球肾炎、风湿热。

（三）实验室检查

病毒感染者外周血白细胞数偏低或正常，中性粒细胞减少，淋巴细胞数相对增高。通过病毒分离和血清学检查可明确病原。

细菌感染者外周血白细胞数可增高，中性粒细胞增加，在使用抗菌药物前进行咽拭子培养可发现致病菌。C-反应蛋白（CRP）和降钙素原（PCT）检测结果有助于鉴别细菌感染。

·学习专栏·

通过血常规初步识别感染类型的方法

根据白细胞的升高或降低来判断属于细菌或病毒感染是比较常用的方法。首先看白细胞总数，再看白细胞分类。外周血白细胞起源于骨髓的造血干细胞，白细胞包括粒细胞、淋巴细胞和单核细胞三大类，其中粒细胞又分为中性分叶核粒细胞、中性杆状核粒细胞、嗜酸性粒细胞和嗜碱性粒细胞。

一般细菌感染严重时，白细胞总数会升高，且其分类中的中性粒细胞数也会同时升高。而在典型的病毒感染期间，白细胞总数会降低，早期中性粒细胞数减少，后期淋巴细胞数升高。下面两张血常规检验报告单分别代表病毒感染和细菌感染。

上海市　　医院检验报告单　　样本号：327

姓　　名：	性　别：女	年　龄：1 岁	卡号：
科　　室：儿科	病　区：	床　号：	病员号：
标本种类：全血	标本说明：	临床诊断：	备　注：

项目名称	结果	单位	参考值	项目名称	结果	单位	参考值
快速C反应蛋白	<0.499	mg/L	0.00~10.00	中性细胞绝对值	1.1 ↓	X10^9L	1.8~6.3
白细胞	3.4 ↓	X10^9/L	3.5~9.5	平均血小板体积	12.1	fl	9.4~12.6
红细胞	4.69	X10^12/L	3.80~5.10	血小板平均宽度	13.9		9.8~16.2
血红蛋白	105 ↓	g/L	115~150	血小板压积	0.250	%	0.160~0.380
细胞比积	34.1 ↓	%	35.0~45.0	红细胞分布宽度	14.00	%	11.60~14.40
RBC平均容量	72.7 ↓	fl	82.0~100.0				
RBC平均血红量	22.4 ↓	pg	27.0~34.0				
RBC血红浓度	308 ↓	g/L	316~354				
血小板	209	X10^9/L	125~350				
淋巴细胞百分比	53.6 ↑	%	20.0~50.0				
嗜碱性细胞百分比	0.3	%	0.0~1.0				
嗜酸性细胞百分比	0.6	%	0.1~8.0				
单核细胞百分比	14.6 ↑	%	3.0~10.0				
中性细胞百分比	30.9 ↓	%	40.0~75.0				
淋巴细胞绝对值	1.8	X10^9L	1.1~3.2				
嗜碱性细胞绝对值	0.01	X10^9L	0.00~0.06				
嗜酸性细胞绝对值	0.02	X10^9L	0.02~0.52				
单核细胞绝对值	0.6	X10^9L	0.1~0.6				

注：↑-偏高，↓-偏低　　报告医生：　　　审核医生：

A. 病毒感染

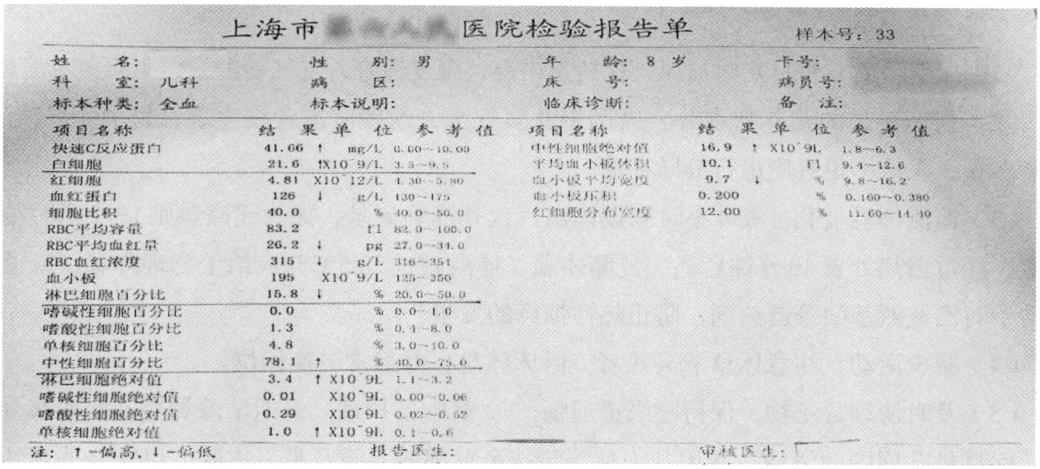

B. 细菌感染

图6-4 血常规检验报告单

只有大致判断是细菌还是病毒感染，才能合理用药，既不至于用药过度，也不会用药不及时。当然，其实判断是细菌还是病毒感染，还有很多其他指标，比如C-反应蛋白、血淀粉样蛋白A，都是感染指标的重要补充。在轻症感染时，无论是细菌还是病毒引起的，白细胞都是正常的，单纯靠一个白细胞指标来判断是远远不够的，所以多指标评估就能克服单一指标的局限性。当然，医院还有很多其他检测方法，如手指血可以快速检测肺炎支原体抗体；鼻咽拭子可以检测流感、腺病毒、呼吸道合胞病毒等不同的病原。

五、幼儿急性上呼吸道感染的预防

（1）保教人员可指导家长学习预防上呼吸道感染的知识，掌握相应的处理措施，如穿衣要适当，以逐渐适应气温的变化，避免过热或过冷。

（2）做好呼吸道隔离，如为无法与幼儿隔离的呼吸道感染者则应戴口罩。在托幼机构中，应尽早隔离患儿。

（3）让幼儿按时接种疫苗；加强体育锻炼，多进行户外活动，增强体质；在上呼吸道疾病流行期间，不要去人群密集的公共场所。

（4）提倡母乳喂养。

（5）避免被动吸烟。

（6）积极防治各种慢病。

六、幼儿急性上呼吸道感染的照护

（1）居室环境：每日定时通风，保持室内温、湿度适宜，空气新鲜，但应避免对流风。

（2）保证充足的营养和水分：鼓励患儿多饮水，饮食应富含维生素、易消化、清淡、少食多餐。入量不足者应进行静脉补液。

（3）监测体温变化：每4小时测量体温一次并准确记录，如为超高热则1—2小时测量一次，经过退热处置30分钟后还应复测体温。体温超过38.5℃时应给予物理降温，或遵医嘱给予对乙酰氨基酚等退热剂，防止热性惊厥的发生。

（4）减少活动，注意休息：高热者应卧床休息，并经常更换体位。

（5）及时清理分泌物，保持呼吸道通畅。① 鼻咽部护理：及时清除鼻腔及咽喉部分泌物，保持鼻孔周围的清洁，并用凡士林等涂抹鼻翼部的黏膜及鼻下皮肤，以减轻分泌物的刺激。② 嘱患儿不要用力擤鼻，以免炎症经咽鼓管蔓延而引起中耳炎。

（6）保持口腔清洁：进食后漱口，咽部不适时可遵医嘱给予润喉片或雾化吸入。

（7）遵医嘱应用抗病毒药物或抗生素。[①]

> **·学习专栏·**
>
> #### 抗 感 染 治 疗
>
> 病毒感染多采用中药治疗，细菌感染则用抗菌药物治疗。抗病毒治疗：急性上呼吸道感染以病毒感染多见，单纯的病毒性上呼吸道感染属于自限性疾病。普通感冒目前尚无特异性抗病毒药物，部分中药制剂有一定的抗病毒疗效。抗菌治疗：细菌性上呼吸道感染或病毒性上呼吸道感染继发细菌感染者可选用抗生素治疗。

 案例实践

小 凯 发 烧 了

小凯5岁，平时活泼好动。3月的一天早上，小凯来幼儿园时体温正常，上午户外游戏时玩得大汗淋漓，衣服几乎湿透。下午午睡醒来后，老师发现小凯的脸蛋红通通的，且有流清水鼻涕、打喷嚏表现，偶有咳嗽，不剧烈，无呕吐、腹泻，测量体温为37.8℃。老师给他喂了些白开水，将他带到卫生室，同时打电话通知其家长来园。半小时后，小凯妈妈赶到幼儿园，这时老师再给小凯测了体温，已经升至38.5℃。老师叮嘱小凯妈妈将孩子送至医院就

---

① 张玉兰，王玉香.儿科护理学（第4版）[M].北京：人民卫生出版社，2018：95—97.

诊。之后，老师将同班小朋友转移到活动室，对小凯刚刚待过的房间进行开窗通风。

　　思考与实践：

　　1. 症状识别：小凯可能患了什么疾病？

　　小凯出现局部症状（流鼻涕、打喷嚏），并伴有低热37.8℃，无其他并发症，可初步判断小凯患的可能是一般类型急性上呼吸道感染。

　　2. 应对与照护：在以上案例中，老师的哪些处置合理，哪些有待改善？

　　正确的做法：① 老师第一时间察觉了小凯的症状，对其体温进行了监测，并喂饮白开水辅助降温；② 将他与健康的幼儿隔离开，对环境进行了开窗通风，防止感染传播；③ 30分钟后复测体温，在发现小凯症状未改善后让其家长送医治疗。

　　需改进的地方：① 在幼儿剧烈运动前可引导其适量脱去厚外套，运动后要及时擦干汗液，或在运动前为幼儿后背垫一块吸汗巾，汗湿后及时抽去，有条件的可以更换干净内衣，避免汗湿后受凉；② 发现患儿体温升高后，可为其适量脱去外套，帮助散热；③ 可用温水或退热贴外敷患儿额头，通过物理方法辅助降温。

第二节　慢性咳嗽

案例导入

　　龙龙4岁，刚上幼儿园，平时偶尔会咳嗽，单咳几声，无痰液。今天游戏后，龙龙连续剧烈咳嗽，伴有痰鸣音，老师让他静坐后才缓解。之后，老师喂他喝了少量白开水，并叮嘱他把痰咳出，但龙龙不会咳痰。老师又给他量了体温，为36.7℃，属正常。后面的活动中，龙龙又发生咳嗽症状，但都能自行缓解。午饭后，龙龙再次剧烈咳嗽，伴呕吐，呕吐物中见大量痰液。老师联系了龙龙妈妈，嘱其带龙龙去医院就诊。

　　想一想：面对这种情况，老师应该如何结合龙龙的症状对其进行初步的评估和照护，以帮助龙龙缓解不适？

　　咳嗽是儿童呼吸系统疾病最常见的症状之一。根据病程的长短，儿童咳嗽可分为急性咳嗽（病程在2周以内）、迁延性咳嗽（病程在2—4周）和慢性咳嗽（病程超过4周）。[1]根

---

① Gibson P G, Chang A B, Glasgow N J, et al. CICADA: Cough in Children and Adults: Diagnosis and Assessment. Australian Cough Guidelines summary statement[J]. The Medical Journal of Australia, 2010, 192: 265—271.

据咳嗽的性质可分为干性咳嗽和湿性咳嗽。干性咳嗽即无痰或痰量甚少的咳嗽，湿性咳嗽即咳痰量多的咳嗽。[①]

儿童慢性咳嗽的定义与成人不同（成人病程大于8周时被定义为慢性咳嗽），引起的病因与成人也不尽相同，且随不同年龄段而有所变化。慢性咳嗽可以分为特异性咳嗽（specific cough，指咳嗽伴有能够提示特异性病因的其他症状或体征，即咳嗽是这些诊断明确的疾病症状之一）和非特异性咳嗽（non-specific cough，指咳嗽为主要或唯一表现、胸部X线片未见明显异常的慢性咳嗽）。[②]慢性咳嗽病因的临床诊断是一个过程。本节所介绍的慢性咳嗽主要指慢性非特异性咳嗽。

一、慢性咳嗽的定义

以咳嗽为主要或唯一的临床表现，病程超过4周，胸部X线未见明显异常的咳嗽被称为慢性咳嗽。[③]

二、病因

（一）常见病因

临床诊断儿童慢性咳嗽时应充分考虑年龄因素，其中0—6岁儿童慢性咳嗽的常见病因为呼吸道感染和感染后咳嗽、咳嗽变异性哮喘、上气道咳嗽综合征、迁延性细菌性支气管炎、胃食管反流。

（二）需要鉴别诊断的特异性咳嗽病因

（1）先天性呼吸道疾病：主要见于婴幼儿，尤其是1岁以内的婴儿。

（2）异物吸入：咳嗽是气道异物吸入最常见的症状，明确诊断气道中有异物吸入则应归属特异性咳嗽。

（3）特定病原体引起的呼吸道感染：多种病原微生物，如百日咳杆菌、结核杆菌、病毒、肺炎支原体和衣原体等引起的呼吸道感染也可导致儿童慢性咳嗽。

---

① 中华医学会儿科学分会呼吸学组慢性咳嗽协作组，《中国实用儿科杂志》编辑委员会.中国儿童慢性湿性咳嗽的诊断与治疗专家共识（2019年版）[J].中国实用儿科杂志，2019，34（04）：256—264.
② 中华医学会儿科学分会呼吸学组慢性咳嗽协作组，《中华儿科杂志》编辑委员会.中国儿童慢性咳嗽诊断与治疗指南（2013年修订）[J].中华儿科杂志，2014，52（03）：184—188.
③ 中华医学会儿科学分会呼吸学组慢性咳嗽协作组，《中华儿科杂志》编辑委员会.中国儿童慢性咳嗽诊断与治疗指南（2013年修订）[J].中华儿科杂志，2014，52（03）：184—188.

（4）迁延性细菌性支气管炎：指由细菌引起的支气管内膜持续的感染。[①]

三、临床表现

（1）（呼吸道）感染后咳嗽（post-infectious cough，PIC）：PIC是引起幼儿和学龄期儿童慢性咳嗽的常见原因之一。

PIC的临床特征和诊断线索为：① 近期有明确的呼吸道感染史。② 咳嗽持续＞4周，呈刺激性干咳或伴少量白色黏痰。③ 胸部X线片检查无异常或仅显示双肺纹理增多。④ 肺通气功能正常，或呈现一过性气道高反应。⑤ 咳嗽通常具有自限性，如咳嗽时间超过8周，应考虑其他诊断。⑥ 除外其他原因引起的慢性咳嗽。

（2）咳嗽变异性哮喘（cough variant asthma，CVA）：CVA是引起我国儿童尤其是学龄前和学龄期儿童慢性咳嗽的最常见原因之一。

CVA的临床特征和诊断线索为：① 持续咳嗽＞4周，通常为干咳，常在夜间和（或）清晨发作，运动、遇冷空气后咳嗽加重，临床上无感染征象或经过较长时间抗菌药物治疗无效。② 经支气管舒张剂诊断性治疗，咳嗽症状明显缓解。③ 肺通气功能正常，支气管激发试验提示气道高反应性。④ 有过敏性疾病病史，以及过敏性疾病阳性家族史。过敏原检测阳性可辅助诊断。⑤ 除外其他疾病引起的慢性咳嗽。

（3）上气道咳嗽综合征（upper airway cough syndrome，UACS）：UACS是引起儿童尤其是学龄前与学龄期儿童慢性咳嗽的第二主要的病因。各种鼻炎、鼻窦炎、慢性咽炎、腭扁桃体和（或）增殖体肥大、鼻息肉等上气道疾病均可能引起慢性咳嗽。

UACS的临床特征和诊断线索为：① 持续咳嗽＞4周，伴有白色泡沫痰（过敏性鼻炎）或黄绿色脓痰（鼻窦炎），咳嗽以晨起或体位变化时为甚，伴有鼻塞、流涕、咽干并有异物感和反复清咽等症状。② 咽后壁滤泡明显增生，有时可见鹅卵石样改变，或见黏液样或脓性分泌物附着。③ 抗组胺药、白三烯受体拮抗剂和鼻用糖皮质激素对过敏性鼻炎引起的慢性咳嗽有效，化脓性鼻窦炎引起的慢性咳嗽需要用抗菌药物治疗2—4周。④ 鼻咽喉镜检查或头颈部侧位片、鼻窦X线片或CT片有助于诊断。

（4）胃食管反流性咳嗽（gastroesophageal reflux-induced cough，GERC）：胃食管反流在婴幼儿期是一种生理现象。

儿童GERC的临床特征和诊断线索为：① 阵发性咳嗽，最好发的时间为夜间。② 咳嗽也可在进食后加剧。③ 24小时食管下端pH监测呈阳性。④ 除外其他原因引起的慢性咳嗽。

[①] 中国儿童慢性咳嗽病因构成比研究协作组.中国儿童慢性咳嗽病因构成比多中心研究［J］.中华儿科杂志，2012，50（02）：83—92.

（5）心因性咳嗽（psychogenic cough）：ACCP（美国胸科医师协会）建议，儿童心因性咳嗽应在除外多发性抽动症，并且经过行为干预或心理治疗后咳嗽能得到改善时才能诊断，常见于学龄期和青春期的儿童。

心因性咳嗽的临床特征与诊断线索为：① 年长儿多见。② 以日间咳嗽为主，在专注于某件事情或夜间休息时咳嗽消失，可呈雁鸣样高调的咳嗽。③ 常伴有焦虑症状，但不伴有器质性疾病。④ 除外其他原因引起的慢性咳嗽。

（6）其他原因引起的慢性咳嗽：① 非哮喘性嗜酸粒细胞性支气管炎（non-asthmatic eosinophilic bronchitis，NAEB）。② 过敏性（变应性）咳嗽（atopic cough，AC）。③ 药物诱发性咳嗽。④ 耳源性咳嗽。[①]

四、病情评估与判断

慢性咳嗽只是一个症状，因此要尽可能明确引起慢性咳嗽的病因。诊断程序应从简单到复杂，从常见病到少见病。应重视年龄对慢性咳嗽可能病因的提示，以及各病因在24小时内引起咳嗽的好发时间。[②]

（一）病史询问

包括询问患儿年龄，咳嗽持续时间，咳嗽性质（如犬吠样、雁鸣样、断续性或阵发性、干咳或有痰咳嗽、夜间咳嗽或运动后加重等），有无打鼾，有无异物或可疑异物吸入史，有无服用药物史（尤其是较长时间服用血管紧张素转换酶抑制剂），既往有无喘息史，有无过敏性疾病或过敏性疾病阳性家族史等，要注意患儿暴露的环境因素（如被动吸烟、环境污染、大气污染等）。

（二）体格检查

注意评估患儿的生长发育情况，呼吸频率，胸廓有无畸形，腭扁桃体和（或）增殖体有无肥

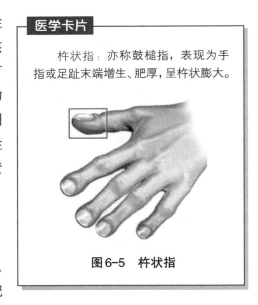

医学卡片

杵状指：亦称鼓槌指，表现为手指或足趾末端增生、肥厚，呈杵状膨大。

图6-5　杵状指

---

① 中华医学会儿科学分会呼吸学组慢性咳嗽协作组，《中国实用儿科杂志》编辑委员会.中国儿童慢性湿性咳嗽的诊断与治疗专家共识（2019年版）[J].中国实用儿科杂志，2019，34（04）：256—264.

② 中华医学会儿科学分会呼吸学组慢性咳嗽协作组，《中国实用儿科杂志》编辑委员会.中国儿童慢性湿性咳嗽的诊断与治疗专家共识（2019年版）[J].中国实用儿科杂志，2019，34（04）：256—264.

大／肿大，咽后壁有无滤泡增生、有无分泌物黏附，有无发绀和杵状指等，尤其要注意检查肺部及心脏。

五、幼儿慢性咳嗽的预防

（1）避免接触有过敏原、烟雾的环境，避免受凉。

（2）对于鼻窦炎，可进行鼻腔灌洗，遵医嘱使用能减轻充血的药。

（3）进餐后不要马上平躺，可通过改变食物性状、少量多餐等方式来预防胃食管反流引起的咳嗽。

（4）对气道有异物的幼儿，应及时取出异物。

（5）对于药物诱发性咳嗽的最佳治疗方法是停药。

（6）对心因性咳嗽可给予心理疗法。

（7）及时接种疫苗，预防呼吸道传染病和呼吸道感染。

六、幼儿慢性咳嗽的照护

（一）一般照护

让幼儿多休息、多饮水，给予营养丰富、易消化的流质或半流质饮食，应少量多餐，保持居室温、湿度适宜。

（二）对症照护

（1）保持呼吸道通畅：① 根据病情采取相应的体位，在病情许可的情况下，可进行体位引流，如半卧位或高枕卧位，以利于呼吸运动和上呼吸道分泌物排出。② 指导患儿进行有效的咳嗽，排痰前协助转换体位，帮助清除呼吸道分泌物。③ 协助翻身拍背（见图6-6），以助排痰。方法为：五指并拢、稍向内合掌，呈空心状，由下向上、由外向内地轻拍背部，边拍边鼓励患儿咳嗽，借助重力和震动作用促使呼吸道分泌物排出。拍背力量应适度，以不引起患儿疼痛为宜；拍背时间为10分钟，一般在餐前或餐后2小时进行为宜。④ 及时清除患儿口鼻分泌物。对于痰液黏稠和咳喘严重者可指导前往医院给予雾化吸入，每日2—3

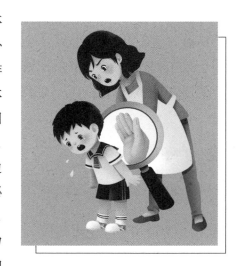

图6-6　正确拍背方法（从下往上，从外到内）

次，每次约20分钟，指导患儿深呼吸以达最佳雾化效果。⑤必要时指导前往医院予以吸痰处理，吸痰不宜在患儿进食后1小时内进行，以免引起恶心、呕吐。

（2）对于痰多气急者，可遵医嘱给予祛痰剂、平喘剂。

（3）对于高热者，应密切监测体温变化，采取相应的护理措施。

（4）咳嗽不重时一般不用镇咳或镇静剂，以免抑制咳嗽反射，影响黏痰咳出。对于刺激性咳嗽，可遵医嘱用复方甘草合剂等；在痰多、黏稠时，可遵医嘱用盐酸氨溴索。

（三）心理护理

鼓励患儿，树立战胜疾病的信心，积极配合治疗。

·学习专栏·

雾化治疗时的照护要点

雾化吸入疗法是通过雾化装置将治疗药物分散成微小的雾滴或微粒，使其悬浮于气体中并进入呼吸道，达到洁净、湿化气道及局部治疗、全身治疗的目的。雾化吸入的注意事项有：

（1）雾化前不要给幼儿涂油性面霜。

（2）吸药后漱口及洗脸。雾化时，药液被吸附在口腔、唇边、脸旁各处，会给幼儿带来不适。治疗结束后，及时清洗可避免引起皮肤问题。这里尤其要注意避免药物进入眼睛。

（3）在雾化治疗过程中，面罩应尽量紧贴面部。面罩离面部最远不要超过2厘米，以保证药物完全吸入，剂量充足才能保证疗效。

（4）做雾化时须幼儿配合，因此如遇幼儿哭闹不配合，可哄至平静或睡着后再做。

（5）雾化罐尽量垂直。有的家长担心幼儿不配合，会选择趁其睡着时做雾化，但要注意手柄须保持垂直，以免雾化药物倾倒漏出。

案例实践

咳　嗽　王

田田今年4岁，上个月因支原体肺炎住院治疗，好转后回幼儿园上学，可几乎天天咳嗽，中间时好时坏。前段时间好不容易消停了几天，但伴随这波冷空气的降临，田田又未能幸免，咳嗽越来越严重，一次活动要咳两三次，每次连续七八下，伴有明显的痰鸣音，但不会自己咳痰，每次咳嗽能自行缓解。中午田田吃了最喜欢的炸猪排，下午户外活动后咳嗽再次加剧，导致呕吐，呕吐物中除了进食的午餐外，还伴白色黏稠痰液。老师马上帮田田清理呕吐物，给予他温水漱口，再喂他少量饮水，并使用红外耳温仪测得田田的耳温为37.8℃，立刻打电话告知家长，嘱其带田田及时去医院就诊。

思考与实践：

1. 症状识别：田田可能患了什么疾病？

根据田田的症状：咳嗽伴咳痰，持续4周以上，1个月前患支原体肺炎，可初步考虑慢性咳嗽——呼吸道感染后咳嗽。

2. 应对与照护：在以上案例中，老师的哪些做法合理，哪些欠妥有待改进？

正确的做法：① 老师在田田呕吐后及时帮助其清理，可以防止误吸，避免咳嗽加重。② 发现田田体温异常时能及时通知家长。③ 使用红外耳温仪测量幼儿体温优于常规口腔测温，更方便、快捷。④ 少量喂饮温水，可稀释痰液，湿润咽喉部，缓解咳嗽症状。

需改进的地方：① 对于有咳嗽症状的患儿不建议让其参与户外运动，以免加剧咳嗽。② 可以通过拍背等方式帮助患儿缓解咳嗽，促进痰液排出。③ 咳嗽患儿的饮食宜清淡，忌海鲜、油炸、辛辣，建议与普通患儿区分，托幼机构可设定特殊餐食。

第三节 支气管哮喘

案例导入

小川今年4岁，刚上幼儿园。开学第一天，教室里粉刷一新，可小川刚坐到座位上就喷嚏不止，并伴有咳嗽，呼吸也变得急促起来，老师这才发现小川的入园登记表上标注了"过敏体质"几个字，意识到小川可能是过敏发作，于是把他带到了园内的保健室。

想一想：是什么诱发了小川的过敏？面对这种情况，老师应该如何结合他的症状对其进行照护，以帮助他缓解不适？

一、支气管哮喘的定义

支气管哮喘简称哮喘，是儿童期最常见的慢性呼吸道疾病。哮喘是多种细胞（如嗜酸性粒细胞、肥大细胞、T淋巴细胞、中性粒细胞及气道上皮细胞等）和细胞组分共同参与的气道慢性炎症性疾病。这种慢性炎症会导致气道反应性增加，通常出现广泛多变的可逆性气流受限，并引起反复发作性的喘息、气促、胸闷或咳嗽等症状，常在夜间和（或）清晨发作或加剧，多数患儿可经治疗缓解或自行缓解。[①]

二、发病机制

目前认为哮喘的发病机制与免疫、神经、精神、内分泌、遗传学背景和神经信号通路密切相关。支气管哮喘的病理和病理生理特征[②]为：

哮喘患儿的肺组织呈肺气肿，大、小气道内填满黏液栓。黏液栓由黏液、血清蛋白、炎症细胞和细胞碎片组成。显微镜显示支气管和毛细支气管上皮细胞脱落，管壁嗜酸性粒细胞和单核细胞浸润，血管扩张和微血管渗漏，基底膜增厚，平滑肌增生肥厚，杯状细胞和黏膜下腺体增生。

气流受阻是哮喘病理生理改变的核心，支气管痉挛、管壁炎症性肿胀、黏液栓形成和气道重塑均是造成患儿气道受阻的原因（见图6-7）。

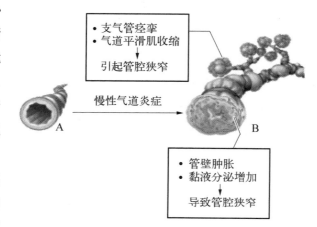

图6-7　支气管哮喘气道改变（A为正常气道，B为哮喘气道）

·学习专栏·

诱发支气管哮喘的危险因素

（1）吸入过敏原（室内有尘螨、动物毛屑及排泄物、蟑螂、真菌等；室外有花粉、真菌等）。

（2）食入过敏原（如牛奶、鱼、虾、螃蟹、鸡蛋和花生等）。

（3）呼吸道感染（尤其是病毒及支原体感染）。

（4）强烈的情绪变化。

（5）运动和过度通气。

---

① 王卫平，孙锟，常立文.儿科学（第9版）[M].北京：人民卫生出版社，2018：245—251.
② Rajan S, Gogtay N J, Konwar M, Thatte U M. The global initiative for asthma guidelines (2019): change in the recommendation for the management of mild asthma based on the SYGMA-2 trial — A critical appraisal[J]. Lung India, 2020, 37(02): 169—173.

（6）冷空气。

（7）药物（如阿司匹林等）。

（8）接触职业粉尘及气体。

以上为诱发哮喘症状的常见危险因素。有些因素只引起支气管痉挛，如运动及冷空气，而有些因素则可以突然引起哮喘的致死性发作，如药物及职业性化学物质。

三、临床表现

咳嗽和喘息呈阵发性发作，以夜间和清晨为重。发作前可有流涕、打喷嚏和胸闷的表现；发作时呼吸困难，呼气的持续时间延长并伴有喘鸣声。严重病例呈端坐呼吸、恐惧不安、大汗淋漓、面色青灰。

体格检查可见桶状胸、三凹征，肺部满布呼气相哮鸣音；严重者气道广泛堵塞，哮鸣音反可消失，称"闭锁肺"（silent lung），是哮喘最危险的体征。肺部粗湿啰音时现时隐，在剧烈咳嗽后或体位变化时可消失。在发作间歇期可无任何症状和体征，有些病例在用力时才可听到呼气相哮鸣音。此外在体格检查时，还应注意有无变应性鼻炎、鼻窦炎和湿疹等。

医学卡片

桶状胸：又称"气肿胸"，指胸廓前后径增加，有时与左右径几乎相等，呈圆桶状，肋骨斜度变小，其与脊柱夹角常大于45°，肋间隙增宽饱满，腹上角增大。

哮喘急性发作经合理使用支气管舒张剂和糖皮质激素等哮喘缓解药物治疗后，仍有严重或进行性呼吸困难者，称为哮喘持续状态；如支气管阻塞未及时得到缓解，可迅速发展为呼吸衰竭，直接威胁生命（危及生命的哮喘发作）。

四、分期与病情评估[①]

哮喘可分为急性发作期、慢性持续期和临床缓解期。

急性发作期是指突然发生喘息、咳嗽、气促和胸闷等症状，或原有症状急剧加重。小于6岁儿童的哮喘急性发作期病情严重程度分级如表6-1所示。慢性持续期是指近3个月内

① 王卫平，孙锟，常立文.儿科学（第9版）[M].北京：人民卫生出版社，2018：245—251.

不同频度和（或）不同程度地出现症状（喘息、咳嗽和胸闷），可根据病情严重程度分级或控制水平分级，目前临床推荐使用控制水平进行分级（见表6-2）。临床缓解期指经过治疗或未经治疗症状和体征消失，肺功能（FEV1或PEF）≥预计值的80%，并维持3个月以上。

> **医学卡片**
>
> FEV1：第一秒用力呼吸容积。
> PEF：最大呼气流量或呼气流量峰值。

表6-1　小于6岁儿童哮喘急性发作严重程度分级

症　　状	轻　　度	重　　度[c]
精神意识改变	无	焦虑、烦躁、嗜睡或意识不清
血氧饱和度（治疗前）[a]	≥0.92	<0.92
讲话方式[b]	能成句	说单词
脉率（次/分）	<100	>200（0—3岁） >180（4—5岁）
发绀	无	可能存在
哮鸣音	存在	减弱甚至消失

注：a 血氧饱和度是指在吸氧和支气管舒张剂治疗前的测得值；b 需要考虑儿童的正常语言发育过程；c 判断重度发作时，只要存在一项就可归入该等级。

表6-2　小于6岁儿童哮喘症状控制水平分级

评估项目[*]	良好控制	部分控制	未控制
持续至少数分钟的日间症状>1次/周	无	存在1—2项	存在3—4项
夜间因哮喘憋醒或咳嗽			
应急缓解药使用>1次/周			
因哮喘而出现活动受限（较其他儿童跑步/玩耍减少，步行/玩耍时容易疲劳）			

注：* 用于评估近4周的哮喘症状。

五、幼儿支气管哮喘的预防

（1）婴儿出生后坚持纯母乳喂养至少6个月，可以有效预防过敏性疾病的发生。

（2）家长应注意避免让孩子接触过敏原，不清楚过敏原者可到医院做过敏原测试。

（3）如果是运动诱发的哮喘，平时应注意不要激烈运动，运动应适度、平缓。

（4）春天花粉、柳絮飞扬时，应减少户外活动。

（5）家中要通风透气，保持清洁卫生，减少尘螨；条件不具备的家庭最好不要养宠物；家人不要在家中吸烟。

（6）均衡饮食，增加营养；天气寒冷时注意给孩子保暖。

（7）多进行户外活动，多晒太阳，帮助孩子增强体质，提高自身抵抗力，减少呼吸道感染的发生，避免因呼吸道感染诱发哮喘。

六、幼儿支气管哮喘的照护

（一）生活护理

（1）提供利于患儿休养的安静、舒适环境。室温维持在18—22℃，湿度在50%—60%，保持空气流通，避免有害气味、花草、地毯、皮毛、烟及尘土飞扬等诱因。安抚患儿，护理操作尽可能集中进行，避免患儿情绪激动。

（2）饮食护理。给予营养丰富、高维生素、清淡的流质或半流质饮食，避免食用鱼、虾、蛋等可能诱发哮喘的食物。

（二）维持气道通畅，缓解呼吸困难

（1）体位与吸氧。置患儿于坐位或半卧位，以利于呼吸；必要时指导前往医院给予鼻导管或面罩吸氧。定时至医院进行血气分析，及时调整氧流量。

（2）遵医嘱给予药物治疗。给予支气管扩张剂和糖皮质激素，可采用吸入疗法、口服、皮下注射或滴注等方式给药。其中吸入治疗具有用量少、起效快、副作用小等优点，是首选的药物治疗方法（快速缓解常用药物有"吸入用硫酸沙丁胺醇溶液"，长期控制常用药物有"沙美特罗替卡松粉吸入剂"）。使用时，成人要充分摇匀药物，再按压喷药于咽喉部后，患儿需及时闭口屏气10秒钟，然后用鼻呼气，最后用清水漱口。

（3）教会并鼓励患儿做深而慢的呼吸运动。

（4）有感染者，遵医嘱给予抗生素。

（三）促进痰液排出

必要时指导前往医院给予雾化吸入、胸部叩击或体位引流等，以促进排痰；鼓励患儿多饮水，保证摄入充足的水分，防止呼吸道分泌物黏稠，形成痰栓；对痰液多而无力咳出的患儿，应及时就医吸痰。

（四）密切观察病情变化

观察患儿有无大量出汗、疲倦、发绀，是否有烦躁不安、气喘加剧、心率加快，肝脏在短时间内急剧增大等情况，警惕心力衰竭和呼吸骤停等并发症的发生，还应警惕哮喘危重状态的发生，做好协助医生共同抢救的准备。

（五）心理护理

哮喘发作时，守护并安抚患儿，鼓励患儿将不适及时告诉照护者，尽量满足患儿合理的要求。指导患儿家长以正确的态度对待患儿，并发挥患儿的主观能动性，采取措施缓解患儿的恐惧心理。

（六）健康指导

（1）指导患儿进行呼吸运动，以加强呼吸肌的功能。在进行呼吸运动前，应先清除呼吸道分泌物。① 腹部呼吸运动（见图6-8）：平躺，双手平放在身体两侧，膝弯曲，脚平放，用鼻连续吸气并放松上腹部，但胸部不扩张，缩紧双唇，慢慢吐气直到吐完，重复以上动作10次。② 向前弯曲运动（见图6-9）：坐在椅子上，背伸直，头向前向下低至膝部，使腹肌收缩，慢慢上升躯干并由鼻吸气，扩张上腹部，胸部保持直立不动，由口将气慢慢吹出。③ 胸部扩张运动（见图6-10）：坐在椅子上，将手掌放在身体左右两侧的最下方肋骨上，吸气，扩张下肋骨，然后由口吐气，收缩上胸部和下胸部，用手掌下压肋骨，可将肺底部的空气排出，重复以上动作10次。

（2）介绍预防知识。例如：给患儿增加营养，多进行户外活动，多晒太阳，增强体质，预防呼吸道感染；确认哮喘发作的诱因，避免接触可能的过敏原，祛除各种诱发因素（如避免寒冷刺激，避免食入鱼、虾等易致过敏的蛋白质，避免呼吸道感染等）；对病情进行监测，辨认哮喘发作的早期征象、发作表现及掌握适当的处理方法；遵医嘱使用长期预防与快速缓解的药物，正确、安全用药，在适当时候及时就医，以控制哮喘严重

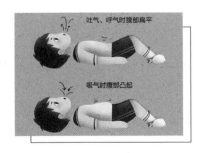
图6-8　腹部呼吸运动

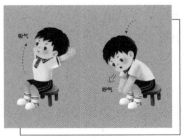
图6-9　向前弯曲运动

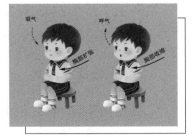
图6-10　胸部扩张运动

发作①。

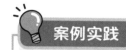

喘 不 停

辰辰，6岁，男孩。一天上午，幼儿园组织去公园春游，正值樱花盛开的季节，其他孩子赏花游玩、奔跑嬉戏，玩得不亦乐乎，而辰辰一进公园就打喷嚏、流涕不止。老师考虑可能是花粉过敏，便将辰辰带离至空旷区并检查口罩是否已严密遮住口鼻。回幼儿园后，辰辰咳喘加剧，伴有白色痰液。老师将其带至保健室予以低流量吸氧并打电话通知家长。辰辰妈妈来园后告诉老师，辰辰有支气管哮喘病史，并立即给辰辰吸入速效气雾剂，症状略有好转，遂带他去医院呼吸科就诊。

思考与实践：

1. 症状识别：案例中的辰辰可能患有什么疾病？

本案例中的患儿辰辰有支气管哮喘病史，此次发病前接触了诱发哮喘的外源性因素——花粉后表现为间断发作性喘息、气促，可考虑支气管哮喘发作。

2. 应对与照护：在以上案例中，老师的哪些做法是正确的，哪些做法则欠妥当？可以怎么改进？

正确的做法：① 当发现辰辰因接触花粉产生过敏而打喷嚏不止时，老师第一时间将辰辰带离，以达到阻断过敏原的目的。② 回幼儿园后，在发现辰辰有喘息表现时，给予吸氧，以改善缺氧的情况，帮助平喘。③ 及时通知家长，并告知辰辰的症状，方便家长携带好速效平喘药给予治疗。

需改进的地方：① 对于明确诊断有哮喘病史的患儿，幼儿园应跟家长建立沟通，让幼儿随身常备速效雾化吸入剂，以备急性发作时使用。② 对于明确花粉过敏的患儿，可建议避免至花粉密集的场所春游。③ 当患儿咳喘严重时，口罩会加重缺氧，应该脱掉口罩，保持呼吸通畅。④ 当发现患儿哮喘发作时，应第一时间通知家长并同时将患儿带至公园的医务室给予紧急处理。严重时可拨打120急救电话。

本章小结

呼吸系统疾病是幼儿期的主流疾病，受幼儿特殊的呼吸道解剖、病理、生理特点及城

---

① 张玉兰，王玉香.儿科护理学（第4版）[M].北京：人民卫生出版社，2018：103—105.

市空气污染等因素的多方面影响，导致幼儿急性上呼吸道感染、慢性咳嗽及支气管哮喘的频繁发作，本章着重介绍了这三类疾病。

通过本章节学习可以知道，上呼吸道感染是幼儿最常见的疾病之一，其发病率占儿科疾病的首位。上呼吸道感染绝大多数由病毒引起，约占90%以上，故一般不需使用抗生素，其治疗原则以对症为主。某些传染病（如麻疹、猩红热等）早期表现为上呼吸道感染症状，需注意鉴别。慢性咳嗽只是一个症状，它由多种病因引起。哮喘的典型病理生理特征是可逆性气流受限和气道高反应性，哮喘长期控制治疗的目的是改善慢性气道炎症和气道高反应性，降低将来发生急性哮喘加重的风险。哮喘急性发作处理不当可发展成为哮喘持续状态（危及生命的哮喘发作）。

本章的重点是掌握急性上呼吸道感染、慢性咳嗽、支气管哮喘在幼儿中的临床表现，通过早期症状识别此类疾病，为患儿提供正确的照护，帮助患儿缓解症状，为预防疾病发生给出合理的建议。

思考与练习

（1）引起急性上呼吸道感染的病原菌有哪些？最常见的是什么？

（2）引起幼儿慢性咳嗽的常见原因有哪些？

（3）案例：在某寄宿制幼儿园中，有患儿男，6岁，有支气管哮喘病史。某天夜间，在入睡后不久突然发生咳嗽和喘息，白天有流涕、打喷嚏和胸闷的症状，发作时表现出呼吸困难、呼气相延长并伴有喘鸣声。请问：该患儿发生了什么情况？作为保教人员，你应该怎么帮助他？

（4）扫描二维码，完成在线测试。

在线测试

第七章
幼儿常见消化系统疾病

本章导语

消化系统的基本功能是消化食物和吸收营养物质，还能排泄某些代谢产物。消化系统由消化管和消化腺（消化腺包括唾液腺、胰腺、肝脏、胃腺和肠腺，均可分泌消化液）两部分组成。消化管又称消化道，包括口、咽、食管、胃、小肠（十二指肠、空肠、回肠）和大肠（盲肠、阑尾、结肠、直肠、肛门）。临床上通常以十二指肠屈氏韧带为界限将消化道分为上、下消化道。

人体在整个生命活动中，必须从外界摄取营养物质作为生命活动能量的来源，以满足人体发育、生长、组织修补等一系列新陈代谢活动的需要。人体消化系统各器官协调合作，把从外界摄取的食物进行物理性、化学性的吸收，吸收其营养物质，并将食物残渣排出体外，它是帮助人体新陈代谢正常进行的一个重要系统。维持消化系统的正常功能是保障幼儿摄取营养、健康成长的第一步。因此，在面对幼儿消化系统疾病时，保教人员应积极预防和照护。本章将围绕常见的消化系统疾病（腹泻、呕吐）展开。

学习目标

（1）知晓幼儿常见消化系统疾病的类型及其定义、病因和临床表现。

（2）能根据早期症状初步识别幼儿常见消化系统疾病的类型及危重程度。

（3）掌握幼儿常见消化系统疾病的预防及照护方法。

本章导览

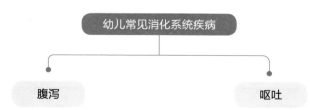

· 第一节　腹泻 ·

案例导入

　　童童今年3岁，男孩，一天在幼儿园区角活动时，突感脐周阵发性腹痛，恶心、呕吐3—4次，大便5—6次，初呈蛋花样便，后呈赤豆汤血水样便，腥臭、无脓。

　　想一想：老师在遇到这一情况时，应当如何正确应对？

一、腹泻的定义

　　腹泻是一组由多病原、多因素引起的以大便次数增加和大便性状改变为特点的消化道综合征[①]，是我国婴幼儿最常见的疾病之一。婴幼儿腹泻发病年龄以6个月—2岁多见，其中1岁以内者约占半数。一年四季均可发病，但夏秋季节发病率最高。每年的6—8月易患由大肠杆菌感染引起的腹泻和痢疾（细菌性痢疾病变多在乙状结肠和直肠，阿米巴痢疾病变多在回盲部）；10—12月多为由轮状病毒感染的秋季腹泻。

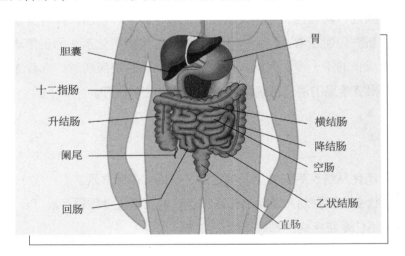

图7-1　消化系统部分结构图

彩图展示

医学卡片

　　阿米巴痢疾：由于溶组织阿米巴寄生于结肠内而引起的病变。

　　回盲部：包括盲肠、阑尾、回盲瓣和回肠末端。

　　拮抗：又称抗生，是指一种微生物在其生命活动中，产生某种代谢产物或改变环境条件，从而抑制其他微生物的生长繁殖，甚至杀死其他微生物的现象。

[①]　叶礼燕.急性腹泻病的病理机制与治疗［J］.实用儿科临床杂志，2005（09）：943—944.

·**学习专栏**·

轮 状 病 毒

　　轮状病毒是引起婴幼儿腹泻的主要病原体之一。轮状病毒每年在夏秋冬季流行，感染途径为"粪—口"，临床表现为急性胃肠炎，呈渗透性腹泻病，病程一般为3—8天，有发热、呕吐、腹泻等症状，严重者会出现脱水症状。对初冬感染轮状病毒的婴幼儿患者，临床没有特效药物快速治疗。有专家特别提醒，"家长在小儿患病期间切忌乱用抗生素治疗，以防引起不良后果，应及时就医。"

　　近年来，不少患儿选择接种轮状病毒的疫苗，接种疫苗可以降低感染风险。两种对抗轮状病毒A种感染的疫苗已经证明对儿童是安全且有效的：分别是由葛兰素史克制造的"罗特律"（Rotarix）与由默克大药厂制造的"轮达停"（RotaTeq），两种疫苗皆以口服形式接种。

二、病因与发病机制

（一）腹泻的病因

1. 易感因素

（1）消化系统发育不成熟：胃酸和消化酶分泌不足，消化酶活性低，对食物质和量变化的耐受性差。

（2）消化道负担重：婴幼儿生长发育快，对营养物质的需求相对较多，使得消化道负担较重。

（3）机体防御功能差：婴儿血液中免疫球蛋白、胃肠道SIgA（分泌型免疫球蛋白A）及胃内酸度较低，对感染的防御能力差。

（4）肠道菌群失调：新生儿出生后尚未建立正常肠道菌群，或因使用抗生素等致肠道菌群失调，使正常菌群对入侵肠道致病微生物的拮抗作用丧失，从而引起肠道感染。

（5）人工喂养：母乳中含有大量体液因子（如SIgA、乳铁蛋白）、巨噬细胞和粒细胞、溶菌酶、溶酶体等，有很强的抗感染作用。人工喂养的食物和食具易受污染，故人工喂养儿肠道感染发生率明显高于母乳喂养儿。

2. 感染因素

（1）肠道内感染：可由病毒、细菌、真菌、寄生虫引起，尤以病毒和细菌多见[①]。
① 病毒感染：在寒冷季节，婴幼儿80%的腹泻由病毒感染引起，其中以轮状病毒引起的秋

---

① 忽欣怡，李雲，等.小儿感染性腹泻病因研究进展［J］.临床军医杂志，2021，49（01）：114—116.

冬季儿童腹泻最为常见，其次有杯状病毒和肠道病毒（包括柯萨奇病毒、埃可病毒、肠道腺病毒等）。② 细菌感染（不包括《中华人民共和国传染病防治法》中包含的传染病）：以大肠埃希菌为主，包括致病性大肠埃希菌（EPEC）、产毒性大肠埃希菌（ETEC）、侵扰性大肠埃希菌（EIEC）、出血性大肠埃希菌（EHEC）和黏附—集聚性大肠埃希菌（EAEC）五大组；还有空肠弯曲菌和耶尔森菌等。③ 真菌感染：以白色念珠菌多见，其次是曲菌和毛霉菌等。④ 寄生虫感染：常见的有蓝氏贾第鞭毛虫、阿米巴原虫和隐孢子虫等。

（2）肠道外感染：因发热及病原体毒素作用使消化系统紊乱，或肠道外感染的病原体（主要是病毒）同时感染肠道，故当患中耳炎、肺炎、上呼吸道、泌尿道及皮肤感染时，可伴有腹泻。

　3. 非感染因素

（1）饮食因素。① 食饵性因素：如喂养不定时、食物的质和量不适宜、过早给予淀粉类或脂肪类食物等均可引起腹泻。给予含高果糖或山梨醇的果汁，可产生高渗性腹泻。给予肠道刺激物，如调料或富含纤维素的食物等也可引起腹泻。② 过敏因素：个别婴儿因对牛奶、大豆（豆浆）及某些食物成分过敏或不耐受而引起腹泻。③ 其他因素：包括原发性或继发性双糖酶缺乏、乳糖酶的活力降低、肠道对糖的消化吸收不良而引起的腹泻。

（2）气候因素。因气候突然变冷、腹部受凉等使肠蠕动增加，天气过热致消化液分泌减少，或因口渴喝奶过多，都可诱发消化功能紊乱而引起腹泻。

（二）腹泻的发病机制

　导致腹泻发生的机制包括：肠腔内存在大量不能吸收的具有渗透活性的物质（渗透性腹泻）、肠腔内电解质分泌过多（分泌性腹泻）、炎症所致的液体大量渗出（渗出性腹泻）及肠道运动功能异常（肠道功能异常性腹泻）等。但临床上不少腹泻并非由某种单一机制引起，而是由多种机制共同作用的结果。

　1. 感染性腹泻

大多数病原微生物是通过污染的食物、水，或通过污染的手、玩具及日用品，或带菌者传播而进入消化道的。当机体的防御功能下降、大量微生物侵袭并产生毒力时可引起腹泻。

（1）病毒性肠炎引起腹泻的作用机制见图7-2。

（2）细菌性肠炎：肠道感染的病原体不同，其发病机制亦不相同，包括肠毒性肠炎（见图7-3）、侵袭性肠炎（见图7-4）。

　2. 非感染性腹泻

非感染性腹泻的发生机制见图7-5。

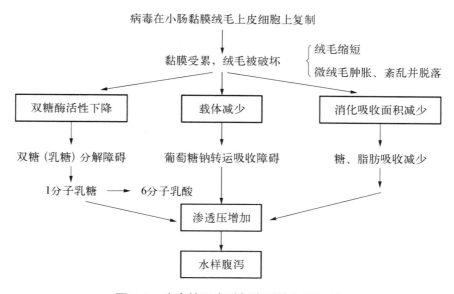

图7-2 病毒性肠炎引起腹泻的作用机制

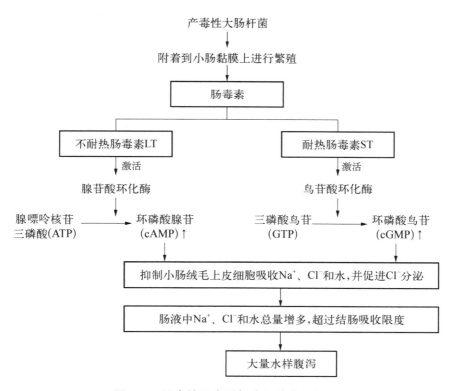

图7-3 肠毒性肠炎引起腹泻的作用机制

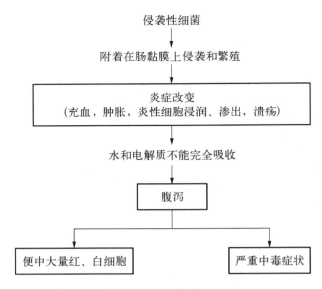

图7-4　侵袭性肠炎引起腹泻的作用机制

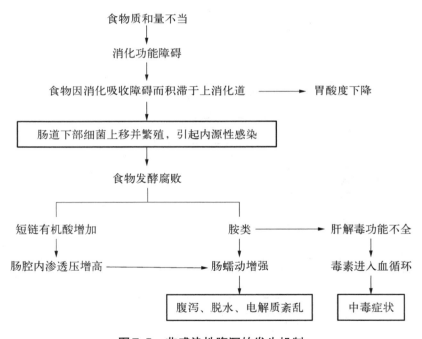

图7-5　非感染性腹泻的发生机制

三、临床表现

不同病因引起的腹泻常具有不同的临床过程。病程在2周以内的为急性腹泻；2周至2个月的为迁延性腹泻；病程超过2个月的为慢性腹泻。此外，还有生理性腹泻。

（一）急性腹泻

根据病情的轻重可以分为轻型腹泻和重型腹泻，临床表现见表7-1。

表7-1　轻型腹泻和重型腹泻的临床表现

维　　度	轻　型　腹　泻	重　型　腹　泻
病因	饮食因素或肠道外感染	肠道内感染
起病	可缓可急	较急
胃肠道症状	食欲缺乏，偶有溢奶或呕吐	伴有呕吐（严重者可吐咖啡样物）、腹胀、腹痛、食欲缺乏等
大便性状	次数增多，一天10次以内，每次量不多，稀薄或带水，呈黄色或黄绿色，有酸味，粪质少，可见奶瓣和泡沫	腹泻频繁，十余次到数十次，呈黄绿色、水样或蛋花样，量多，含水分多，可有少量黏液，偶有便血
水、电解质和酸碱平衡紊乱症状	无	有脱水、代谢性酸中毒（呼吸深长有酮味、口唇呈樱桃红色）、低钾（精神萎靡、肌无力、腱反射消失、肠鸣音减弱）、低钙低镁血症（手足抽搐或惊厥）等
全身中毒症状	无	如发热，体温可达40℃，烦躁不安或萎靡，嗜睡，进而意识模糊，甚至昏迷、休克等
病程	数日	不定

根据感染程度的不同，可分为病毒性腹泻和细菌感染性腹泻，临床表现见表7-2。

表7-2　病毒性腹泻和细菌感染性腹泻的临床表现

维　　度	轮状病毒	产毒性细菌	侵袭性细菌
好发季节	秋冬季，又称秋季腹泻	夏季	全年
易感人群	多见于6个月—2岁	无	新生儿、1岁以内
病程	起病急，潜伏期1—3天，自限性疾病，病程为3—8天	起病急，潜伏期1—2天，自限性疾病，病程为3—7天或较长	起病急，潜伏期长短不一
伴随症状	发热和上呼吸道感染症状，先吐后泻，常并发脱水、酸中毒及电解质紊乱	常伴呕吐，严重者可伴发热、脱水、电解质和酸碱平衡紊乱	常引起志贺杆菌性痢疾样病变，高热可发生热惊厥；恶心呕吐、腹痛和里急后重，可有严重的全身中毒症状甚至休克

维　度	轮状病毒	产毒性细菌	侵袭性细菌
大便性状	"三多"（量多、水多、次数多），呈黄色或淡黄色、水样或蛋花样，无腥臭	腹泻频繁，量多，呈水样或蛋花样，混有黏液	腹泻频繁，呈黏液状，带脓血，有腥臭味
大便镜检	偶有少量白细胞	无白细胞	大量白细胞及数量不等的红细胞，细菌培养能找到致病菌

急性腹泻严重者可致脱水、电解质紊乱、休克等。不同程度的脱水存在不同的临床表现，见表7-3。

表7-3　不同程度脱水的临床表现

维　度	轻　度	中　度	重　度
失水占体重比例	<5%	5%—10%	>10%
精神状态	稍差或略烦躁	萎靡或烦躁不安	淡漠或昏迷
皮肤	稍干、弹性稍差	干、苍白、弹性差	干燥、花纹、弹性极差
黏膜	稍干燥	干燥	极干燥或干裂
前囟和眼窝	稍凹陷	凹陷	明显凹陷
眼泪	有	少	无
口渴	轻	明显	烦渴
尿量	稍少	明显减少	极少或无尿
四肢	温	稍凉	厥冷（手足四肢由下而上冷至肘膝）
周围循环衰竭	无	不明显	明显

（二）迁延性腹泻和慢性腹泻

多与营养不良和急性期治疗不彻底有关，以人工喂养儿、营养不良儿多见。腹泻迁延不愈，病情反复，大便次数和性质不稳定，严重时可出现水、电解质紊乱。由于营养不良儿腹泻时易迁延不愈，而持续腹泻又加重了营养不良，两者互为因果，形成恶性循环，最终引起免疫功能低下，继发感染，导致多器官功能异常。

（三）生理性腹泻

多见于6个月以内的婴儿，外观虚胖，常有湿疹，表现为生长后不久即出现腹泻，但除大便次数增多外，无其他症状，食欲好，不影响生长发育。添加换乳期食物后，大便即逐渐转为正常。可能是乳糖不耐受的一种特殊类型。

四、幼儿腹泻的预防与照护

（一）维持水、电解质及酸碱平衡

（1）口服补液盐（遵医嘱），用于腹泻时预防脱水及纠正轻、中度脱水。[①]口服方法（以下为基本标准，具体应遵医嘱）：① 无脱水症状。年龄小于6个月，50毫升/次；6个月—2岁，100毫升/次；2—10岁，150毫升/次；10岁以上，尽管多喝。例如：1岁左右腹泻患儿，一天腹泻5次，且没有出现明显脱水症状，则应于每次腹泻后喂100毫升，一天共喂100毫升/次×5次=500毫升。② 轻度脱水症状：剂量（毫升）=（50—75）毫升×体重（公斤），等量水稀释，按病情需要随时口服。有明显腹胀、休克、心功能不全或其他严重并发症者及新生儿不宜口服补液盐。

（2）静脉补液（遵医嘱）：用于中重度脱水或吐泻严重或腹胀的患儿。根据不同的脱水程度和性质，结合患儿年龄、营养状况、自身调节功能，决定补给溶液的总量、种类和输液速度，常用的补液原则见表7-4。

表7-4 补液原则

原则	内 容
三定	定量、定性、定速
三量	累积损失量、继续损失量、生理需要量
三先	先盐后糖、先浓后淡（指电解质浓度）、先快后慢
两见	见尿补钾、见抽搐补钙镁

（二）调整饮食

强调继续进食，根据疾病的特殊病理生理状况、个体消化吸收功能和平时的饮食习惯进行合理调整，以满足生理需要，补充疾病消耗，缩短腹泻后的康复时间。注意饮食卫生，食物要新鲜，餐具要定时消毒。告知幼儿饭前便后洗手，勤剪指甲，培养良好的卫生习惯。

（三）加强体格锻炼

适当进行户外活动；注意气候变化，防止受凉或过热。

[①] 中华医学会儿科学分会消化学组，中华医学会儿科学分会感染学组，《中华儿科杂志》编辑委员会.儿童腹泻病诊断治疗原则的专家共识［J］.中华儿科杂志，2009，47（08）：634—636.

（四）保持皮肤清洁、干燥

保持臀部皮肤清洁、干燥。

（五）肠道微生态疗法

有助于恢复肠道正常菌群的生态平衡，抵御病原菌侵袭，控制腹泻，常用双歧杆菌、嗜酸乳杆菌等制剂（遵医嘱服用）。

（六）补锌治疗

世界卫生组织（WHO）和联合国儿童基金会（UNICEF）建议：对于急性腹泻患儿，年龄＞6个月者，应每日给予元素锌20毫克；年龄＜6个月者，应每日给予元素锌10毫克，以缩短病程（须遵医嘱）。

 案例实践

腹泻"禁食"对不对

张奶奶的宝贝孙子小明伤食后出现腹泻，每天拉稀水便六七次，还伴有呕吐。张奶奶认为孩子越吃越拉，决定给他禁食，结果饿得孩子哭闹不止，腹泻症状也无减轻。张奶奶急得给小明的老师打电话。

医学卡片

伤食：指因饮食过量、生冷不均、杂食相克而导致食物滞纳在胃不能消化，致使脾胃功能减退而出现腹胀腹痛、吞吐不适的病症。

思考与实践：

1. 症状识别：小明的症状属于什么类型的腹泻？

小明属于轻型腹泻。

2. 应对与照护：

（1）张奶奶的做法对不对？为什么？

错误。研究表明，即使在急性腹泻时，患儿胃肠道的消化吸收功能也不会完全消失，对营养物质的吸收仍可达到正常时的60%—90%。较长时间的饥饿不仅不利于患儿营养的维持，还会使其营养状况进一步恶化，并影响肠黏膜的修复、更新，降低小肠的吸收能力，使免疫力下降，反复感染，最后导致"腹泻—营养不良—易致腹泻"的恶性循环。

（2）老师应如何指导家长？

老师应让家长及时将孩子带至医院治疗。居家期间，应指导家长选用米汤、稀饭或烂面条等易消化食物给患儿食用，并给些新鲜水果汁或水果以补充钾，再加些熟植物油、蔬菜、肉末或鱼末等，但均需由少到多地逐渐过渡到常规饮食。

第二节 呕吐

案例导入

前一天中午，4岁男孩小凯喝了几口冻汽水，在室外玩了一阵之后说肚子不舒服，后来呕吐了一次，呕吐物里面有食物残渣。到了晚上，孩子开始喊肚子疼，又呕吐了一次，呕吐物基本是清水样的。家长怀疑是着凉引起的，给孩子喝了温水。第二天带至医院就诊。

想一想：孩子呕吐的原因是什么？遇到孩子呕吐时，应该怎样处理？

一、呕吐的定义

呕吐是一种人体的保护性机制，可将食入胃内的有害物质排至体外，但频繁而剧烈的呕吐，则可造成多方面的不利后果，如营养不良、失水、电解质紊乱、酸碱失衡等，甚至引起食管和胃损伤。

二、病因与发病机制

（一）呕吐的病因

1. 反射性呕吐

（1）咽部受到刺激：如剧咳、鼻咽部炎症或溢脓等。

（2）胃、十二指肠疾病：急、慢性胃肠炎，消化性溃疡，功能性消化不良，急性胃扩张或幽门梗阻等。

（3）肠道疾病：急性阑尾炎、各型肠梗阻、急性出血坏死性肠炎、腹型过敏性紫癜等。

（4）肝胆胰疾病：急性肝炎、肝硬化、肝瘀血、急慢性胆囊炎或胰腺炎等。

（5）腹膜及肠系膜疾病：如急性腹膜炎。

（6）其他疾病：如肾输尿管结石。[①]

2. 中枢性呕吐

（1）神经系统疾病：① 颅内感染，如各种脑炎、脑膜炎、脑脓肿。② 脑血管疾病，如脑出血、脑栓塞等。③ 颅脑损伤，如脑挫裂伤或颅内血肿。④ 癫痫，特别是持

---

① 董素寒.对我院消化内科220例患者呕吐的临床分析［J］.中外医疗，2011，30（36）：70.

续状态。

（2）全身性疾病：糖尿病酮症酸中毒、甲亢危象、甲状旁腺危象、肾上腺皮质功能不全、低血糖、低钠血症。

（3）药物：如某些抗生素、抗癌药、洋地黄、吗啡等。

（4）中毒：乙醇、重金属、一氧化碳、有机磷农药、鼠药等。

（5）精神因素：胃神经症、癔症、神经性厌食等。

3. 前庭障碍性呕吐

凡呕吐伴有听力障碍、眩晕等耳科症状者，需考虑前庭障碍性呕吐。常见疾病有迷路炎，是化脓性中耳炎的常见并发症；梅尼埃病，为突发性的旋转性眩晕伴恶心呕吐；晕动病，一般在搭乘飞机、乘船和乘车时发生。

（二）呕吐的发病机制

呕吐是一系列身体神经反射的协调动作，它受位于延髓的呕吐中枢调控。当某些因素刺激了内脏神经、脑神经、前庭器官及化学感受带等部位时，信号会分别传入中枢，由中枢发放冲动至相关的神经肌肉处，再由这些神经肌肉共同完成呕吐的动作。呕吐动作发生时会先关闭声门及幽门，膈肌下降以增加腹压，并放松胃底，然后随着蠕动波产生，在开放贲门时，腹肌与膈肌共同进行强烈的痉挛性收缩，压迫胃内容物，使之经食管喷出口外，完成一次呕吐动作。

> **医学卡片**
>
> 延髓：如倒置的圆锥形，其下界在平齐枕骨大孔处与脊髓连接，上界的腹侧面以一横沟与脑桥相隔，背侧面构成菱形窝的下半部。

三、临床表现

（一）不伴有恶心的呕吐

常见于精神性呕吐、颅内压升高。一般先有明显恶心，然后出现呕吐的协调运动，但精神性呕吐可无先驱恶心或仅有轻微恶心，呕吐并不费力。

（二）喷射性呕吐

常见于颅内压升高，一般有头部外伤史。

（三）伴有头痛

除应考虑到引起颅内压增高的疾病外，也应想到鼻窦炎、青光眼、屈光不正等。

（四）伴有眩晕

常见于第Ⅷ对脑神经病变、椎基底动脉供血不足、小脑后下动脉供血不足；还要考虑迷路病变，如迷路炎；需了解是否由硫酸链霉素、卡那霉素、新霉素或偶由庆大霉素等药物引起。

（五）晨起时发生恶心、呕吐

鼻窦炎有鼻后流脓者因有稠厚分泌物刺激咽部，常出现晨起恶心与干呕。夜间发生者，常见于幽门梗阻，这是由于日间多次进餐，有大量胃潴留，入夜时胃平滑肌已受明显牵伸而产生较强的传入神经冲动，兴奋呕吐中枢，引起呕吐。

> **医学卡片**
>
> **胃潴留**：或称胃排空延迟，是指胃内容物积贮而未及时排空。

（六）伴有胸痛

常见于急性心肌梗死、肺梗死。

（七）伴有腹痛

常见于腹腔内炎症、梗阻、缺血、内脏充血、器官破裂等病变。有时腹痛可在呕吐之后获得暂时缓解，提示消化性溃疡、急性胃炎或高位肠梗阻；但有时呕吐并不能使腹痛得到缓解，提示胆囊炎、胆石症、胆道蛔虫病、急性胰腺炎等。

（八）伴有黄疸

常见于肝炎、胆囊炎、胰腺炎。

（九）伴有发热

考虑感染性疾病。

（十）伴有腹胀

常见于幽门梗阻、肠梗阻。

四、幼儿呕吐的预防与照护

（一）幼儿呕吐的预防

（1）避免刺激咽喉部，避免食用辛辣刺激、生冷的食物，刷牙时注意不要刺激到咽喉部位。

（2）为预防气候改变引起的呕吐，在外应注意保暖，避免去人多、拥挤的地方，防止感染。

（3）为预防消化不良的呕吐，不可饱腹入睡。

（4）为预防晕车造成的呕吐，应避免空腹或进食过饱乘车；乘车选择车中部的座位，看车的运行方向；不要在车上阅读、看手机；长途旅行时，可以戴耳机听音乐，聊天分散注意力或睡觉；可遵医嘱在乘车前服用晕车药。

（5）预防病理性呕吐，应积极治疗原发病。

（二）幼儿呕吐的照护

（1）应坐着或者侧躺着，防止呕吐物被误吸入气管，引起呛咳甚至窒息。

（2）观察呕吐物的性质、量及呕吐次数，并详细记录。

（3）去除刺激因素，观察有无缓解，积极寻找病因。

（4）呕吐后胃里很空，但不要立即进食或喝水，可暂时禁食禁水1—2小时。呕吐后水分和电解质丢失，在禁食水后可少量多次地饮用淡盐水，吃一些流质或半流质食物。

（5）目前最为有效的控制恶心呕吐症状的方法是使用止吐药物（遵医嘱），目前常用于止吐治疗的药物有吩噻嗪类药（如非那根、苯海拉明等）、多巴胺受体拮抗剂（如胃复安等）、抗组胺药、选择性5-羟色胺受体拮抗剂（如吗丁啉、西沙必利）等。

（6）若无缓解，应立即就医。

案例实践

呕吐怎么处理

　　天气渐凉，孩子们都在幼儿园的乐园里自由活动。佳佳走过来告诉老师，说她肚子疼，于是老师用手轻轻给她揉了揉，问她吃过什么。佳佳说喝了冷开水，老师带她去喝了点热水，并提醒她如果还疼就告诉老师。过了几分钟，突然"哗"的一声，佳佳吐了一地，脸上、身上全是呕吐物。

　　思考与实践：

　　应对与照护：老师应怎样应对幼儿呕吐？

　　为预防气候改变引起的呕吐，应注意给幼儿保暖，避免喝凉水。由于呕吐后胃里很空，因此，不要立即给幼儿吃东西或喝水，可暂时禁食禁水1—2小时。因为呕吐后水分和电解质会丢失，所以在禁食禁水结束后可少量多次饮用淡盐水，吃一些流质或半流质食物。

本章小结

在人体的八大系统当中，消化系统的重要性是第一位的，身体各部位脏器必须通过消化系统来输送所需营养，身体的健康与否跟自身的消化系统功能是否健全有直接的关系。

本章主要介绍了幼儿腹泻、呕吐两种常见的消化系统疾病。老师应熟悉两种疾病的临床表现，具备早期识别的能力，重点掌握腹泻、呕吐的预防和处理方法。

消化系统疾病的治疗既要依靠药物，也要重视照护措施，包括适当的休息、平衡而营养丰富的饮食。在康复阶段，应当合理安排幼儿生活，逐步做些体育锻炼，以增强体质。

思考与练习

（1）幼儿出现腹泻时，保教人员应如何处理？

（2）幼儿呕吐时，保教人员应如何处理？

（3）扫描二维码，完成在线测试。

在线测试

第八章
幼儿常见内分泌系统疾病

本章导语

内分泌系统承载着调节体内新陈代谢、维持内环境稳定、调节机体生长发育的重要作用。处于生长发育过程中的幼儿，由于先天及后天各方面因素的影响，易产生内分泌系统的疾病，常见的有生长激素缺乏症、性早熟、肥胖症及糖尿病。幼儿内分泌系统疾病的种类与成人不同，且部分疾病的临床特征、发病机制、治疗手段也与成人有较大区别。幼儿内分泌疾病在不同年龄阶段各有特点。严重的激素功能障碍可能会大大限制幼儿的体格和智力发育，如未早期发现、干预，易造成残疾。因此，保教人员掌握内分泌疾病的早期识别及干预方法，对于幼儿的成长来说是十分必要的。

学习目标

（1）知晓幼儿常见内分泌系统疾病的种类及其定义、发病机制及临床表现。

（2）能根据早期症状初步识别幼儿常见内分泌系统疾病。

（3）掌握幼儿常见内分泌系统疾病的预防和照护方法。

本章导览

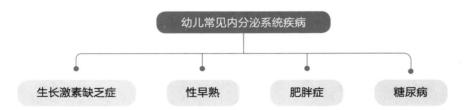

第一节　生长激素缺乏症

案例导入

　　军军妈妈把全部的心思都用在儿子的教育上，军军也非常争气，老师都说他很优秀。但是，随着军军年龄的增长，他的身高却比同龄人矮很多。6岁军军的身高只有106厘米，近一年仅长高了2—3厘米。个高的小朋友经常嘲笑他，巨大的自卑心理使他经常偷偷哭泣，连幼儿园都不想去了。

　　想一想：面对这种情况，老师应该如何帮助军军解决长不高的问题，消除他的自卑情绪？

一、生长激素缺乏症的定义

　　生长激素缺乏症是由于腺垂体合成和分泌的生长激素部分或完全缺乏，或由于结构异常、受体缺陷等原因所引起的生长发育障碍，致使儿童身高低于正常儿两个标准差（−2SD）或在同龄健康儿童生长曲线第3百分位数以下[1]。

二、生长激素缺乏症的发病机制

　　人类生长激素（hGH）由垂体前叶细胞合成和分泌，其释放受下丘脑分泌的促生长激素释放激素（GHRH）和生长激素释放抑制激素（GHIH）的调节。生长激素的基本功能是促进生长，同时调节多种物质代谢。主要表现在：促进人体各种组织细胞的增大和增殖，使骨骼、肌肉和各系统器官生长发育，其中骨骼生长即为个体长高；促进蛋白质合成增加，促进肝糖原分解，减少对葡萄糖的利用，降低细胞对胰岛素的敏感性，还能促进脂肪组织分解和游离脂肪酸的氧化生酮过程。当下丘脑、垂体功能障碍或靶细胞对生长激素无反应时均可造成生长落后。

---

[1]　中华医学会儿科学分会内分泌遗传代谢学组.矮身材儿童诊治指南［J］.中华儿科杂志，2008，46（06）：428—430.

三、生长激素缺乏症的临床表现

（一）原发性生长激素缺乏症

（1）生长障碍：出生时的身高和体重都正常，1岁以后呈现生长缓慢，随着年龄增长，其外观明显小于实际年龄。身体各部比例正常，体形匀称，手足较小。

（2）骨成熟延迟：出牙及囟门闭合延迟，由于下颌骨发育欠佳，恒齿排列不整。骨化中心发育迟缓，骨龄小于实际年龄2岁以上。

（3）青春发育期推迟。

（4）智力正常。

（二）继发性生长激素缺乏症

可发生于任何年龄，伴有原发疾病的相应症状，病后生长发育开始减慢。由颅内肿瘤引起的继发性生长激素缺乏症则多有头痛、呕吐、视野缺损等颅内压增高和视神经受压迫的症状和体征。因围生期（从妊娠28周至产后7天）异常情况所导致的生长激素缺乏症常伴有尿崩症。[①]

> **医学卡片**
>
> 尿崩症：由于下丘脑-神经垂体病变引起精氨酸加压素（AVP）不同程度的缺乏，或由于多种病变引起肾脏对AVP敏感性缺陷，导致肾小管重吸收水功能障碍的一组临床综合征。

四、幼儿生长激素缺乏症的早期识别

（1）身高低于正常儿两个标准差（-2SD）或在同龄健康儿童生长曲线第3百分位数以下。标准差法是用平均值和标准差作为评价"标准"，凡是身高在平均值加（减）1个标准差范围内的属于中等；在平均值加1—2个标准差范围内的为中上；超过平均值2个标准差以上者属于身材高大；低于平均值2个标准差以上者属于身材矮小（见图8-1、图8-2）。百分位法是将100个人的身高按从小到大的顺序排列，排在第25至75位的属于中等，在第75至97位的为中上等，在97位以上者为上等，在第25至第3位的为中下等，在第3位以下的属于身材矮小（见表8-1、表8-2）。

---

① 辛红艳，周丽丽，孙爱英，等.探讨小儿生长激素缺乏症的护理对策［J］.世界最新医学信息文摘（连续型电子期刊），2014，（27）：295.

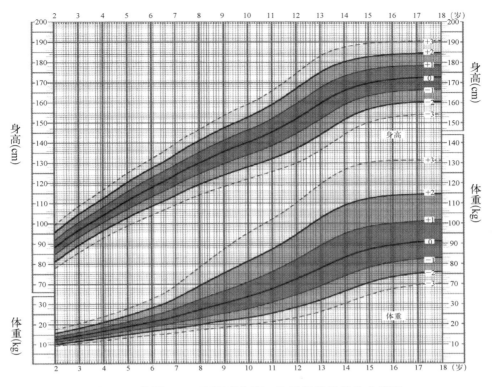

图8-1　我国2—18岁男童身高、体重标准差单位曲线图

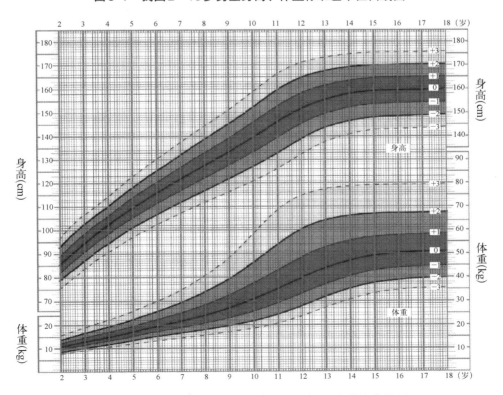

图8-2　我国2—18岁女童身高、体重标准差单位曲线图

表8-1　中国男童身高、体重百分位数值表[1]

年龄	P₃ 身高（cm）	P₃ 体重（kg）	P₁₀ 身高（cm）	P₁₀ 体重（kg）	P₂₅ 身高（cm）	P₂₅ 体重（kg）	P₅₀ 身高（cm）	P₅₀ 体重（kg）	P₇₅ 身高（cm）	P₇₅ 体重（kg）	P₉₀ 身高（cm）	P₉₀ 体重（kg）	P₉₇ 身高（cm）	P₉₇ 体重（kg）
出生	47.1	2.62	48.1	2.83	49.2	3.06	50.4	3.32	51.6	3.59	52.7	3.85	53.8	4.12
2 月	54.6	4.53	55.9	4.88	57.2	5.25	58.7	5.68	60.3	6.15	61.7	6.59	63.0	7.05
4 月	60.3	5.99	61.7	6.43	63.0	6.90	64.6	7.45	66.2	8.04	67.6	8.61	69.0	9.20
6 月	64.0	6.80	65.4	7.28	66.8	7.80	68.4	8.41	70.0	9.07	71.5	9.70	73.0	10.37
9 月	67.9	7.56	69.4	8.09	70.9	8.66	72.6	9.33	74.4	10.06	75.9	10.75	77.5	11.49
12 月	71.5	8.16	73.1	8.72	74.7	9.33	76.5	10.05	78.4	10.83	80.1	11.58	81.8	12.37
15 月	74.4	8.68	76.1	9.27	77.8	9.91	79.8	10.68	81.8	11.51	83.6	12.30	85.4	13.15
18 月	76.9	9.19	78.7	9.81	80.6	10.48	82.7	11.29	84.8	12.16	86.7	13.01	88.7	13.90
21 月	79.5	9.71	81.4	10.37	83.4	11.08	85.6	11.93	87.9	12.86	90.0	13.75	92.0	14.70
2 岁	82.1	10.22	84.1	10.90	86.2	11.65	88.5	12.54	90.9	13.51	93.1	14.46	95.3	15.46
2.5 岁	86.4	11.11	88.6	11.85	90.8	12.66	93.3	13.64	95.9	14.70	98.2	15.73	100.5	16.83
3 岁	89.7	11.94	91.9	12.74	94.2	13.61	96.8	14.65	99.4	15.80	101.8	16.92	104.1	18.12
3.5 岁	93.4	12.73	95.7	13.58	98.0	14.51	100.6	15.63	103.2	16.86	105.7	18.08	108.1	19.38
4 岁	96.7	13.52	99.1	14.43	101.4	15.43	104.1	16.64	106.9	17.98	109.3	19.29	111.8	20.71
4.5 岁	100.0	14.37	102.4	15.35	104.9	16.43	107.7	17.75	110.5	19.22	113.1	20.67	115.7	22.24
5 岁	103.3	15.26	105.8	16.33	108.4	17.52	111.3	18.98	114.2	20.61	116.9	22.23	119.6	24.00
5.5 岁	106.4	16.09	109.0	17.26	111.7	18.56	114.7	20.18	117.7	21.98	120.5	23.81	123.3	25.81
6 岁	109.1	16.80	111.8	18.06	114.6	19.49	117.7	21.26	120.9	23.26	123.7	25.29	126.6	27.55
6.5 岁	111.7	17.53	114.5	18.92	117.4	20.49	120.7	22.45	123.9	24.70	126.9	27.00	129.9	29.57
7 岁	114.6	18.48	117.6	20.04	120.6	21.81	124.0	24.06	127.4	26.66	130.5	29.35	133.7	32.41

表8-2　中国女童身高、体重百分位数值表

年龄	P₃ 身高（cm）	P₃ 体重（kg）	P₁₀ 身高（cm）	P₁₀ 体重（kg）	P₂₅ 身高（cm）	P₂₅ 体重（kg）	P₅₀ 身高（cm）	P₅₀ 体重（kg）	P₇₅ 身高（cm）	P₇₅ 体重（kg）	P₉₀ 身高（cm）	P₉₀ 体重（kg）	P₉₇ 身高（cm）	P₉₇ 体重（kg）
出生	46.6	2.57	47.5	2.76	48.6	2.96	49.7	3.21	50.9	3.49	51.9	3.75	53.0	4.04
2 月	53.4	4.21	54.7	4.50	56.0	4.82	57.4	5.21	58.9	5.64	60.2	6.06	61.6	6.51
4 月	59.1	5.55	60.3	5.93	61.7	6.34	63.1	6.83	64.6	7.37	66.0	7.90	67.4	8.47
6 月	62.5	6.34	63.9	6.76	65.2	7.21	66.8	7.77	68.4	8.37	69.8	8.96	71.2	9.59
9 月	66.4	7.11	67.8	7.58	69.3	8.08	71.0	8.69	72.8	9.36	74.3	10.01	75.9	10.71
12 月	70.0	7.70	71.6	8.20	73.2	8.74	75.0	9.40	76.8	10.12	78.5	10.82	80.2	11.57
15 月	73.2	8.22	74.9	8.75	76.6	9.33	78.5	10.02	80.4	10.79	82.2	11.53	84.0	12.33
18 月	76.0	8.73	77.7	9.29	79.5	9.91	81.5	10.65	83.6	11.46	85.5	12.25	87.4	13.11
21 月	78.5	9.26	80.4	9.86	82.3	10.51	84.4	11.30	86.6	12.17	88.6	13.01	90.7	13.93
2 岁	80.9	9.76	82.9	10.39	84.9	11.08	87.2	11.92	89.6	12.84	91.7	13.74	93.9	14.71
2.5 岁	85.2	10.65	87.4	11.35	89.6	12.12	92.1	13.05	94.6	14.07	97.0	15.08	99.3	16.16

①　表8-1、8-2由首都儿科研究所生长发育研究室制作。

年龄	P₃		P₁₀		P₂₅		P₅₀		P₇₅		P₉₀		P₉₇	
	身高（cm）	体重（kg）	身高（cm）	体重（kg）	身高（cm）	体重（kg）	身高（cm）	体重（kg）	身高（cm）	体重（kg）	身高（cm）	体重（kg）	身高（cm）	体重（kg）
3 岁	88.6	11.50	90.8	12.27	93.1	13.11	95.6	14.13	98.2	15.25	100.5	16.36	102.9	17.55
3.5 岁	92.4	12.32	94.6	13.14	96.8	14.05	99.4	15.16	102.0	16.38	104.4	17.59	106.8	18.89
4 岁	95.8	13.10	98.1	13.99	100.4	14.97	103.1	16.17	105.7	17.50	108.2	18.81	110.6	20.24
4.5 岁	99.2	13.89	101.5	14.85	104.0	15.92	106.7	17.22	109.5	18.66	112.1	20.10	114.7	21.67
5 岁	102.3	14.64	104.8	15.68	107.3	16.84	110.2	18.26	113.1	19.83	115.7	21.41	118.4	23.14
5.5 岁	105.4	15.39	108.0	16.52	110.6	17.78	113.5	19.33	116.5	21.06	119.3	22.81	122.0	24.72
6 岁	108.1	16.10	110.8	17.32	113.5	18.68	116.6	20.37	119.7	22.27	122.5	24.19	125.4	26.30
6.5 岁	110.6	16.80	113.4	18.12	116.2	19.60	119.4	21.44	122.7	23.51	125.6	25.62	128.6	27.96
7 岁	113.3	17.58	116.2	19.01	119.2	20.62	122.5	22.64	125.9	24.94	129.0	27.28	132.1	29.89

（2）每年生长高度小于4—5厘米。

（3）牙成熟迟缓。

（4）至青春期，性器官不发育，第二性征缺如（不确定是否为发育不全或者没有发育）。

若发现幼儿有上述表现，应鼓励家长携其至医院就诊，完善相关检查。

五、幼儿生长激素缺乏症的预防与照护

幼儿生长激素缺乏症的预防与照护主要可以从饮食、运动、睡眠、心理这几个方面进行。

（一）饮食预防

应多提供蛋白质，尤其是含有氨基酸的食物，如面粉、小麦胚芽、豆类、虾、螃蟹、贝类、猪腿肉、蛋、牛奶、乳酪及深色蔬菜等，保证钙和锌的补充。

（二）运动预防

鼓励幼儿日常多做拉伸运动，以促进身高增长，如打篮球、跳绳和拉单杠等。

（三）保证充足睡眠

在睡眠状态下，生长激素的分泌量是清醒状态下的3倍左右。幼儿园应安排幼儿进行午睡（一般为2—3小时），同时鼓励家长让孩子养成早入睡的习惯，每天保证有13小时左右的睡眠。

（四）心理照护

及时发现幼儿的不良情绪，积极应对；鼓励幼儿表达自己的情感和想法，融入群体；正确对待自身形象，树立正向自我概念。

案例实践

"我"还想长高

小凡妈妈发现3周岁的儿子一年只长了3厘米，以为孩子只是发育晚、长得慢。听说户外运动能长高，妈妈便带着小凡去户外跑步、玩耍，然而孩子的身高问题并无改善。在小凡4岁时，老师建议小凡妈妈带孩子去医院的生长发育科就诊，做一些科学的检查。当时小凡刚4岁，身高92厘米，体重16公斤。通过入院后的体格检查，并且行"生长激素激发试验"，医生告诉小凡妈妈，孩子是矮小症，是因生长激素缺乏引起的。小凡疑惑地问道："妈妈，我还能再长高吗？"

思考与实践：

1. 症状识别：上述案例中，小凡矮小症的依据是什么？

每年生长高度小于4—5厘米；身高位于同龄同性别儿童第3百分位以下。

2. 应对与照护：如果你是小凡的老师，你会给予家长哪些建议？

（1）饮食：应多提供蛋白质，尤其是含有氨基酸的食物。

（2）运动：鼓励小凡日常多做些拉伸运动，可以帮助其长高。

（3）保证充足睡眠。

（4）心理照护：引导家长积极应对，鼓励小凡表达自己的情感和想法，同时也要鼓励家长多关注孩子的身体变化，与孩子积极沟通。

第二节　性早熟

案例导入

芊芊，女，今年6岁，乳房发育已经半年多了。芊芊妈妈觉得孩子发育得早了，便买了广告上介绍的药给孩子吃，但没有一点效果。芊芊觉得自己和其他小朋友不一样，便越来越自卑，也不怎么合群。芊芊妈妈担心女儿是否会马上来月经，是否会长不高，焦急担忧的心情溢于言表。

想一想：芊芊为什么会早发育呢？

一、性早熟的定义

性早熟是一种以性成熟提前出现为特征的性发育异常。医学专家认为凡符合以下条件之一，便可确定为性早熟：① 女孩在8岁、男孩在9岁以前呈现第二性征[①]。② 女孩虽然在8岁以后出现第二性征，但初潮发生在10岁以前。性早熟以女孩多见，女孩特发性性早熟（下文会具体介绍）的发生率大约是男孩的9倍；男孩性早熟以中枢神经系统异常（比如肿瘤）的发病率较高，在青春期前的各个年龄组都可以发病。

二、性早熟的病因

性早熟按下丘脑-垂体-性腺轴功能是否提前发动可分为中枢性性早熟、外周性性早熟、不完全性性早熟[②]。

（一）中枢性性早熟

中枢性性早熟又称真性性早熟。由于下丘脑-垂体-性腺轴功能过早启动、促性腺激素释放激素脉冲分泌增强而引起，患儿除有第二性征的发育外，还有卵巢或睾丸的发育。性发育的过程和正常青春期发育的顺序一致，只是年龄提前。中枢性性早熟的病因可分为以下三类：

（1）特发性性早熟：又称体质性性早熟，是由于下丘脑对性激素负反馈的敏感性下降、促性腺激素释放激素过早增加分泌所致，以女孩多见。

（2）继发性性早熟：多见于中枢神经系统异常，包括：① 肿瘤或占位性病变，如下丘脑错构瘤、囊肿、肉芽肿；② 中枢神经系统感染；③ 获得性损伤，如外伤、术后、放疗或化疗；④ 先天发育异常，如脑积水、视中隔发育不全等。

（3）其他疾病：少数未经治疗的原发性甲状腺功能减退症患儿可出现中枢性性早熟。

（二）外周性性早熟

外周性性早熟亦称假性性早熟，是非受控于下丘脑-垂体-性腺轴功能的性早熟，其表现为第二性征发育和性激素水平升高，但下丘脑-垂体-性腺轴不成熟，无性腺的发育。病因有以下四类：

[①]　李长春，舒帮，范典标.肥胖儿童性早熟的相关危险因素分析［J］.山西医药杂志，2019，48（08）：897—898.

[②]　沈晓明，王卫平.儿科学（第7版）［M］.北京：人民卫生出版社，1979：427—428.

（1）性腺肿瘤：卵巢颗粒-卵泡膜细胞瘤、黄体瘤、睾丸间质细胞瘤、畸胎瘤等。

（2）肾上腺疾病：肾上腺肿瘤、先天性肾上腺皮质增生症等。

（3）外源性：如含雌激素的药物、食物、化妆品等。

（4）其他疾病。

（三）不完全性性早熟

不完全性性早熟包括单纯性乳房早发育、单纯性阴毛早现、单纯性早初潮等。

三、性早熟的临床表现

中枢性性早熟的临床特征是提前出现的性征发育，与正常青春期发育程序相似，但临床表现差异较大。在青春期前的各个年龄组都可以发病，症状发展快慢不一，有些可在性发育至一定程度后停顿一段时间再发育，亦有些在症状消退后再发育。在性发育的过程中，男孩和女孩皆有身高和体重过快增长和骨骼成熟加速的表现。早期患儿身高较同龄儿童高，但由于骨骼的过快增长，可使骨骺（骨在发育过程中，骨两端的软骨中出现的骨化点）融合过早，成年后的身材反而较矮小。在青春期身体发育成熟后，患儿除身高矮于一般群体外，其余均正常。

外周性性早熟的性发育过程与上述规律迥异。男孩性早熟应注意睾丸的大小：睾丸容积增大则提示中枢性性早熟；如果睾丸未见增大，但男性化进行性发展（如阴毛、腋毛、胡须、毛发改变，还有变声和喉结出现等），则提示外周性性早熟，其雄性激素可能来自肾上腺。

颅内肿瘤所致的性早熟患儿在病程早期常仅有性早熟表现，后期始见颅压增高、视野缺损等定位征象，须加以警惕。

·学习专栏·

性早熟的评估要点

（1）基本资料：① 身高，增长速度突增（女孩乳房发育6个月后，男孩出现阴茎增大后）；② 坐高。

（2）个人史：① 中枢神经系统器质性病变史；② 原发性甲状腺功能减退症；③ 生殖系统疾病史。

（3）家族史：家族性男性限性性早熟（主要累及男性成员，极端的例子甚至在出生时已存在性成熟的体征，遗传方式为限于男性的常染色体显性遗传）。

（4）营养/代谢：① 女孩：一侧乳房发育，有硬结触痛，数月后另一侧才发育；阴毛（乳房发育后出现）；初潮（如乳房发育后2年内出现初潮，为快速进展型）。② 男孩：睾丸增大≥4ml容积；阴茎增大；遗精（睾丸增大2年后，睾丸达8—10ml容积时）。

（5）活动/休息：基本无异常。

（6）感知/认知：① 精神症状，如自卑感、抑郁、精力不足、记忆力减退、对生活失去信心等；② 智力，大多数正常。

保教人员平时应多留心观察孩子是否有第二性征过早出现，是否有10岁以下的孩子身高增长突然加速等现象，一旦发现异常应建议家长及时带孩子前往正规医院就诊。

四、幼儿性早熟的预防与照护

（1）饮食预防。平衡饮食，荤菜、素菜合理搭配；粗粮、细粮均衡摄入。不给幼儿滥服用营养滋补品，如蜂王浆、花粉制剂、鸡胚等补药。不要过多食用炸鸡腿等快餐和其他含有激素的食物，限制膨化食品和油炸食品的摄入量。

（2）及早发现、及时治疗。

（3）增加体育活动。鼓励幼儿参加有氧型体育活动，最好每天保证有30分钟或以上的运动时间。一般可选择跑步、跳绳、游泳及健美体操等。特别要注意多锻炼下肢部位肌肉，对于性早熟症状的改善可起促进作用。

（4）保证幼儿有充足的睡眠时间。夜间是垂体分泌激素的关键时期，对生长发育有改善效果，能使幼儿精力充沛。保教老师应鼓励家长让幼儿养成早睡的好习惯。

（5）建议让幼儿少接触塑料、油漆等有不良成分的物品，也要注意避免幼儿过多接触与年龄不符的出版物或视听作品，有效避免性刺激的出现。

（6）心理照护。保教人员与家长要鼓励患儿树立正向自我概念，与其进行一定的心灵交流，帮助患儿克服因性早熟带来的自卑等不良情绪。

 案例实践

如何认出"性早熟"

最近，老师发现6岁的小明长得比班上的任何一个孩子都快，而且脸上开始长起了痘痘，便嘱咐家长带孩子去医院检查。然而，小明的妈妈并没有在意，认为孩子长得快是好事，脸上长痘痘也不要紧，以后注意面部清洁就可以了。过了一段时间，小明妈妈发现孩子的生殖器变大了，甚至开始变声了，这时才感到不对劲，于是带孩子前往医院就诊。

思考与实践：

1. 症状识别：如何在早期识别性早熟？

男孩如果在9岁以前呈现第二性征便有可能是性早熟。

2. 应对与照护：作为老师，应如何指导家长预防孩子性早熟？

（1）饮食预防。平衡饮食，荤菜、素菜合理搭配。

（2）及早发现，及时治疗。

（3）增加体育活动。鼓励幼儿参加有氧型体育活动，最好每天保证有30分钟或以上的运动时间。

（4）避免幼儿过多接触与年龄不符的出版物或视听作品。

第三节　肥胖症

案例导入

小明，男，6岁，身高117厘米，体重26公斤，他从小就肉嘟嘟的，吃得好、睡得好，幼儿园老师总是夸他。小明长得白白胖胖、人见人爱的，每次离园时，总是被其他小朋友的家长夸赞。最近，妈妈发现小明晚上睡觉总是打呼噜，早上去幼儿园的路上，小明总是一副睡不醒的样子。老师也注意到小明午睡打呼噜的情况，并且发现小明在户外运动时，跑了几步就喘起来。老师告诉小明妈妈，小明打鼾的现象有必要去医院五官科看一下，因为这可能会引起阻塞性睡眠呼吸暂停综合征。妈妈困惑地问为什么会这样，老师指出，这可能与小明肥胖有关。

想一想：作为老师，应该如何帮助小明减重呢？

一、肥胖症的定义和指标

肥胖症的严格定义是人体能量代谢的失衡，即长期能量摄入超过消耗，导致身体脂肪含量过多而引起的慢病。有学者提出，肥胖最理想的诊断方法是直接测量体脂的增多，但这就需要测量身体的组织成分。BMI已被证实与肥胖和体脂相关良好，美国有很多研究均显示BMI与总体脂和体脂百分数之间同样有很好的相关关系，因此，支持应用BMI作为检测儿童、青少年肥胖的指标[①]。BMI通常建议在18.5—24 kg/m²，是正常范围。如果BMI低于18.5 kg/m²，通常考虑体质偏瘦；如果超过24 kg/m²但是低于28 kg/m²，考虑存在超重的情况；如果超过28 kg/m²，则考虑为肥胖。青少年肥胖或超重的标准界限已有判断标准，即在同年龄同性别儿童的体重指数（BMI＝体重/身高²，kg/m²）的第85百分位至第95百分位为超重，第95百分位以上为肥胖。这是最经济和方便的评估方法，但并不完全准确，因为该方法不能鉴别脂肪和肌肉，若能同时测量身体三角肌、腹部、背部等部位的皮褶厚度则较单用BMI准确，但较麻烦。

二、肥胖症的病因

（一）遗传因素

肥胖症有家族发病倾向，加恩（Garn）的研究指出，父母双方肥胖者，其子女大约有70%—80%发生肥胖；父或母一人肥胖者，子女发生肥胖的概率为40%—50%；父母均为瘦体型的后代发生肥胖的可能性仅为9%—14%。有学者对1 333名儿童进行纵向调查研究，发现父母一方肥胖的，其子女发生肥胖的比值增高，分别是：1—2岁为1.3%；3—5岁为4.7%；6—9岁为8.8%；10—14岁高达22.3%。肥胖儿童到成人早期仍为肥胖的比值为17.5%。

（二）喂养方式及饮食习惯

出生至18个月是婴幼儿脂肪组织增多的第一个活跃期。由于缺乏合理、科学的喂养知识，喂给过多的碳水化合物、高糖饮食、过早地增加固体辅食等均可诱发肥胖。幼儿期和儿童期的饮食谱扩大，某些家庭饮食以肉食、高脂为主，摄入过多高糖、高热量食物，或进食过快等均是导致肥胖的原因。若每天多摄入10千卡热量，一年可积累脂肪约400克。例如，一个正常儿童每日需2 000千卡热量，在此基础上每日多摄入10%，即200千卡，如这部分热卡作为脂肪储存，一年就可储存约8千克脂肪。这部分脂肪储存很难被家长发现和重视。

（三）生活方式

体力活动少、久坐不活动的不健康生活方式是肥胖发生的另一重要因素，如幼儿缺乏足够的体育活动和体力劳动。此外有资料证实，较长时间看电视、玩游戏机和计算机与肥胖呈正相关；每天看1小时电视的青少年，其肥胖发生率增加2%，所以幼儿长时间看电视是发生肥胖的危险因素之一。

[①] 颜纯，王慕逖.小儿内分泌学（第2版）［M］.北京：人民卫生出版社，2006：610—619.

（四）环境因素

环境因素的影响较复杂，包括社会因素、家庭文化水平、经济基础、环境污染等，与肥胖的发生均有一定的关系。

（五）继发于其他疾病的肥胖

常见于其他内分泌疾病，如皮质醇增多症、多囊卵巢综合征、原发性甲状腺功能减低症及下丘脑性肥胖等；一小部分见于遗传代谢病，如糖原累积病，以及伴有肥胖的遗传综合征等。病理性肥胖多数伴有生长减慢。长期服用皮质激素、久病卧床等均可导致继发性肥胖。

三、肥胖症的临床表现

儿童肥胖症可发生于任何年龄，最常见的好发年龄为5—6岁和青春发育期前后。有家族肥胖倾向者，常有多食，喜摄入甜食、肥肉、油炸食品的习惯。肥胖者易疲乏，部分严重者由于脂肪的堆积，影响呼吸肌和膈肌的运动，导致肺通气量不良，行走或稍活动即气喘，常易发生腿痛。肥胖儿童皮下脂肪增多，分布均匀，严重者由于皮下脂肪堆积的部位和程度不同，出现水牛背，腹部、臀部和（或）大腿上部常见白纹或紫纹。常有因胸部皮下脂肪堆积、误认为是乳房发育而就诊者，应与真性乳房发育鉴别。男孩由于大腿会阴部脂肪过多，阴茎隐藏在会阴脂肪组织中，误认为小阴茎。[1]部分肥胖儿童伴有颈部、腋下、肘后及鼠蹊部（大腿根部与腹部连接处）出现棕褐色色素沉着、皮肤增厚、毛囊角化过度、绒膜样疣状增生的黑棘皮病病变。发生机制或许为因胰岛素过度刺激棘层细胞和（或）成纤维细胞，使其过度增长，与胰岛素抵抗有关。肥胖儿童体格发育常较同龄儿更早，智力和性发育正常。肥胖者青春期性发育有较早的，最后身高可低于正常范围。严重肥胖者可产生心理障碍。[2]

四、幼儿肥胖症的预防与照护

（一）教育和行为矫正

教育的对象包括家长和孩子，目的是让他们了解肥胖形成的原因和肥胖所带来的严

---

① 竺益.肥胖儿童血糖血脂代谢指标特征及与性早熟的相关性分析［J］.中国妇幼保健，2021，36（03）：619—621.

② 艾比白·艾尔肯，布力布力，徐佩茹.肥胖对儿童血糖、血脂和血压的影响［J］.重庆医学，2017，46（25）：3576—3578.

重后果，以便更好地配合医生为其制定治疗方案，争取达到预期目标。教育的内容应包括：① 改变家庭的不良饮食习惯，减慢进餐速度。② 纠正不爱运动的家庭生活习惯，养成有规律的运动习惯，如鼓励学龄期儿童参加体力活动、培养热爱劳动的好习惯；减少看电视、使用计算机或玩电子游戏的时间，以家庭为小单位逐渐养成饭后散步的习惯等。③ 托幼机构应对肥胖儿童进行特殊管理，鼓励参加体育活动，不为其加餐等。④ 指出减轻体重需要长时间坚持治疗，帮助孩子树立信心等。

（二）调整饮食

饮食治疗仍然是治疗肥胖的基础，体重的减轻取决于消耗多余脂肪的多少。北京儿童医院对肥胖儿童制定的饮食治疗方案是：① 了解在家三天的饮食情况，一般采取填表的形式，计算出每天平均摄入的总热卡；② 制定全日的总热卡，在减肥初期可减少总热卡的1/5或1/4，在满足生长发育需要的前提下，循序渐进。梅格尔（Meger）等报道在减肥期的每日热卡摄入为：<5岁儿童为600—800卡；>5岁为800—1 200卡。膳食原则：应多摄入蔬菜、含高纤维素和水分多的食物，以增加饱腹感；选择含糖少的水果和减少摄入油脂食物。每日应保证摄入1个鸡蛋，250毫升牛奶，2—3两鱼肉、鸡肉或其他瘦肉；烹调方法最好以凉拌、清蒸、水煮等为主。[1]

 案例实践

胖娃娃减重记

小俞，白白胖胖的，身高90厘米，体重24公斤，是个聪明的男孩子。在幼儿园比较能吃，其他小朋友给他取了个外号叫"冬瓜"，小俞非常难过，告诉了老师。老师与他妈妈进行了沟通，得知平时在家中，小俞非常喜欢面食，特别是面包，还有各种碳酸饮料；而且小俞很少出门运动。家里人认为孩子虽然胖了点，但开心是最重要的。

思考与实践：

1. 症状识别：小俞的体重正常吗？

小俞身高90厘米，体重24公斤，可计算出其BMI为29.6 kg/m²，该值>28 kg/m²，属于肥胖。

2. 应对与照护：如果你是小俞的老师，你会如何改变家长的观念，说服家长与你一

---

① 蒋志颖，刘倩琦，黄荣，等.生活方式干预对肥胖儿童而及青少年膳食、身体活动和健康的影响［J］.中华临床营养杂志，2020，28（01）：32—38.

起控制小俞的体重？

（1）告知家长肥胖对于孩子健康的影响。例如，肥胖严重者由于脂肪的堆积，腺样体肥大会导致呼吸阻塞性睡眠呼吸暂停综合征，危及生命；另外，脂肪堆积影响呼吸肌和膈肌的运动，导致肺通气量不良。

（2）评估家庭生活模式，个体化给到家庭健康教育建议。

第四节　糖尿病

案例导入

小红，女，6岁。家里人发现她近3个月胃口变大了，吃得很多，然而体重却不见长，晚上夜尿很多，而且会尿床，这让妈妈很担心。另外，小红从前喝水总是父母催着喝，而现在不但不用叮嘱，饮水量还很大，一口气能喝300毫升的水。在幼儿园期间，老师也反馈说小红白天很爱喝水，不停地去上厕所。妈妈觉得很反常，于是带着她去医院做了检查，查得空腹血糖10.1毫摩尔/升。

想一想：小红为什么会出现这些症状？

一、糖尿病的定义和指标

糖尿病是由于胰岛素绝对或相对不足引起的糖、脂肪、蛋白质代谢紊乱综合征。儿童患者因易并发酮症酸中毒而成为急症之一。其后期伴发的血管病变，常累及眼和肾脏。儿童、青少年多发1型糖尿病（T1DM），由于胰岛 β 细胞破坏而导致胰岛素分泌绝对不足，起病急，多以酮症酸中毒为首发症状，需要胰岛素替代治疗。[①]

诊断指标为：空腹血糖大于或等于7.0毫摩尔/升，和（或）餐后两小时血糖大于或等于11.1毫摩尔/升即可确诊。

二、糖尿病的发病机制

人体中有6种涉及能量代谢的激素：胰岛素、胰高血糖素、肾上腺素、去甲肾上腺素、

---

① 沈晓明，王卫平.儿科学（第7版）[M].北京：人民卫生出版社，1979：438—439.

皮质醇和生长激素。胰岛素为其中唯一促进能量储存的激素，其他5种激素在饥饿状态时促进能量的释放，因而称为反调节激素。1型糖尿病患儿胰岛 β 细胞被破坏，致使胰岛素分泌不足或完全丧失，是造成代谢紊乱的主要原因，同时由于胰岛素不足而使反调节激素分泌增加，加剧了代谢紊乱。[①]

胰岛素具有促进葡萄糖、氨基酸和钾离子的膜转运，促进糖的利用和蛋白质合成，促进肝、肌肉和脂肪组织贮存多余的能量，抑制肝糖原和脂肪的分解等作用。胰岛素分泌不足会使葡萄糖的利用量减少，而增高的胰高血糖素、生长激素和皮质醇等又促进肝糖原分解和糖异生作用，脂肪和蛋白质分解加速，使血糖和细胞外液渗透压增高，导致渗透性利尿，患儿因此出现多尿症状，可造成电解质紊乱和慢性脱水；作为代偿，患儿渴感增加，饮水增多；同时由于组织不能利用葡萄糖而造成能量不足，产生饥饿感，引起多食；又由于蛋白质合成减少，使生长发育迟延和抵抗力降低，易继发感染。胰岛素不足和反调节激素的增高也促进了脂肪分解过程，使血循环中脂肪酸增高，大量的中间代谢产物不能进入三羧酸循环，使乙酰乙酸、β-羟丁酸和丙酮酸等酮体长期在血中堆积，形成酮症酸中毒。慢性脱水、电解质紊乱及酮症酸中毒等代谢失衡最终可损伤中枢神经系统功能，严重可导致意识障碍或昏迷。（发病机制见图8-3）

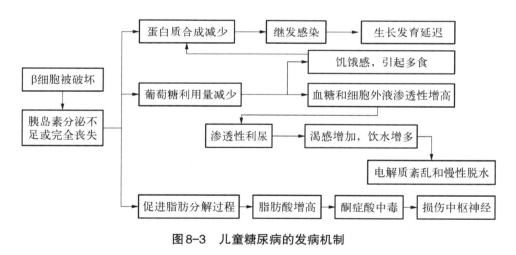

图8-3　儿童糖尿病的发病机制

三、糖尿病的临床表现

儿童糖尿病起病较急，约有40%患儿首次就诊即表现为糖尿病酮症酸中毒（DKA），临床表现不一，多数患儿有多尿、多饮、多食和体重下降，即"三多一少"的典型症状。婴幼儿可有遗尿或夜尿增多。部分患儿临床表现不典型，表现为精神不振、疲乏无力、体

① 郑朝安.1型糖尿病的发病机制［J］.国际儿科学杂志，2020，47（04）：274—278.

重逐渐减轻等。

> **·学习专栏·**
>
> 糖尿病常见并发症及并发症的处理和转介
>
> 糖尿病酮症酸中毒：糖尿病进展严重时，易发生酮症酸中毒，除多尿、多饮、体重减少外，还有恶心、呕吐、腹痛、食欲减退的表现，并出现脱水和酸中毒征象，如皮肤黏膜干燥、呼吸深长、呼气中有酮味、脉搏细速、血压下降，随即可出现嗜睡、昏迷甚至死亡，应立即送医。
>
> 低血糖：儿童在使用胰岛素的过程中发生低血糖（糖尿病低血糖的定义为血糖低于3.9毫摩尔/升），其典型表现为有饥饿感、心慌、手抖、乏力、脉速、多汗、口唇苍白，严重者出现惊厥、昏迷、休克甚至死亡。婴幼儿可出现不典型症状，如情绪改变、激惹、烦躁，或是胃肠道症状，如腹痛等。一旦发生，应采取"15原则"，即进食15克含糖饮料，如可乐，15分钟后复测血糖。对于体重小于30千克的儿童，以每公斤0.3克的标准补充含糖饮料。如不能缓解，应立即送医。

四、糖尿病的预防与照护

幼儿糖尿病的预防与照护可归纳为"五驾马车"，包括营养管理、胰岛素使用、血糖监测、运动锻炼和健康教育[①]。同时，还要注意防止出现并发症、预防感染，并给予患儿心理支持。

（一）营养管理

食物的热量要适合患儿的年龄、生长发育和日常活动的需要，每日所需热量（千卡）＝1 000+年龄×（70至100），公式中系数可结合年龄选择：小于3岁按100计，3至6岁按90计，7至10岁按80计，大于10岁按70计，再根据糖尿病患儿的营养情况、体力活动量及应激状况等因素调整为个体化的能量推荐值。具体分配为：碳水化合物50%—55%，蛋白质15%—20%，脂肪25%—35%。当糖尿病患儿开始按照制定的营养方案进行治疗后，应当每天记录血糖、各餐的食物种类及数量、进餐及加餐的时间，同时要记录与之匹配的胰岛素的种类、剂量、用药时间，以及运动的时间、强度等其他影响血糖水平的因素，用以调整营养治疗的方案及评价糖尿病患儿的依从性。

---

① 巩纯秀.儿童1型糖尿病的规范治疗［J］.中国实用内科杂志，2016，36（07）：551—556.

（二）胰岛素使用

了解幼儿胰岛素治疗方案：目前1型糖尿病患儿最常用的为强化方案，即基础胰岛素联合餐时胰岛素治疗。根据正常人的胰岛素分泌模式，一般三餐前用短效胰岛素（RI）或门冬胰岛素（速效胰岛素），睡前用中效胰岛素（NPH）或长效胰岛素（PZI）。然后是持续皮下胰岛素输注，也称胰岛素泵治疗，它是采用人工智能控制的胰岛素输入装置，通过持续皮下输注胰岛素的方式（同时持续动态地监测血糖），模拟胰岛素的生理性分泌模式，从而控制高血糖的一种胰岛素治疗方法。[①]

学会胰岛素的注射：皮下注射可通过胰岛素笔、胰岛素泵等。胰岛素笔注射的最小单位为0.5 u，注射针头有4—8毫米不同规格供选择。每次注射之前应检查皮肤，选择并更换注射部位，注意核对药物种类与药物剂量，同时保证食物能及时供给方能注射。皮下注射时，缓慢推注，针头拔出前在皮下停留10秒。注射部位可选用股前部、腹壁、上臂外侧、臀部，每次注射须更换部位，注射点相隔1—2厘米，1个月内不要在同一部位注射2次，以免局部皮下脂肪萎缩硬化。

（三）血糖监测

一天应严格执行8次血糖监测，分别是三餐前、餐后2小时、睡前及凌晨2点。血糖监测以指尖血为准，动态血糖等设备监测可提供辅助判断。良好的血糖记录习惯能为调整治疗方案提供准确的依据。每3—6个月定期到医院进行糖化血红蛋白检查。[②]

（四）运动锻炼

在经胰岛素治疗、饮食控制且糖尿病被控制的情况下，原则上不限制运动，但应注意血糖监测。运动时间以进餐1小时后、2—3小时以内为宜，不在空腹时运动。运动后有低血糖症状时可加餐，运动过程中要保证补充水分。

（五）健康教育

托幼机构应向家长、幼儿宣教疾病知识，如组织家长参加知识讲座，利用看图说话、立体教具、自制健康教育图等工具让幼儿了解疾病。

---

① 中华医学会糖尿病学分会.中国1型糖尿病胰岛素治疗指南［J］.中华糖尿病杂志，2016，8（10）：591—597.

② Tauschmann M, Thabit H, Bally L, et al. Closed-loop insulin delivery in suboptimally controlled type 1 diabetes: a multicentre, 12-week randomised trial[J]. The Lancet, 2018, 392: 1321—1329.

·学习专栏·

不同年龄糖尿病患儿运动的选择

3—6岁患儿适宜的运动有：行走、投掷和接取、跑步、游泳、翻滚，看电视、玩电脑游戏的时间应有所限制。可鼓励6—9岁的患儿进行行走、跳舞、跳绳等运动，也可参加一些有组织的运动，如足球、篮球。9—12岁的患儿可参加较复杂的运动，如足球、篮球、冰球、排球，或进行个人运动，如田径、跑步、游泳、跳舞等，上述活动应每天最少进行30分钟。

（六）多关注患儿，防止出现并发症

若发生并发症，应立即遵循并发症的处理和转介方法。

（七）预防感染

保持良好的卫生习惯，避免皮肤破损，坚持定期进行身体检查，特别是口腔、牙齿的检查，维持良好的血糖控制习惯。

（八）心理支持

评估家庭适应能力，筛查心理问题，针对患儿不同年龄发展阶段的特征提供长期的心理支持，帮助患儿保持良好的营养状态、适度的运动并建立良好的人际关系，以减轻心理压力。指导家长避免过于溺爱或干涉患儿的行为，应帮助患儿逐渐学会自我护理，以增强其战胜疾病的自信心。[1]

案例实践

糖　宝

多多，6岁，一次活动下来要上好几次厕所。老师认为这是孩子不肯用心参与活动的表现，便叫来了家长。没想到多多爸爸却说，多多在家也经常跑厕所，喝水也很勤快。老师觉得很奇怪，嘱咐爸爸带着多多去医院检查一下。检查结果显示，多多空腹血糖偏高，口服糖耐试验（OGTT）结果表明多多患有1型糖尿病。

① Duke D C, Barry S, Wagner D V, et al. Distal technologies and type 1 diabetes management[J]. The Lancet Diabetes & Endocrinology, 2018, 6（02）：143—156.

思考与实践：

1. 症状识别：多多有哪些糖尿病患儿的异常症状？

多多的异常症状有喝水多、尿多。

2. 应对与照护：如何照护糖尿病患儿？

根据"五驾马车"原则进行照护。

本章小结

　　内分泌系统的主要功能是在神经系统支配下和物质代谢反馈的基础上释放激素，调节人体的生长、发育、生殖、代谢、运动、病态、衰老等生命现象，维持人体内环境的相对稳定。内分泌系统疾病的发生，是由于内分泌腺及组织发生病理改变所致。许多疾病通过代谢紊乱也可影响内分泌系统的结构和功能。

　　本章共介绍了四大常见内分泌系统疾病：生长激素缺乏症、性早熟、肥胖症及糖尿病。我们需知晓这些疾病的定义、病因、发病机制，识别这些疾病的早期临床表现，重点掌握疾病的预防及照护方法。对于保教人员来说，早期的发现及干预是预防内分泌系统疾病最有效的途径；引导幼儿合理地饮食、运动、自我监测对于预防内分泌系统疾病也是十分必要的。

思考与练习

　　（1）叙述生长激素缺乏症的预防与照护方法。

　　（2）说出性早熟的定义。

　　（3）叙述肥胖症的病因。

　　（4）作为保教人员，如果班上有一名1型糖尿病患儿，应如何对其进行照护？请模拟作为糖尿病患儿照护者的一天。

　　（5）扫描二维码，完成在线测试。

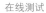

在线测试

第九章
幼儿常见过敏性疾病

本章导语

　　随着疾病谱的转变，过敏性疾病已成为21世纪常见疾病之一，影响了全球约25%的人群。过敏不仅影响患者的生活质量，还可能危及生命，也会给社会带来沉重的经济负担。近年来中国儿童过敏性疾病的患病率也在逐渐升高，如1—7岁儿童特应性皮炎患病率由2002年的3.07%升高到2015年的12.94%；过敏性鼻炎的患病率亦高达4%—38%（不同地区间差别较大）。此外，同一患儿可能共患多种过敏性疾病，给防治工作带来很大困难。[①]本章将结合临床病例着重介绍除过敏性哮喘外的其他三种幼儿常见过敏性疾病，即特应性皮炎、过敏性鼻炎、过敏性结膜炎的临床表现及预防和照护方法。

学习目标

（1）了解过敏的相关术语。
（2）知晓幼儿常见过敏性疾病的种类及其定义、发病机制及临床表现。
（3）能根据早期症状初步识别幼儿常见过敏性疾病。
（4）掌握幼儿常见过敏性疾病的预防与照护方法。

本章导览

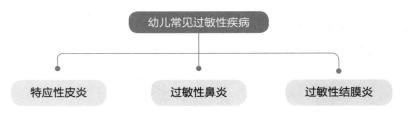

---

① 中华医学会儿科学分会，中华儿科杂志编辑委员会.儿童过敏性疾病诊断及治疗专家共识［J］.中华儿科杂志，2019，57（03）：164—171.

第一节　特应性皮炎

> **案例导入**
>
> 　　阳阳，男，5岁，在幼儿园午睡时，反复在被窝内摩擦翻身，以致影响到其他小朋友入睡。老师发现异常后询问阳阳，他告诉老师，自己全身皮肤瘙痒无法入睡。老师检查后发现，阳阳四肢皮肤多处有抓痕，有的已结痂，皮损处皮肤干燥粗糙。
>
> 　　想一想：面对这种情况，老师应该如何结合患儿的症状对其进行初步的评估和照护，以帮助他缓解不适？

在了解特应性皮炎之前，我们需要了解一下过敏的相关知识。

一、过敏概述

（一）过敏相关术语

（1）超敏反应（hypersensitivity）与过敏（allergy）：机体受到生理剂量的过敏原刺激后，出现异于常人的生理功能紊乱或组织细胞损伤的反应称为超敏反应，可由免疫和非免疫机制介导，免疫机制介导的超敏反应称为过敏。

（2）过敏性疾病（allergic disease）：系一组由于机体免疫系统对环境中典型无害物质产生的超敏反应性疾病，包括过敏性鼻炎、特应性皮炎、过敏性哮喘、食物过敏和严重过敏反应等。

（3）过敏原又称变应原（allergen）：指诱导机体产生过敏的抗原物质，多为蛋白或多肽，部分小分子物质作为半抗原与某些蛋白结合后成为过敏原。

（4）特应质（atopy）：指个体或者个体家族成员在接触过敏原时，倾向于产生IgE类抗体的免疫应答并出现过敏性疾病倾向的特质。

（5）特应性进程（atopic march）：婴儿或者儿童早期出现的某种特应性疾病常预示未来其他特应性疾病的发生，被称为特应性疾病的自然进程，即特应性进程。

（6）严重过敏反应（anaphylaxis）：系在接触过敏原后数分钟到数小时内迅速发生的危及生命的严重症候群，累及两个或以上器官和（或）系统，严重时可发生过敏性休克，须给予紧急救治。

（7）口服免疫耐受（oral tolerance）：指通过口服抗原，机体对该抗原不产生或产生低免疫反应的特异性无应答状态。[①]

[①]　中华医学会儿科学分会，中华儿科杂志编辑委员会.儿童过敏性疾病诊断及治疗专家共识［J］.中华儿科杂志，2019，57（03）：164—171.

（二）过敏性疾病常见影响因素

1. 遗传

过敏性疾病为多基因遗传并与环境交互。部分单基因与特应质直接相关，如DOCK8基因缺陷（对细菌、真菌感染的敏感性增加）患儿多发生哮喘、特应性皮炎、食物过敏。

2. 感染与内毒素暴露

卫生假说认为多子家族或农场居住的儿童不易患过敏性疾病，因为生后与病原及内毒素充分接触，诱导免疫应答，防止过敏性疾病的发生。

医学卡片

卫生假说：阐述Ⅰ型超敏反应性疾病发病机制的理论，认为儿童期感染机会减少与以哮喘与湿疹为代表的过敏性疾病发病率升高有关。根据流行病学资料提示，环境卫生和个人卫生水平似乎与过敏性疾病发生呈负相关。换言之，在卫生条件相对差的环境中生活可降低过敏性疾病发生率，由此提出了卫生假说。

---

3. 肠道菌群

儿童早期肠道内丰富的黏膜相关淋巴组织与大量肠道微生物相互作用，对于产生免疫耐受至关重要。肠道菌群的失衡会导致肠胃酸碱环境改变，带来皮肤疾病问题；肠道毒素会导致全身大面积湿疹的出现，以及免疫功能的下降。

二、特应性皮炎的定义

特应性皮炎（atopic dermatitis，AD），原称"异位性皮炎""遗传过敏性皮炎"，是一种与遗传过敏素质有关的慢性炎症性皮肤病，表现为瘙痒、多形性皮损并有渗出倾向，常伴发哮喘、过敏性鼻炎。[①]

我国AD患病率总体呈上升趋势。2013年12月至2014年5月，中华医学会皮肤性病学分会儿童皮肤病学组开展了中国首个关于AD的现场流行病学调查，结果表明：中国12个城市1—7岁儿童AD的患病率为12.94%，AD患病率随着年龄增长逐步下降，从1—2岁年龄段的19.94%逐步降至6—7岁年龄段的10.39%，这与其自然病程一致；74.60%为轻度，23.97%为中度，1.44%为重度。

---

① 张学军，郑捷.皮肤性病学（第9版）[M].北京：人民卫生出版社，2018：105—107.

三、特应性皮炎的病因与发病机制

本病的病因与发病机制目前还不是很明确，一般认为可能是遗传因素与环境因素相互作用并通过免疫途径介导产生的结果。具体有以下三点：

（一）遗传学说

其证据有：① 父母一方有AD者，其子女出生后3个月内发病率可达25%以上，2岁内发病率可达50%以上，如果父母双方均有特应性疾病史，其子女AD发病率可高达79%；② 双生子研究显示，同卵双生子与异卵双生子一方患AD，另一方患病的概率分别为77%和15%；③ 日前已经提出的AD易感基因有丝聚蛋白（FLG）等多种。

> **医学卡片**
>
> 丝聚蛋白（FLG）：人体皮肤角质层中连接角蛋白纤维的重要分子，在FLG单体协助连接下，角蛋白纤维规则地聚集，在表皮的最外层形成坚实的物理屏障，可以防止表皮水分的丢失和外界过敏物质的入侵。

（二）环境因素

外界环境中的过敏原（如屋尘螨、花粉等）可诱发AD，某些患者用过敏原进行皮试可出现皮肤湿疹样改变。

（三）皮肤屏障功能异常

AD患者皮损部位神经酰胺（有维持皮肤水分的作用）含量减少，导致皮肤经表皮水分丢失量增加，皮肤干燥。

四、特应性皮炎的临床表现及初步判断

（一）临床表现

本病临床表现多样，可表现为急性和慢性反复发作。本病在不同年龄阶段有不同的临床表现，通常可分为婴儿期、儿童期、青年成人期。

1. 婴儿期

在婴儿期，本病又叫"婴儿湿疹"。约60%患者于1岁以内发病，以出生2个月以后为多。初发皮损为面部瘙痒性红斑，继而在红斑基础上出现针尖大小的丘疹、丘疱疹，密集成片，皮损呈多形性，境界不清，搔抓、摩擦后会很快糜烂、渗出和结痂等，皮损可迅速

扩展至其他部位（如头皮、额、腕、四肢等，见图9-1A）。病情时重时轻，某些食品或环境等因素可使病情加剧，可出现继发感染。一般在2岁以内逐渐好转、痊愈，部分患者的病情会迁延并发展为儿童期AD。

2. 儿童期

多在婴儿期AD缓解1—2年后发生并逐渐加重，少数自婴儿期延续发生。皮损累及四肢屈侧或伸侧，常限于肘窝、腘窝等处（见图9-1B），其次为眼睑、颜面和颈部（见图9-1C）。皮损呈暗红色，渗出较婴儿期轻，常伴抓痕等继发皮损，久之形成苔藓样变。此期瘙痒仍很剧烈，形成"瘙痒—搔抓—瘙痒加重"的恶性循环。

3. 青年成人期

指12岁以后青少年期及成人阶段的AD，可以从儿童期发展而来或直接发生。好发于肘窝、腘窝、四肢、躯干，某些患者掌跖（手背、脚背接近指/趾处）部位明显（见图9-1D）。皮损常表现为局限性苔藓样变，有时可呈急性、亚急性湿疹样改变，部分患者皮损表现为泛发性干燥丘疹。瘙痒剧烈，搔抓出现血痂、鳞屑及色素沉着等继发皮损。

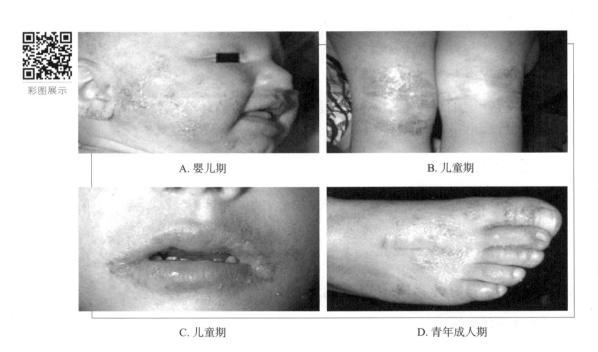

彩图展示

A. 婴儿期

B. 儿童期

C. 儿童期

D. 青年成人期

图9-1 特应性皮炎

（二）初步判断

根据不同时期的临床表现，结合患儿及其家族中有无遗传过敏史（哮喘、过敏性鼻炎、特应性皮炎）、嗜酸性粒细胞增高和血清IgE升高等特点可做出初步诊断。目前国际上常用的 AD 诊断标准为 Williams 标准[①]（见表9-1）。

表9-1　Williams 诊断标准

皮肤瘙痒（或父母诉患儿有搔抓或摩擦史）加上以下标准中的3项或更多：
1. 2岁以前发病（4岁以下儿童不适用）
2. 屈侧皮肤受累史（包括肘窝、腘窝、踝前、眼周或颈周）
3. 有全身皮肤干燥史
4. 个人史中有其他过敏性疾病（如哮喘或花粉症），或一级亲属中有过敏性疾病史
5. 有可见的身体屈侧皮炎（4岁以下儿童包括颊部/前额和远端肢体湿疹）

五、幼儿特应性皮炎的预防

（1）避免接触诱发AD的各类因素，如食物、衣物、温度和湿度、刺激性洗护用品等。

（2）保持皮肤清洁，常规使用保湿润肤露。

（3）尽量坚持母乳喂养至6个月。

（4）做好孕期保健，于早期发现高危因素。

六、幼儿特应性皮炎的照护

幼儿AD的患病率高，严重影响患儿及其家庭的生活质量，因此，托幼机构保教人员和患儿家庭成员掌握AD的照护要点显得尤为重要，具体需要做到以下几点[②]：

（1）疾病认识。AD是一种慢性和反复发作性疾病，缓解期和复发期交替出现，70%的患儿在儿童期后期症状会显著改善，但是发病特别早和严重、有AD家族史和早期变应原致敏的患儿更可能病情迁延。目前国际上公认的AD治疗策略为"阶梯式"分级治疗，AD治疗的目标是控制症状、减轻瘙痒和改善生活质量。

（2）去除病因和诱发加重因素。① 食物，回避过敏原，并注意保障营养，必要时可咨询营养师进行饮食指导。② 汗液刺激，这是重要的诱发因素，应让患儿勤洗澡，在去除汗液的同时，减少皮肤表面过敏原和微生物的刺激。不可使用具有刺激性的沐浴露。③ 物理

---

① 张学军，郑捷.皮肤性病学（第9版）[M].北京：人民卫生出版社，2018：105—107.

② 中华医学会皮肤性病学分会儿童皮肤病学组.中国儿童特应性皮炎诊疗共识（2017版）[J].中华皮肤科杂志，2017，50（11）：784—789.

刺激，包括衣物、空气干燥、护理用品等，如粗糙材质的衣服。④ 环境因素，包括特定季节的吸入性过敏原、有机溶剂（如甲苯等）。⑤ 感染因素，当发生细菌或真菌感染时，在明确感染后应遵医嘱进行针对性治疗，避免预防性地使用抗生素。⑥ 情绪，缓解紧张等不良情绪。⑦ 搔抓，避免搔抓，打断"瘙痒—搔抓—瘙痒加重"的恶性循环。

（3）基础治疗，即修复皮肤屏障和保湿。① 清洁和沐浴：盆浴更佳，水温以32—37℃为宜，时间为5分钟，最后2分钟可加用润肤油；继发细菌感染时，要仔细去除痂皮，使用无刺激和低致敏性清洁剂，可含抗菌成分。② 润肤剂：是维持期治疗的主要手段，应做到足量和多次，每日至少使用2次。在基础治疗中，保湿润肤是AD治疗的基础，需要长期坚持。

（4）不能滥用或过分恐惧糖皮质激素，应遵医嘱使用。

 案例实践

洋 洋 痒

洋洋，6岁，是个爱美的小姑娘。洋洋妈妈每天都会变着法地给她梳各种好看的辫子。一天，让老师觉得奇怪的是，洋洋在8月的高温天还穿着紧身打底衣裤，细问之下才知道，原来洋洋手臂和小腿的皮肤因为长期受皮疹折磨，奇痒无比，抓挠后留下了一道道斑斑驳驳的瘢痕。老师仔细检查后发现，皮损累及四肢、肘窝、腘窝严重，皮损呈暗红色，伴抓痕，多处呈苔藓样变，于是帮洋洋脱去紧身的打底衣裤，再用清水轻擦皮炎处，并为她涂上婴儿用润肤露。等到离园的时候，老师和洋洋妈妈沟通了洋洋的情况，得知洋洋6个月大时就患有湿疹，到现在时好时坏，反复发作。

思考与实践：

1. 症状识别：根据洋洋的症状，她可能患了什么疾病？

结合Williams诊断标准，案例中的患儿洋洋皮肤瘙痒，自幼患湿疹，皮损累及四肢伸侧及屈侧，肘窝、腘窝严重，皮损呈暗红色，伴抓痕，多处呈苔藓样变。可初步考虑特应性皮炎。

2. 应对与照护：以上案例中，老师的哪些做法是正确的？哪些地方需改进？

正确的做法：① 发现患儿反复抓挠皮肤后，老师及时询问原因，并检查皮损情况。② 判断洋洋是皮炎后，老师帮她清洁皮肤，并涂润肤露，以缓解瘙痒症状。③ 紧身的袜子和衣服可能是加重瘙痒的诱因，老师及时帮洋洋脱去，以去除诱因。

需改进的地方：① 对于有皮肤破损的地方，不建议使用润肤露，可遵医嘱使用抗生素软膏，防止皮肤感染。② 对于此类过敏体质的患儿，建议幼儿园提供特殊饮食，防止食物诱发或加重过敏症状的发生。③ 皮炎发作期间，可建议家长为患儿准备宽松舒适的衣物，避免刺激皮肤。④ 可帮助患儿修剪指甲，指导患儿尽量避免用指甲抓挠，实在忍不住可用指腹揉搓。⑤ 对于严重的皮炎，建议家长及时带孩子去医院就诊；在园期间的用药要做好交接。

第二节　过敏性鼻炎

▍案例导入▍

凤凤，女，4岁，幼儿园中班，长得特别可爱，可她却有个"鼻涕虫"的外号。凤凤一到春季，就一把鼻涕一把眼泪，喷嚏不断，两条清水鼻涕总挂在上唇。老师刚帮她擦干净，没一会儿又挂上了，小鼻子也因为反复擦拭而红红的，鼻孔处的皮肤几乎要被擦破了。

想一想：面对这种情况，老师应该如何结合患儿的症状对其进行初步的评估和照护，以帮助她缓解不适？

一、过敏性鼻炎的定义

过敏性鼻炎（allergic rhinitis，AR）又称变应性鼻炎，是特应性（atopic）个体接触致敏原后由IgE介导的以炎性介质（主要是组胺）释放、有免疫活性细胞和细胞因子等参与的鼻黏膜慢性炎症反应性疾病，以鼻痒、喷嚏、鼻分泌亢进、鼻黏膜肿胀等为其主要特点，其在普通人群的患病率为10%—25%。近年来随着环境因素的影响，本病的发病率有逐年增加的趋势。[①]

过敏性鼻炎传统上分为常年性过敏性鼻炎（perennial allergic rhinitis，PAR）和季节性过敏性鼻炎（seasonal allergic rhinitis，SAR）。世界卫生组织（WHO）"过敏性鼻炎及其对哮喘的影响"（allergic rhinitis impact on asthma，ARIA）工作小组根据发病时间特点和疾病对生活质量的影响做了如下分类，此种分类方法是临床上选择阶梯方式治疗方案的依据。

---

① 孙虹，张罗.耳鼻咽喉头颈外科学（第9版）［M］.北京：人民卫生出版社，2018：206—208.

（一）按症状发作时间分类

（1）间歇性AR：症状发作＜4天/周，或＜连续4周。

（2）持续性AR：症状发作≥4天/周，且≥连续4周。

（二）按症状严重程度分类

（1）轻度AR：症状轻，对生活质量（包括睡眠、日常生活、学习，下同）未产生明显影响。

（2）中-重度AR：症状较重或严重，对生活质量产生明显影响。

·学习专栏·

过敏性鼻炎的发病机制

儿童AR主要是由IgE介导的Ⅰ型变态反应，其主要病理机制为抗原进入致敏个体内，引起相关炎症介质释放和炎症细胞聚集，进而引发一系列症状。大多数抗原为吸入性抗原，以尘螨和花粉最常见。

当抗原进入黏膜后，与聚集在鼻黏膜肥大细胞表面的高亲和力IgE受体相结合，引起肥大细胞分泌炎性介质（如组胺和白三烯），刺激鼻黏膜的感觉神经末梢和血管，兴奋副交感神经（植物神经系统的一部分），这一过程称为速发相反应，最终引发鼻痒、打喷嚏、清水样涕等症状。

组胺等炎性介质的释放诱导血管内皮细胞、上皮细胞等表达或分泌黏附分子、趋化因子及细胞因子等，募集和活化嗜酸粒细胞等免疫细胞，导致炎性介质的进一步释放，炎性反应持续和加重，鼻黏膜出现明显组织水肿导致鼻塞，这一过程称为迟发相反应。[①]

二、过敏性鼻炎的临床表现

儿童AR的典型四大症状为喷嚏、清水样涕、鼻痒和鼻塞。婴幼儿可见鼻塞，可伴随张口呼吸、打鼾、喘息、喂养困难、揉鼻揉眼。学龄前期儿童以鼻塞为主，可伴有眼部症状和咳嗽。学龄期儿童以清水样涕为主，可伴有眼部症状和鼻出血。

---

① 中国医师协会儿科医师分会儿童耳鼻咽喉专业委员会.儿童过敏性鼻炎诊疗——临床实践指南［J］.中国实用儿科杂志，2019，34（03）：169—175.

·学习专栏·

AR体征

儿童AR发作时可能出现的典型体征为双侧鼻黏膜苍白、水肿，鼻腔有水样分泌物（见图9-2A）。眼部体征主要为眼睑和结膜充血、水肿（见图9-2B），患儿会因此反复揉搓眼部，产生特征性体征，即Dennie-Morgan线（位于下眼睑的由内眦向外的褶皱处，见图9-2C）。婴幼儿常伴有湿疹，可伴有哮喘。除此以外，还可能出现以下表现：①"过敏性黑眼圈"或"熊猫眼"（见图9-2D）：指下眼睑由于慢性充血变黑，黑色的深度与病程及疾病严重程度相关。AR幼儿的表现可能不明显。②"过敏性敬礼症"（见图9-2E）：指患儿为缓解鼻痒和使鼻腔通畅而用手掌或手指向上揉鼻的动作。③"过敏性皱褶"（见图9-2F）：指患儿经常向上揉搓鼻尖导致外鼻皮肤表面出现的横行皱纹。④"过敏性面容"（见图9-2G）：长期鼻塞导致患儿一直张口呼吸，呈现出特殊面容，一直张着嘴、腭部高拱、牙齿咬合畸形。

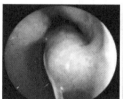

A. 鼻腔水样分泌物　　B. 眼睑和结膜充血

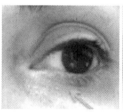
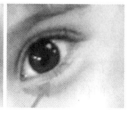

C. Dennie-Morgan线

彩图展示

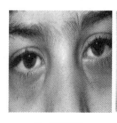
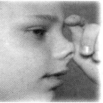
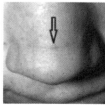
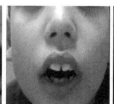

D. 熊猫眼　　　E. 过敏性敬礼症　　　F. 过敏性皱褶　　　G. 过敏性面容

图9-2　儿童AR体征

三、幼儿过敏性鼻炎的预防

（一）环境控制

采取有效措施控制室内和室外环境中的过敏原。

（二）营养策略

婴儿期的营养对幼儿过敏性鼻炎的预防非常关键。

（1）喂养方式：坚持母乳喂养至少4—6月龄；有条件的配方奶喂养者建议选择部分水解配方。

（2）科学引入固体食物：4—6月龄后常规引入固体食物，不晚于1岁；每次只引入一种食物且持续3—5天或以上；食物多样化，保持日常摄入以维持其耐受性。

（三）其他

添加益生菌（仅用于预防湿疹）；不能母乳喂养者建议添加含有益生菌的配方奶粉；不建议采用其他免疫调节性营养食物（如 ω-3、维生素D）来预防过敏性疾病。

四、幼儿过敏性鼻炎的照护

（一）正确使用鼻喷药物

鼻部糖皮质激素能直接治疗鼻腔的过敏性症状，是过敏性鼻炎的首选药物，可遵医嘱使用该药物。它能缓解鼻塞，减少鼻涕、鼻痒、打喷嚏，多数在30分钟内起效，症状严重的可能需要几天或几周才起效。

使用方法：为提高效果，喷激素前需把鼻腔清洗干净；让患儿处于向前低头的体位，遵医嘱在其鼻孔内喷入药物。一般为每个鼻孔喷一下，1喷/天/两侧；如果患儿过敏严重，可每日每侧鼻孔喷2下（最大量）。

何时停药（以下为基本原则，具体应遵医嘱）：建议逐渐停药，如果症状缓解明显，可在一周后减半使用，如"2喷/天/两侧—1喷/天/两侧—1喷/隔天/两侧—按需使用（即有症状使用）"。如在调整过程中出现症状加重的情况，则返回之前的使用剂量。

鼻喷激素的副作用及预防：鼻黏膜不适，感觉干燥或有刺痛感，有鼻涕带血表现。为了防止这些副作

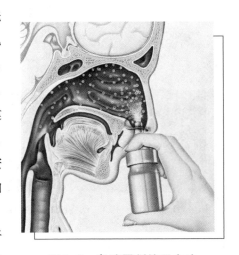

图9-3　鼻喷雾剂使用方法

用，喷鼻的时候，不要向着鼻中隔喷，要向鼻孔里面喷，同时不要超量喷。

·学习专栏·

儿童过敏性鼻炎的治疗

儿童过敏性鼻炎的治疗需要防治结合，防治原则包括环境控制、药物治疗、免疫治疗和健康教育。儿童AR的防治应采取阶梯治疗模式（见图9-4），且避免接触过敏原。

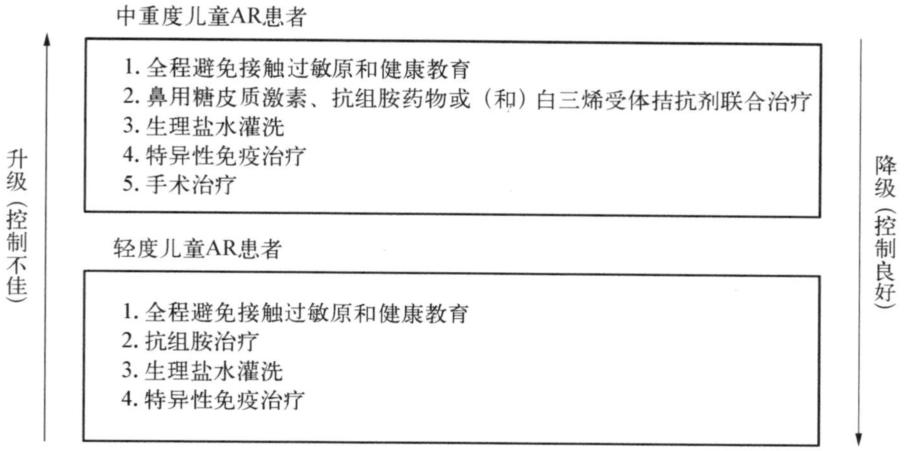

中重度儿童AR患者

升级（控制不佳）
降级（控制良好）

1. 全程避免接触过敏原和健康教育
2. 鼻用糖皮质激素、抗组胺药物或（和）白三烯受体拮抗剂联合治疗
3. 生理盐水灌洗
4. 特异性免疫治疗
5. 手术治疗

轻度儿童AR患者

1. 全程避免接触过敏原和健康教育
2. 抗组胺治疗
3. 生理盐水灌洗
4. 特异性免疫治疗

图9-4 儿童AR的防治阶梯治疗模式

（1）药物治疗：轻度间歇性儿童AR可采取抗组胺药物治疗，中重度间歇性和持续性儿童AR可采取鼻用糖皮质激素、抗组胺药物或（和）白三烯受体拮抗剂联合用药。

（2）免疫治疗：该疗法是给予患儿剂量逐步增加的过敏原提取物（治疗性疫苗），诱导机体免疫耐受，使患儿在再次接触相应过敏原时症状明显减轻，甚至不产生临床症状。

（3）手术治疗：对于大龄患有AR的儿童，经药物保守治疗无效的，特别是鼻塞症状加重者需进行外科手术治疗。

（二）冲洗鼻腔

用鼻腔盐水或生理性海水冲洗是一种安全、方便的治疗方法，通常用于鼻腔和鼻窦炎性疾病的辅助治疗，更适用于婴幼儿，一般在其他鼻用药物之前使用。

（三）清理鼻腔分泌物

避免幼儿反复摩擦鼻部及用力擤鼻涕，尽量用纸巾吸附鼻涕，防止鼻黏膜及鼻孔外缘皮肤破损，建议家长自备柔润度高的婴儿纸巾。

（四）健康教育

（1）过敏知识的普及，让患儿及照顾者了解AR的病因、风险因素、疾病进程及潜在危害。

（2）告知过敏原检查的必要性和主要检测方法。

（3）做好良好的环境控制，避免接触或尽可能少接触过敏原。

（4）和家长沟通用药方法，请家长填写相关表格，确保园内用药的正确和安全。

 案例实践

兰兰的黑眼圈

兰兰，6岁，女，长着一双大眼睛的她小小年纪便有严重的黑眼圈，像熊猫一样。老师刚开始误以为她睡眠不足。户外活动时，兰兰和小朋友去花圃观赏盛开的鲜花，回到教室后就不停地流清水鼻涕，喷嚏连续不止。老师询问兰兰后被告知，她鼻子痒，控制不住打喷嚏。老师测量了兰兰的体温，为36.8℃，并帮她将鼻涕擦干净，让她回教室继续活动。一天下来，兰兰用掉了一大包抽纸，小鼻子也被纸巾擦红了。老师帮她用热毛巾敷了鼻子，并涂上一层润肤露。离园时，老师把兰兰的情况与家长进行了沟通，建议家长带孩子去医院做个过敏原检测，可以明确病因。

思考与实践：

1. 症状识别：兰兰为什么一直打喷嚏，她得了什么病？

结合案例中患儿兰兰的症状，即打喷嚏、流清水鼻涕，主诉鼻痒，可初步考虑她患有过敏性鼻炎。

2. 应对与照护：以上案例中，老师的哪些做法是正确的？哪些地方需改进？

正确的做法：① 老师发现患儿打喷嚏、流鼻涕后及时询问情况，并测量体温。② 帮患儿擦净鼻涕，保持清洁，提高患儿的舒适度。③ 患儿鼻部被过度擦拭后，老师给予热敷并涂润肤露，减少皮肤摩擦，防止破损。④ 与家长及时沟通，早期干预，指导就医。

需改进的地方：① 对于过敏体质患儿，尤其是明确过敏原的患儿，老师应做好记录，尽量避免患儿接触过敏原。② 对于此类过敏体质的患儿，建议幼儿园提供特殊饮食，防止食物诱发或加重过敏症状的发生。③ 指导患儿正确擦拭鼻涕的方法，建议家长帮孩子备好柔润度高的婴儿纸巾。④ 对可疑患有花粉过敏的幼儿，避免其近距离与花草接触，可戴好口罩远距离观赏。

第三节　过敏性结膜炎

案例导入

　　小雪，女孩，4岁，幼儿园中班。在园内组织的文艺节上，小雪要表演舞蹈。为了增加舞台效果，老师给大家化妆，可小雪在画完睫毛后就不停地眨眼睛。她实在忍不住，就用小手揉了眼睛，结果眼睛一下子红了，接着眼泪止不住地流了下来，弄花了刚刚画好的漂亮妆容。小雪急得不知所措。

　　想一想：面对这种情况，老师应该如何结合小雪的症状对其进行初步的评估和照护，以帮助她缓解不适？

一、过敏性结膜炎的定义

　　过敏性结膜炎（allergic conjunctivitis，AC），是结膜对过敏原刺激产生超敏反应所引起的一类疾病。以Ⅰ型（速发型）和Ⅳ型（迟发型）超敏反应为主[1]。

二、过敏性结膜炎的分类

　　根据过敏性结膜炎的发病机制及临床表现，可分为5种亚型[2]。

（1）季节性过敏性结膜炎（seasonal allergic conjunctivitis，SAC）。

（2）常年性过敏性结膜炎（perennial allergic conjunctivitis，PAC）。

（3）春季角结膜炎（vernal keratoconjunctivitis，VKC）。

（4）巨乳头性结膜炎（giant papillary conjunctivitis，GPC）。

① 杨培增，范先群.眼科学（第9版）［M］.北京：人民卫生出版社，2018：97—101.
② 中华医学会眼科学分会角膜病学组.我国过敏性结膜炎诊断和治疗专家共识（2018年）［J］.中华眼科杂志，2018，54（06）：409—414.

（5）特应性角结膜炎（atopic keratoconjunctivitis，AKC）。

三、过敏性结膜炎的病因与发病机制

（1）通常认为和花粉敏感有关，各种微生物的蛋白质成分、动物皮屑和羽毛等也可能是致敏原，是体液免疫和细胞免疫均参与的超敏反应。

（2）多见于戴角膜接触镜或义眼者，与抗原沉积及微创伤有密切的关系，为机械性刺激与超敏反应共同作用的结果。

（3）某些药物可引起迟发型超敏反应，如睫状肌麻痹药阿托品、氨基苷类抗生素、抗病毒药物碘苷、防腐剂及缩瞳剂等。

四、过敏性结膜炎的临床表现

（一）症状

过敏性结膜炎的典型症状为眼痒、异物感及结膜囊分泌物增多。儿童患者可表现为揉眼或频繁眨眼。

（二）体征

结膜充血是过敏性结膜炎最常见的体征，同时可伴有不同程度的结膜水肿（见图9-5A）。结膜乳头（见图9-5B）是过敏性结膜炎的特征性表现。

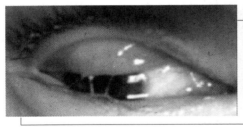
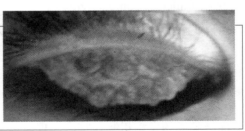

彩图展示

A. 结膜水肿　　　　　　　　　　　　　B. 结膜乳头

图9-5　过敏性结膜炎体征

（三）过敏性结膜炎各亚型的典型症状及体征

（1）季节性过敏性结膜炎：除了具有过敏性结膜炎的常见症状、体征外，本病常好发于某个季节，其中眼痒是患者的主诉。多数致敏原是花粉，因此60%以上的本病患儿伴有过敏性鼻炎。

（2）常年性过敏性结膜炎：本病致敏原以尘螨为主。部分患儿的过敏症状及体征非常轻，缺乏特异性临床表现。

（3）春季角结膜炎：结膜乳头是本病的主要体征，多发于上睑结膜。本病在临床上分为结膜型（以结膜乳头为主，采用裂隙灯检查法观察春季角结膜炎结膜型眼表外观，可见上穹隆及睑结膜头及滤泡增生，见图9-6）、角膜缘型（以角膜缘Horner-Trantas结节为主，见图9-7）和混合型（结膜和角膜缘均累及，见图9-8），严重者合并角膜盾形溃疡（shield ulcer，常见于长期反复发作的混合型患者，见图9-9）。主要过敏原是尘螨，部分患者对花粉和动物皮毛过敏，大部分患者找不到过敏原因。本病与遗传因素有关。

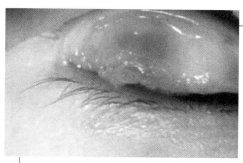

彩图展示

| A. 早期乳头较小 | B. 随着病程进展，乳头直径明显增大，满布在睑结膜面，淡红色充血，似卵圆形铺路石 |

图9-6　结膜型

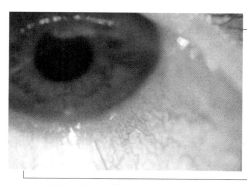
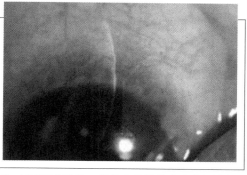

| A. 高出角巩膜缘的胶样Horner-Trantas结节形成 | B. 病变至中晚期，部分角巩膜缘出现永久性新生血管，伴纤维化血管翳及色素沉着 |

图9-7　角膜缘型

医学卡片

　　血管翳：由新生微血管、增生肥大的滑膜细胞、炎细胞及机化的纤维素构成，具有类似肿瘤组织的特性。

彩图展示

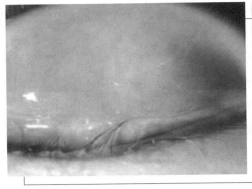

A. 睑结膜面可见淡红色充血的卵圆形铺路石样乳头及滤泡增生

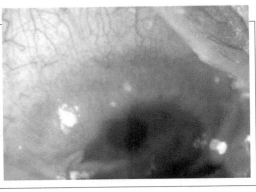

B. 合并高出角巩膜缘的胶样 Horner-Trantas 结节及纤化血管翳

图 9-8　混合型

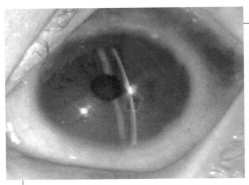

A. 早期的盾形角膜上皮缺损，随病情发展可形成角膜溃疡

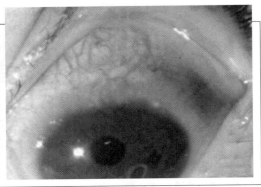

B. 角膜缘可见大量胶样 Horner-Trantas 结节

图 9-9　合并角膜盾形溃疡

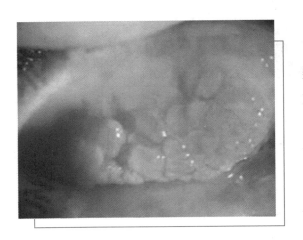

图 9-10　巨乳头性结膜炎

（4）巨乳头性结膜炎：本病以直径＞1毫米的结膜乳头为主要临床特征（采用裂隙灯检查法观察巨乳头性结膜炎眼表外观，睑结膜面可见石榴籽样乳头增生，见图 9-10），患者常有角膜接触镜、眼部假体或结膜缝线等诱因。

（5）特应性角结膜炎：本病除具有过敏性结膜炎的表现外，最主要的体征是面部伴发特应性皮炎，部分病情迁延患者甚至可出现睑球粘连和结膜囊狭窄。

（四）过敏性结膜炎结膜眼表体征

过敏性结膜炎结膜眼表体征的临床分级见表9-2。

表9-2　过敏性结膜炎结膜眼表体征的临床分级

部　位	体　征	分级	描　述
结　膜	充血	轻度	少量结膜血管扩张
		中度	介于轻度和重度之间
		重度	结膜血管明显扩张，以至于无法区分血管走行
	水肿	轻度	区域性结膜水肿
		中度	弥漫性全结膜轻度水肿，不高出结膜囊
		重度	弥漫性全结膜轻度水肿，高出结膜囊
	乳头	轻度	累计区域＜1/3上睑结膜面积
		中度	累计区域为1/3—1/2上睑结膜面积
		重度	累计区域＞1/2上睑结膜面积
角膜缘	Horner-Trantas结节	轻度	1—4个结节
		中度	5—8个结节
		重度	＞8个结节
角　膜	角膜上皮病变	轻度	点状上皮脱落
		中度	片状上皮脱落
		重度	角膜盾形溃疡

五、幼儿过敏性结膜炎的预防

（1）尘螨过敏患者应做好室内清洁和除螨工作，花粉过敏患者需要在花粉季节尽量采取保护措施。空气污染严重时应适当减少户外活动时间。必须外出时应戴好口罩及护目镜。

（2）过敏知识的普及和指导。

（3）告诉婴幼儿减少经皮肤致敏的方法，培养正确的洗护及穿衣习惯。家长应避免给孩子使用刺激性洗护用品，贴身衣物需选择全棉材质。

（4）营养均衡，增强体质。

六、幼儿过敏性结膜炎的照护

（1）眼痒的护理：眼部清洁及凉敷能在一定程度上缓解眼痒等不适。正确的揉眼方法为：洗净双手，闭上眼睛，用指腹轻轻按摩眼球。

（2）熟悉用药方法：熟悉药物的使用方法及不良反应，提高患儿用药依从性。

（3）疾病介绍：让患儿及家长了解过敏性疾病的病因、危险因素、自然进程以及疾病可能造成的危害性，告知过敏原检查的必要性。

（4）环境控制指导：避免接触或尽可能少接触已知过敏原。

（5）脱敏疗法介绍：介绍特异性免疫治疗的作用、效果、疗程和可能发生的不良反应。

·学习专栏·

脱 敏 治 疗

脱敏治疗的专业术语为"变应原特异性免疫治疗"（allergen-specific immunotherapy，ASIT），主要用于吸入物变应原所致的变态反应，针对IgE介导的I型变态反应性疾病。在找到主要过敏原（比如尘螨）后，将该过敏原蛋白做成疫苗，按照剂量和浓度由低到高的规律，将其注射进患儿体内，造成患儿对过敏原（尘螨）的敏感性下降（免疫耐受）。患儿以后再接触该过敏原（尘螨）时，就不会出现过敏症状或者症状明显减轻。脱敏治疗的好处：① 治疗过敏症状；② 停药或减少对症用药量；③ 重塑免疫系统。

我国过敏性疾病最主要和最普遍的吸入性过敏原是屋尘螨和粉尘螨，目前我国可进行的标准化脱敏治疗主要为尘螨的脱敏治疗，普遍采用的方法为皮下注射或舌下含服。

由于儿童免疫系统发育尚未完善，可塑性很强，因此，过敏性疾病治疗越早越好，脱敏治疗的疗效会更显著。舌下含服脱敏目前的推荐年龄为4岁以上，皮下注射脱敏目前的推荐年龄为5岁以上。成功的脱敏治疗可以预防新的过敏症。

案例实践

"兔子"宝贝

小红，女，6岁。4月的一天，幼儿园老师带着小朋友在小花园玩耍，可老师发现小红总是揉眼睛，并且眼睑明显发红。小红告诉老师自己眼睛痒，忍不住要去揉，可越揉眼睛越红，于是小朋友都笑称她为"小兔子"。老师马上把小红带离花园，至保健室检查眼睛是否有异物，并告诉小红不要用脏手揉眼睛。当排除异物可能后，老师让小红闭上眼睛，并用冷毛巾外敷眼部。一会儿，小红的眼痒症状得以改善，但结膜充血未缓解。离园时，老师把小红的情况跟家长沟通了一下，并建议去眼科就诊。

思考与实践：

1. 症状识别：根据小红的症状，她可能患了什么疾病？

结合案例中患儿小红在花园接触过敏原后出现眼痒症状，检查发现结膜充血，并排除异物可能后，可初步考虑过敏性结膜炎。

2. 应对与照护：以上案例中，老师的哪些做法是正确的？哪些地方需改进？

正确的做法：① 老师发现患儿揉眼睛后及时询问情况，并携至保健室检查。② 当老师检查完，排除眼睛异物可能后，用冷毛巾外敷眼睛，从而缓解患儿的眼痒症状，提高舒适度。③ 告诉患儿不要用脏手揉眼睛，可减少眼部感染的可能。④ 与家长及时沟通，早期干预，指导就医。

需改进的地方：① 对于过敏体质患儿，尤其明确过敏原的患儿，老师应做好记录，尽量避免患儿接触过敏原。② 对可疑花粉过敏的幼儿，避免让其与花草接触；无法避免时建议佩戴好口罩，指导家长自备护目镜。③ 指导患儿正确的揉眼方法。④ 就医后，与家长确认治疗方案，配合患儿完成在园期间的用药，并做记录。

本章小结

随着疾病谱的转变，过敏性疾病已成为21世纪常见慢性非传染性疾病之一，近年来中国儿童过敏性疾病的患病率逐渐升高。过敏体质的患儿可能同时合并多个过敏性疾病。本章着重介绍了除过敏性哮喘外的其他三类儿童期过敏性疾病：特应性皮炎、过敏性鼻炎及过敏性结膜炎。

通过学习，我们掌握了特应性皮炎的临床表现为瘙痒、多形性皮损并有渗出倾向，这类患儿常常伴发哮喘、过敏性鼻炎。特应性皮炎在不同年龄阶段有不同的临床表现，通常可分为婴儿期、儿童期、青年成人期。针对幼儿过敏性鼻炎，我们需要重点掌握的是其典型的四大症状，即喷嚏、清水样涕、鼻痒和鼻塞。幼儿过敏性鼻炎发作时会出现很多典型体征，这些是学习的难点，但可以帮助我们做出判断。同样，我们通过本章的学习也了解到过敏性结膜炎是结膜对过敏原产生免疫反应所引起的一类疾病，以Ⅰ型和Ⅳ型超敏反应为主，根据过敏性结膜炎的发病机制及临床表现，可分为5种亚型。除了眼痒、结膜充血外，每个亚型还有不同的典型表现，这是学习难点所在。

过敏性疾病的病因复杂多样，预防的关键是要明确过敏原并合理地避免接触。作为托幼机构保教人员，我们有责任帮助幼儿认识疾病、预防疾病，不断提高幼儿的健康水平。

思考与练习

（1）说说特应性皮炎的定义和临床表现。

（2）幼儿过敏性鼻炎的四大典型症状是什么？不同年龄段有何特征性表现？

（3）幼儿园组织春游时，一名过敏体质的幼儿在游玩过程中发生眼痒、异物感及眼分泌物增多的症状，患儿不断揉眼且频繁眨眼。老师在初步检查后，排除了异物侵入的可能。请问，这名幼儿最有可能发生了什么情况？老师应该怎么对他进行照护？

（4）扫描二维码，完成在线测试。

在线测试

第四篇
幼儿常见意外伤害预防与初步救治

DI SI PIAN

意外伤害是指外部的、突然的、无意的、非身体疾病的客观伤害事件。根据国际疾病分类CD-10编码V01-Y99，儿童意外伤害包含交通事故、坠落、撞击伤、挤压伤、机械伤害、爆炸伤、昆虫和动物咬伤、溺水、气道异物、电击伤、烧伤、中毒等。联合国《儿童权利公约》指出，18岁以下为儿童，包含学龄前儿童（0—6岁）和学龄儿童（7—18岁的儿童及青少年）。全球每天约有2 300名儿童和青少年死于由机动车辆碰撞、溺水、跌落、中毒等造成的意外伤害[1]。幼儿意外伤害在托幼机构等幼儿集中场所发生后，托幼机构的保教人员需要对意外伤害情况进行识别，并给予初步的救治，同时也需要具备预防幼儿意外伤害的知识和意识，使幼儿远离意外伤害，健康成长。

---

① 张春旭，阐玉英，王新，等.儿童意外伤害影响因素研究进展［J］.齐鲁护理杂志，2017，23（18）：60—62.

第十章
异物

本章导语

　　幼儿期是孩子好奇心最浓厚的时期，好奇心是驱使幼儿对某一事物产生兴趣，并自发去学习的重要心理。在好奇心的驱使下，幼儿喜欢进行各种尝试，然而在尝试的过程中，他们因缺乏危险辨别能力和自我保护能力而易成为意外伤害的受害者。异物伤害是幼儿意外伤害中的一类，常见的异物有气道异物、消化道异物、体表异物、体腔异物等。异物伤害起病较隐匿，常常是在患儿症状较严重时才被送入医院急救，耽误了有效救治的时机，有时甚至会导致死亡。因此，能够根据幼儿的早期症状识别异物的发生，进而采取有效的初步救治是非常重要的。此外，保教人员还需要做好预防工作，尽可能降低幼儿异物入体发生的风险。

学习目标

　　（1）熟悉各类异物的定义。
　　（2）能初步识别幼儿各类异物入体的症状。
　　（3）能运用正确的方法为各类异物入体的幼儿实施初步救治。
　　（4）掌握幼儿各类异物入体的预防方法。

本章导览

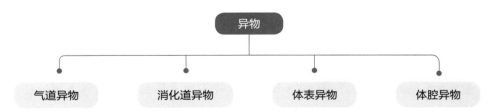

第一节　气道异物

案例导入

亮亮2岁，在和父母野餐吃花生时，不小心将花生呛入气管内，随即出现烦躁不安、说不出话、脸色逐渐青紫的症状。父母立即将亮亮送入医院急救，大约半个小时后，花生被异物钳取出，之后亮亮的意识逐渐清楚。

想一想：面对这种情况，老师或家长该如何结合亮亮的症状做出初步判断并实施初步救治，以帮助他度过危急时刻呢？

气道异物多发生在3岁以下婴幼儿中，是儿科常见的意外伤害，也是造成婴幼儿窒息死亡的主要原因。由于气道异物的临床表现不同，容易误诊误治，造成严重后果甚至死亡。因此，及时识别幼儿气道异物的发生，进而采取有效的初步救治措施非常重要。

一、气道异物的定义

气道异物是指喉、气管及支气管的外入性异物。气道异物如不立即排出，则会影响气体交换，严重时可使人因窒息、缺氧而死亡。气道异物的影响主要包括以下两种：

（一）气道损伤

可分为直接损伤和间接损伤。

直接损伤包括：① 机械阻塞，气管异物易造成气道梗阻、窒息，支气管异物可以造成阻塞部位以下的肺叶或肺段发生肺不张、肺气肿改变。② 机械损伤，如黏膜损伤、出血等。

间接损伤：存留的异物本身及带入的病原体均可导致感染、炎性反应及肉芽组织形成等。

（二）对通气血流的影响

对通气血流的影响包括：① 喉部及气管异物被吸入后会导致通气下降，甚至窒息。② 支气管异物存留会导致不同的阀门效应，出现阻塞性肺气肿或肺不张。严重肺内气体分配不均还可出现自发气胸、纵隔气肿、皮下气肿等症状。

二、气道异物的诱发因素

人体的"气道"和"食道"相并而行,"气道"是吸入与呼出气体的通道,也就是气管,只供气体通过,容不得任何其他液体、固体进入。把气体和食物分流的结构是"会厌"——喉腔开口处的一个舌形活盖。会厌向上开放,人就能进行呼吸,会厌向下盖住喉腔,水和食物就不能进入气道。气道异物如不立即排出,则影响气体交换,严重时可使人因窒息、缺氧而死亡。因为幼儿的牙齿发育不全、喉保护性反射功能不全、咳嗽能力弱,同时幼儿又有口含物品的不良习惯,进食时喜欢哭闹或者玩耍,以及家长对危险物品监管不力等,使得幼儿容易发生气道异物。例如,当果冻进入气道后,很难排出,即使到医院处理也较困难。因为果冻是软的,既不能钩出来,也不能夹出来,就算用喉镜、气管镜或支气管镜去取,也不容易取出来。果冻还有一个特点,柔软且易变形。如果气管里进了扣子,因为扣子不会变形,也就不会把气管完全堵塞,因此幼儿不会很快窒息。但果冻的形状会变化,可能会将气道完全堵塞而造成幼儿窒息。[1]

三、气道异物的症状识别

(一)完全性梗阻

这是指气道完全被异物阻塞,导致肺部无法与外界进行气体交换。幼儿当即出现双手抓喉,呈"V"字形手势,以及"三不"表现(即不能咳嗽、不能呼吸、不能说话),面色青紫,随即意识丧失,继而心跳停止。

(二)不完全性梗阻

这是指气道未完全被异物阻塞,肺部可与外界进行部分气体交换。幼儿当即剧烈呛咳,双手抓喉,呈"V"字形手势,面色潮红,重者呼吸困难、面色青紫、意识丧失,随即呼吸停止,继而心跳停止。[2]

---

[1] 国家卫生健康委员会人才交流服务中心儿科呼吸内镜诊疗技术项目专家组,等.中国儿童气道异物呼吸介入诊疗专家共识 [J].中华实用儿科临床杂志,2018,33(18):1392—1402.
[2] 贾大成.儿童意外伤害的防范与现场急救 [M].北京:中国工人出版社,2020:67—68.

四、幼儿气道异物的初步救助

（一）1岁以下的婴儿

1. 不完全性气道梗阻

出现不完全性气道梗阻的体征，可采取以下行动：观察婴幼儿是否能自主将异物咳出，如能自主咳出，观察异物的完整性，同时送医治疗；如未自主咳出，则即刻送医治疗。因为利用后背拍击和胸外冲击的激进治疗可能会造成严重的并发症，恶化气道梗阻。

2. 完全性气道梗阻

出现完全气道梗阻的体征，并且意识清醒，可采取以下行动：呼叫紧急医疗服务，按如下方法实施后背拍击（最多5次，见图10-1）。

用胳臂托住婴儿，使婴儿脸朝下，头低于身体，利用重力作用帮助清除异物。具体步骤为：

（1）救助者坐着或跪着，可以在腿上安全支撑婴儿。

（2）用一只手的拇指放在婴儿下颌一侧，用另一根或两根手指放在下颌另一侧（大约是下巴的两侧），以此托住婴儿的头。不要按压颏下（大约是下巴的下方）的软组织。

（3）用另一只手的手掌根在婴儿肩胛之间用力拍击（最多5次）。

（4）每次拍击后查看气道梗阻是否已消除。因为拍击或拍打的目的是消除梗阻，所以不一定要拍够5次。

如果5次后背拍击未能消除气道梗阻，则按如下方法实施胸部冲击（最多5次，见图10-2）。

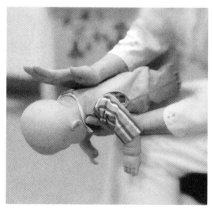

图10-1　后背拍击

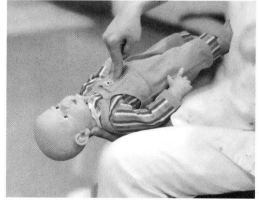

图10-2　胸部冲击

（1）把婴儿转为头向上仰卧姿势，用前臂托着婴儿的背，用手环托着头后，将其顺着（或横着）放置在你的大腿上。

（2）按压位置在乳头线下两指处。

（3）实施胸部冲击（按压深度约为胸部深度的1/3）。该动作与胸外按压相似，只是动作比后者大，节奏比后者慢。

（4）最多重复5次。

（5）如果梗阻仍未去除，则交替进行5次后背拍击与5次胸部冲击。

3. 失去意识

当婴儿失去意识时，可采取以下行动：

（1）托住婴儿，将其小心地放在一个固定的平面上。

（2）如果紧急医疗服务人员没有到或没有呼叫他们，则立即呼叫。

（3）开放气道。

（4）做2—5次人工呼吸。第一次尝试人工呼吸后，如果婴儿胸部没有起伏，则调整婴儿头部位置，然后再做尝试。

（5）实施心肺复苏，具体操作方法见附录"急救'生存链'的启动"。[1]

（二）1岁以上的幼儿

1. 不完全性气道梗阻

出现不完全气道梗阻的体征，可采取以下行动：观察患儿是否能自主将异物咳出，如能自主咳出，观察异物的完整性，同时送医治疗；如未自主咳出，请即刻送医治疗。因为实施激进治疗可能会造成严重的并发症，恶化气道梗阻。对发生轻微气道梗阻的患儿应持续观察，直到情况好转。

2. 完全性气道梗阻

（1）出现完全气道梗阻的体征，并且意识清醒，可采取以下行动：

① 轻轻站到患儿身后，用一只手抵住患儿胸部，令其前倾，以便梗阻物被清除后从口中出来而不是深入气道。

② 用另一只手的手掌根在患儿肩胛之间用力拍击（最多5次）。

③ 每次拍击后查看气道梗阻是否已消除。因为拍击或拍打的目的是消除梗阻，所以不一定要拍够5次。

（2）如果后背拍击未能消除气道梗阻，则按如下方法实施立位腹部冲击（最多5次，见图10-3）。

① 站在或跪在患儿身后，两只胳臂围抱患儿上腹，让患儿上身前倾。

---

[1] Duff J P, Topjian A, Berg M D, et al. 2018 American Heart Association Focused Update on Pediatric Advanced Life Support: An Update to the American Heart Association Guidelines for Cardiopulmonary Resuscitation and Emergency Cardiovascular Care[J]. CIRCULATION, 2018, 138(23): 731—739.

② 一手握拳，放在患儿肚脐与肋骨底部（肚脐与剑突）之间，即患儿脐上两横指上方，另一只手抓住握拳的手，用力向内向上冲击（最多重复5次）。

③ 如果梗阻仍未去除，则交替进行5次后背拍击与5次立位腹部冲击。

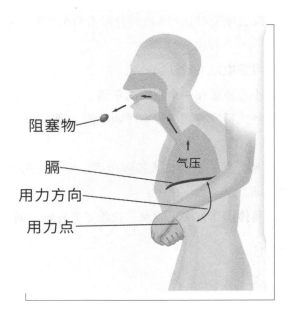

图10-3 立位腹部冲击法

3. 失去意识

如患儿失去意识，可采取以下行动：

（1）托住患儿，将其小心地放在地上。

（2）如果紧急医疗服务人员没有到或没有呼叫他们，则立即呼叫。

（3）实施心肺复苏。

4. 手指清除法

只有在能看到患儿气道里的固体异物时方可用手指清除，避免盲目使用手指清除。

五、幼儿气道异物的预防措施

做好气道异物的预防，提出相应的预防措施，可以降低幼儿气道异物的发生率，具体可以从以下几个方面进行。

（一）提高家长预防气道异物的意识

广泛开展对家长的健康宣教，讲解有关气道异物预防的知识。不给磨牙未出齐的婴幼儿喂食花生、瓜子、豆类等较坚硬的食物。当发现孩子口内含物时，应诱其吐出，不可强取。在给幼儿喂药时，如果幼儿哭闹、不配合，不要捏紧其鼻子强行灌入。

（二）提高幼儿预防气道异物的意识

告知幼儿不要将食物或玩具含在口内玩耍，进食时注意力集中，不要嬉笑、哭闹、跑动，培养良好的饮食习惯，以免将异物吸入气道。不让幼儿独自进食，不让幼儿吃果冻等易造成气道梗阻的食物。

（三）创造安全的生活环境

注意活动室内的物品要放置妥当。不要让幼儿拿取玻璃球、别针、纽扣电池、钉子、钥匙等小物品，以免被其塞进鼻孔，进入气道。为幼儿创造一个良好、安全的生活环境。

 案例实践

一颗药丸引发的悲剧

4岁的男孩齐齐平时不爱吃饭，喜欢吃零食，导致身体素质比较差。为此，齐齐的妈妈特意买来可以提高免疫力的水果味药丸给孩子吃。

一天午饭后，妈妈拿出一粒药丸给齐齐吃。齐齐一直哭着不肯吃，经过妈妈爸爸一番哄劝，才一边抽噎一边把药丸放进嘴里，喝了一口水，直接吞了下去。之后，齐齐突然说不出话来，小脸憋得通红。爸爸马上给孩子喝水、拍背，用手指在齐齐的嗓子眼抠都没有效果，便急忙将孩子送往医院。当把齐齐送到医院时，爸爸在走廊大喊医生救救孩子。其实，齐齐在路上就已经停止了呼吸。药丸卡在孩子的气管里已近20分钟，虽然医生奋力抢救，仍没能把齐齐从死亡线上拉回来。

思考与实践：

1. 症状识别：请分析齐齐的哪些症状显示他已经发生了气道异物。

齐齐在经口进食后，突然说不出话，小脸憋得通红，说明他的气道受到了阻塞，发生了气道异物；齐齐出现"三不"症状（不能咳嗽、不能呼吸、不能说话），说明是完全性气道梗阻。

2. 应对与照护：在以上案例中，爸爸的哪些做法是错误的？正确的应对方法应该是怎样的？

错误的做法：①给齐齐喝水；②用手指在齐齐的嗓子眼抠。

正确的做法：①通过后背拍击来消除气道梗阻；②如果后背拍击未能消除气道梗阻，则实施立位腹部冲击（最多5次）。

· 第二节　消化道异物 ·

> **案例导入**
>
> 　　明明2岁，因呕吐、肚子胀伴发热2天到医院就诊，X片提示腹腔内有个小异物。经过外科手术后，在十二指肠取出一对紧紧相扣的小磁铁和小铁条。原来明明趁家长不注意，先后吃进了一个小磁铁和一根小铁条，这两个东西进入十二指肠后隔着肠壁吸在一起，慢慢地把肠子压烂了，已经导致肠穿孔。
>
> 　　想一想：面对这种情况，老师及家长如何结合明明的症状做出初步判断并给予处理，以防止消化道异物并发症的发生呢？

　　上消化道异物多发生于1—3岁幼儿，是儿科常见急症之一，对患儿生命健康威胁较大[1]。体积大、尖锐、腐蚀性异物易导致并发症，如黏膜损伤、出血、梗阻、穿孔等，甚至导致死亡，因此需要将幼儿及时送医处理。

一、消化道异物的定义

　　上消化道异物多由于幼儿玩耍时误吞异物进入胃内而引起。肠道异物少见，多由于胃内异物下滑或取出失败而落入肠道。在幼儿中，常见的消化道异物有以下几类：

　　（1）尖锐突出异物：如鱼刺、鸡骨头、刀片、钉子等，在内镜可触及的情况下必须行异物取出术。若异物停留于环咽肌（食管入口处）水平以上，应考虑行直接喉镜取出；若异物于环咽肌水平以下者，应考虑行急诊胃镜检查并取出异物。

　　（2）细长异物：如牙签、硬质金属线等，可引起较高的穿孔率，应尽早行内镜干预治疗。

　　（3）钝性异物：包括小弹珠、纽扣电池等，多数可保守治疗。若直径＞2.5厘米的圆形异物在2—3周仍未通过幽门部时，应行内镜下异物取出术。异物通过胃部，在肠道某一部位滞留超过1周者，应考虑外科手术。

　　（4）食团嵌顿：是急诊内镜干预治疗的指征。

　　（5）有磁性的异物：幼儿吞入磁性物体进入消化道内，磁性物体在胃里肠道之间互相吸引，易造成肠道穿孔，引起腹膜炎，甚至危及生命。一般需要手术取出。

---

[1] Gummin David D, Mowry James B, Beuhler Michael C, et al. 2019 Annual Report of the American Association of Poison Control Centers' National Poison Data System (NPDS): 37th Annual Report[J]. Clinical toxicology (Philadelphia, Pa.), 2020, 58(12).

二、消化道异物的诱发因素

由于幼儿的年龄特点，好奇心驱使其尝试各种新鲜事物，喜欢将各种物品当成玩物放入口中，同时幼儿的神经系统发育不完善、认知不足，缺乏足够的自我保护能力，因此，体积小的物品容易被吞咽。常见的钝形、尖锐类异物有扣子、硬币、图钉、玻璃碎片等。进入消化道的尖锐物品，在下咽过程中容易刺入消化道黏膜，在相应部位形成异物。[1][2]

三、消化道异物的症状识别

幼儿吞入异物后，症状和体征多样，无特殊性。一般可表现为中上腹痉挛性疼痛、饱胀感和幽门梗阻症状，偶尔可扪及块状物。多数患儿可提供详尽的异物吞入病史，但也有一些患儿不知自己吞食了异物，而是在当天、数天或数年后出现并发症的相关症状后才会发现。食管异物可引起吞咽疼痛、吞咽困难或完全性食管梗阻，有的伴反胃及流涎。婴幼儿可表现为拒绝进食或慢性吸入性肺炎。胃的异物可无症状，也可出现出血、幽门梗阻、早饱感及穿孔所致的严重疼痛。幼儿误吞咽非食物类物品，且出现明显临床症状，如易激怒、胸痛、腹痛、发热、拒绝喂养等，保教人员或家长应立即将幼儿送医进行X片检查和胃肠内窥镜的处理。

四、消化道异物的并发症

儿童消化道异物病史常隐匿，多数无症状；部分儿童有症状，常见为吞咽不适和呕吐，少数表现为哭闹、流口水、腹痛。隐匿未发现的异物可产生严重并发症。

因消化道异物而引起的常见并发症有：① 异物不排；② 消化道梗阻；③ 胃肠穿孔；④ 脓肿形成；⑤ 内瘘或外瘘；⑥ 消化道出血。[3]

引起并发症的原因有：① 异物因外形不整或太长而不能通过胃肠道的弯曲部，尤其是十二指肠第2、3段弯曲部，极易引起穿孔。② 因异物太大而不能通过幽门，

> **医学卡片**
>
> 　　胃肠道瘘：胃肠道之间或与体表间的异常通道。外瘘即瘘管通向体表；内瘘即瘘管与另一空腔脏器相通，如胃空肠瘘。

---

① 云瑞芬，李瑞凤.儿童上消化道异物诊治研究进展［J］.临床医药文献电子杂志，2020，7（06）：5—6，8.
② 彭英，吕陆洋，彭诗洁.儿童消化道异物的预防及处理［J］.家庭生活指南，2020（03）：233.
③ 杜敏，商丽红，向梅，等.980例儿童消化道异物的临床特征、并发症危险因素及治疗方法［J］.山东医药，2020，60（24）：60—62.

形成梗阻。③ 尖锐异物易于穿破肠壁而引起穿孔，以鸡骨、牙签等尖形异物引起穿孔的危险性最大。

五、幼儿消化道异物的初步救治

多数患儿当有消化道异物时可完全无症状，并能自行将异物排出，保教人员及家长应在患儿每次排便时仔细检查，直至确认异物已排出为止。同时，保教人员及家长还必须密切观察患儿有无明显的消化道异物临床表现：如出现恶心、呕吐、腹痛等临床症状则提示消化道穿孔、肠梗阻、急性腹膜炎；如出现呕血、黑便（大便呈棕黑色或黑色）、四肢湿冷、心率加快、头晕等症状则提示消化道大出血，需要立即就医。

六、幼儿消化道异物的预防措施

（一）做好安全教育

平时要做好安全教育，保教人员和家长需要提高自己的安全意识，同时也要给幼儿做好安全宣讲，如让幼儿明白胃肠道异物的严重危害。在给幼儿做讲解的时候，一定要有耐心，并且要反复地进行宣讲，从而让安全意识刻在幼儿的脑海之中。这就可以在一定程度上有效地减少幼儿胃肠道异物发生的概率。

（二）妥善放置危险物品

将危险的小物品放在幼儿碰不到的地方，比如对于钉子、纽扣、电池等比较容易引起幼儿胃肠道异物及肠梗阻的小物件，保教人员和家长平时要将其放置在幼儿碰不到的地方；注意给予幼儿适合的且安全的玩具，比如，有些幼儿喜欢玩磁珠等小玩具，这些小玩具如果不慎被吞入消化道，往往会引起肠穿孔、肠梗阻等严重的后果。

（三）纠正幼儿的不良习惯

有些幼儿存在不良的习惯，比如会将小物件放在嘴巴中玩耍。这类不良习惯，非常容易造成幼儿胃肠道梗阻及胃肠道异物，所以保教人员和家长如果发现幼儿存在这类习惯，要及时地制止并且转移注意力（因为如果强行、粗暴地制止幼儿的这一行为，往往会造成幼儿的抗拒、不配合）。同时，保教人员和家长还要培养幼儿良好的饮食习惯，如进食时不打闹、少说话。

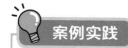 **案例实践**

小牙签大伤害

5岁的女孩丽丽在晚饭后学爸爸的样子用牙签剔牙，爸爸觉得丽丽像个小大人，可爱极了，一把上前抱住了丽丽。丽丽一惊，误吞了牙签。妈妈立即询问丽丽情况，丽丽表示无不适。

6个小时后，丽丽出现哭闹、腹痛拒按的症状，妈妈立即带丽丽来到医院急诊科。经过CT平扫提示：十二指肠球部-降段见一条线状高密度影，长约30毫米，直径约1毫米，末端位于肠壁内，局部肠腔隆起。医生立即为丽丽进行了胃镜检查，胃镜下可见十二指肠球部-降段牙签存留，周围肠壁出血，医生通过胃镜取出了残留的牙签。

思考与实践：

1. 症状识别：丽丽发生了消化道异物的依据是什么？

丽丽在"剔牙"时，由于爸爸的拥抱误吞了牙签，6个小时后随即出现腹痛的症状，因此可怀疑牙签误入消化道。

2. 应对与照护：在以上案例中，爸爸的哪些做法是错误的？如何预防消化道异物的发生？

错误的做法：① 让丽丽拿牙签；② 丽丽"剔牙"时让她受惊。

预防的方法：① 加强看护，将小物件放置在幼儿够不到的地方；② 养成幼儿良好的饮食习惯，进食时不打闹、少说话。

第三节 体表异物

案例导入

一天，6岁的聪聪在幼儿园操场上和其他小朋友一起玩耍。由于风大，楼上植物角的一个花盆被刮了下来，落地的花盆瞬间砸得粉碎。"啊呦"，只听聪聪大叫一声，老师赶紧跑了过来，连忙查看聪聪说疼的手。经过老师的仔细查看，没有发现聪聪的手有异样，但老师仍不放心，便通知聪聪妈妈立即带着聪聪到医院检查。经过医生的诊治，聪聪的手溅入了花瓶的玻璃碎屑，在医生的帮助下，取出了玻璃碎屑。

想一想：面对体表异物，老师及家长应该如何及时采取正确的初步救治措施？

幼儿体表发生外伤后，伴有异物残留较为常见。保教人员应及时、正确地处置，从而减少幼儿的损伤，减轻痛苦。

一、体表异物的定义

体表异物存留是指人体受到意外伤害或火器伤后，留存在机体表面的异物，常为受伤后的连带伤。体表异物的常见种类有：

（1）金属异物：其中铁质金属异物在体表存留是最常见的，主要与铁屑飞溅或尖锐物刺伤有关。通常使用X光摄片做出初步定位。

（2）非金属异物：常见非金属异物为竹木刺、树枝、玻璃、橡塑、布片等，这类异物存留都有明显损伤史。

二、体表异物的诱发因素

幼儿好奇心强、自我保护意识差，很难识别环境中的危险因素，会将各种容易引起体表异物的物品，如金属片、竹片、树枝、玻璃等当作玩具玩耍。人体各个部位都有软组织，进入软组织的异物，尤其是尖锐的异物，通常进入的部位较深，其活动性往往较大，易引起人体的一系列损伤。

三、体表异物的症状识别

（一）出血

当异物进入体表后，可能伤及血管，引起出血。

1. 出血种类

（1）动脉出血：由于动脉管壁含有大量的弹力纤维，动脉压力大，血液含氧量丰富，所以动脉出血的特征为血液鲜红，呈喷射状流出，喷射线出现规律性起伏并与心脏搏动一致。

（2）静脉出血：血液以较缓慢的速度从血管中均匀不断地呈泉涌状流出，颜色为暗红或紫红。

（3）毛细血管出血：其色泽介于动、静脉血液之间，多呈渗出性点状出血。

2. 出血部位

（1）外出血：身体受到外界暴力作用后，组织受损，血液由创伤或天然孔流到体外时称外出血。

（2）内出血：身体受到外界暴力作用后，血管受损出血，血液积聚在组织内或腔体中，如胸腔、腹腔、关节腔等处，称内出血。

（3）皮下出血：身体受到外界暴力作用后，血液从破损的血管渗出，皮肤、黏膜未破损，身体表面见不到血液。其中，皮下出血且伴有皮肤显著隆起的称"血肿"。

3. 出血量评估

创伤幼儿失血性休克的临床表现见表10-1。

表10-1　创伤幼儿失血性休克的临床表现[①]

	Ⅰ期	Ⅱ期	Ⅲ期	Ⅳ期
失血量（%）	＜15	15—30	30—40	＞40
心率（次/分）	＜100	＞100	＞120	＞140
血压	正常	正常	低血压	严重低血压
呼吸困难	无	轻度	中度	重度
意识	焦虑	激惹	模糊	嗜睡
皮肤	温暖	凉	花斑	苍白

（二）感染

如异物小而深，幼儿往往没有特殊的感觉，常常因局部感染化脓后就诊才发现异物[②]。

四、体表异物的初步救治

（一）未伤及血管的异物

可先行用流动水冲洗，再行就医。

（二）伤及血管的异物

一旦体表异物伤及血管，保教人员及家长需要根据异物的性质及出血情况予以处理。当非金属类体表异物（如竹木刺、树枝、玻璃）较小且只伤及毛细血管时，可自行去除异物后消毒处理。当金属、非金属类体表异物较大或刺入过深时，虽未伤及大血管，但仍须

① 儿童创伤急救早期处理专家共识组.儿童创伤急救早期处理专家共识［J］.临床儿科杂志，2017，35（05）：377—383.

② 华林芳.126例体表异物存留诊治体会［J］.中外妇儿健康，2011，19（06）：236.

及时就医，常规注射破伤风疫苗。当体表异物较大，伤及大血管时，在医护人员到达之前，不可盲目拔除异物。具体的止血方法为（第五章第一节骨折中已介绍过止血方法，这里主要从体表异物止血的角度做介绍）：

（1）判断出血的种类和部位，选择适合的止血方法。

（2）进行止血操作，具体方法如下[①]：

① 指压止血法：现场急救中应用频率较高且快捷有效的止血方法，适用于头面颈部及四肢的动脉出血急救，压迫时间不能过长（见图10-4）。可在伤口处覆盖手帕、敷料后，用手指或手掌直接压迫，一般数分钟后出血停止，然后再行加压包扎。针对不同的部位，指压的方法也不同。

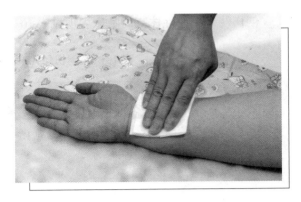

图10-4　指压止血法

a.头顶部出血：在伤侧耳前，对准下颌耳屏（耳郭前面的瓣状突起）上前方1.5厘米处，用拇指压迫颞浅动脉（见图10-5）。

b.头颈部出血：四个手指并拢对准颈部胸锁乳突肌中段内侧，将颈总动脉压向颈椎。注意不能同时压迫两侧颈总动脉，以免造成脑缺血坏死（见图10-6）。

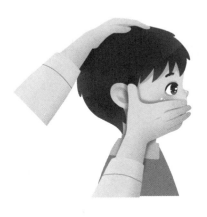

图10-5　头顶部压迫止血法

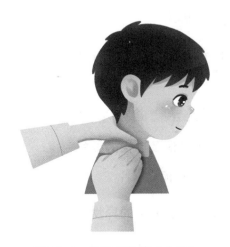

图10-6　头颈部压迫止血法

c.上臂出血：一手抬高患肢，另一手的四根手指对准上臂中段内侧压迫肱动脉。

d.手掌出血：将患肢抬高，用两手拇指分别压迫手腕部的尺、桡动脉。

---

① 王雪.出血急救指南［J］.康颐，2017（05）：64.

e. 大腿出血：在腹股沟中稍下方，用双手拇指向后用力压股动脉。

f. 足部出血：用两手拇指压迫足背动脉和内踝与跟腱之间的胫后动脉。

② 绞紧止血法：把三角巾折成带形，打一个活结，取一根小棒穿在带子外侧绞紧，将绞紧后的小棒插在活结小圈内固定（见图10-7）。

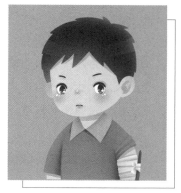

③ 填塞止血法：将消毒纱布、棉垫、急救包填塞、压迫在创口内，外用绷带、三角巾包扎，松紧度以达到止血为宜。

图10-7　绞紧止血法

（3）固定：对于伤及血管的大型异物需要妥善固定，以防因异物拔出或加深而导致大出血或加重损伤。固定时，可选取布料做成的布卷沿躯干纵轴左右夹住异物，并加以固定。

（4）等待120救护人员，及时送医。

五、幼儿体表异物的预防措施

（一）提高幼儿的安全意识

告诫幼儿在手拿铅笔、剪刀、筷子等物品时，不要随意嬉闹，以防手中物品伤害他人或自己。告诫幼儿不拿取玻璃、铁块等物品玩耍，以防玻璃、铁屑等进入体表成为异物。

（二）生活中做好防范措施

对于年幼儿，保教人员和家长应提供专门的儿童餐具，不使用玻璃餐具；就餐时予以看护，不让其嬉戏打闹，也不可将有危险因素的物品，如吸管、食物串签等让幼儿拿在手中或含在嘴里玩耍。

案例实践

惹祸的筷子

3岁男孩童童周末和爸爸妈妈一起在家吃午饭时，手机铃声忽然响了起来，妈妈起身去拿手机接电话。童童见妈妈起身，也拿着筷子跟了过去。谁知走着走着，童童忽然被地上的玩具绊倒了。妈妈听见童童一声尖叫，转身一看，童童手中的筷子正巧插进了他的右眼眶。

妈妈一下子瘫坐在地上，尖叫了起来，爸爸闻声跑了过来。妈妈抱起童童，只见童童表情痛苦，大声哭叫，但是四肢温暖。此时，妈妈想把筷子拔出来，减轻童童的痛苦，被爸爸及时制止。爸爸抱起童童立即赶往医院。经医院检查，所幸竹筷是从右眼睑下方斜插进去的，没有伤到眼球。连夜手术后童童转危为安。

思考与实践：

1. 症状识别：此时童童可能存在外出血还是内出血？出血量属于哪一等级？

童童可能存在内出血。根据童童的创伤失血性休克临床表现可以判断，他的失血量属于 I 期。

2. 应对与照护：以上案例中，妈妈的做法对吗，为什么？

妈妈的做法是错误的。如果是伤及血管的大型异物进入体内，应让患儿停止活动，不能盲目拔除异物，应采取固定措施，使异物相对稳定，以防异物拔出或更加深入导致大出血或者加重损伤。固定异物后立即送医救治。

3. 预防：在该案例发生之前，是否可以预防？

这个伤害案例是可以预防的。① 幼儿进餐时应予以看护，不可让其嬉戏打闹。② 不要让幼儿将筷子等锐利物品拿在手中或含在嘴里嬉闹，以防摔倒后筷子作为异物进入体内，造成伤害。

第四节　体腔异物

| 案例导入 |

近日，5岁的小健总觉得耳朵里有东西在动，可是用手又抠不出来，便告诉了爸爸。爸爸带小健到医院检查，医生发现小健耳朵里有小虫子，于是用医疗设备把小虫子夹了出来。医生告诉小健的爸爸，还好及时来医院，否则后果可能会很严重。

想一想：面对这种情况，老师及家长该如何及早发现孩子体腔内有异物呢？体腔内进入异物后，应该怎么办？

一、体腔异物的定义

在人体内脏器周围的腔隙内留存的异物，称为体腔异物。幼儿常见的体腔异物有耳道异物、鼻腔异物和眼内异物。

二、体腔异物的诱发因素

年幼儿好奇心强，对身体各个孔道有着探索欲望，喜欢将小物件，如弹珠、豆子等塞入身体孔道，从而引起体腔异物。同时幼儿的自我保护意识差，很难识别环境中的危险因素，因此易使环境中的物品侵入人体体腔中。进入体腔的异物在腔道内形成嵌顿、黏膜的损伤，从而形成一系列临床表现。

> **医学卡片**
>
> 　嵌顿：指人体组织或者器官受到外力压迫，导致其无法回到正常的解剖位置的情况。

三、体腔异物的症状识别

（一）耳道异物

根据异物的种类、大小、部位的不同，耳道异物发生后的表现也有所不同。细小异物如不阻塞耳道、不产生刺激，可长期存留在外耳道内，无任何明显表现。如发现幼儿耳朵不舒服或老是抓耳朵，就需要引起警惕。

（1）动物类异物（如虫子）进入耳道时，幼儿能感觉到响声。如果是较大的虫子滞留在耳内，时间一长，死亡的虫子会发出臭味，导致耳内感染，引起并发症。

（2）异物较大时可阻塞耳道，引起听力下降、耳部疼痛、耳鸣甚至反射性咳嗽。

（3）异物位置较深（接近鼓膜）可影响听力，压迫鼓膜产生眩晕、耳鸣，甚至引起鼓膜及中耳的损伤。

（4）部分异物遇水或受潮湿后会发生膨胀，引起外耳道阻塞、听力受损、剧烈耳部胀痛、耳鸣等症状，严重者可致外耳道感染。[①]

（二）鼻腔异物

鼻腔异物是耳鼻咽喉科及儿科的常见病和多发病，患者多为幼小儿童，常见原因是幼儿在玩耍时，自己或他人将圆形物品，如坚果核、豆类、纸卷、塑料玩物、扁圆形电池等塞入鼻孔内而难以自行驱除。鼻腔异物的种类及症状主要有：

（1）光滑的异物：有异物感，可有单侧鼻腔鼻塞症状。

（2）尖锐的异物：损伤鼻黏膜，出现溃疡、出血、脓血涕、鼻塞等症状。

---

① 闫佳，余力生.耳道异物急救［J］.中国保健营养，2008（09）：109.

（3）腐蚀性异物：因鼻黏膜损伤而出现鼻出血。

（4）豆类的异物：遇水或受潮湿后发生膨胀，引起鼻塞，严重者可有脓性分泌。[①]

（三）眼内异物

眼内异物存留是一类能够导致严重视力损伤但可预防的开放性眼外伤。发生眼内异物的原因依据其发生频率依次为：爆炸伤、锐器扎伤、溅击伤、车祸伤。发生眼内异物后，受伤幼儿可出现眼内炎、视网膜裂空与脱离、白内障和晶状体异常，幼儿自感疼痛及出血。

幼儿发生眼内异物后会有如下症状：

（1）异物感、眼痛、怕光、流泪等刺激症状。

（2）球结膜混合充血或睫状充血。

（3）常可在睑板下沟或穹窿部及角结膜表面找到异物。

（4）角膜异物表浅者，附着处常为荧光素着色，位于深层者可借助裂隙灯检查确诊，异物如为铁屑，数小时后，异物周围可出现铁锈环。[②]

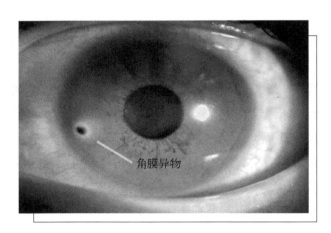

图10-8　角膜异物

> **医学卡片**
>
> 睫状充血：角膜周围深部的前睫状毛细血管扩张、充血。

彩图展示

四、幼儿体腔异物的初步救治

（一）耳道异物

（1）动物类（如虫子）异物：可以先在耳内滴入油剂使其窒息死亡，然后让耳朵朝

---

① 吴清翠，杨梅.79例经鼻内镜治疗小儿鼻腔异物的护理［J］.当代护士（下旬刊），2020，27（10）：98—99.
② 李林，史翔宇，韩崧，刘毅，等.170例儿童眼内异物患者的致病原因、临床特征及预后分析［J］.眼科，2018，27（02）：150—154.

下，使虫和油共同流出；或用手电筒向耳内照射，利用趋光性将虫子诱出。

（2）细小的异物：一般可用镊子取出。如异物光滑（小球等），可选用小刮匙等器械，顺耳道与异物间的空隙，越过异物将其钩出，防止将异物推向耳部深处，损伤鼓膜。如异物尖锐，则应立即携幼儿至医院就诊，避免引起外耳道损伤或损伤加重。

（3）豆类异物：切记不可以用水冲洗，避免豆类膨胀引起外耳道皮肤刺激，造成感染或疼痛加剧。医生会滴入95%的酒精，使其脱水、缩小后再取出。[①]

幼儿发生耳道异物时，保教人员和家长要及时评估，必要时立即将孩子送往医院，送医途中须让幼儿选择耳朵朝下的体位，以防异物随着幼儿的哭闹和摇头动作而进入耳道的更深部位。

（二）鼻腔异物

（1）光滑的异物：对于停留在鼻腔浅处较大的光滑异物，嘱幼儿低头张嘴吸气后再紧闭嘴，手指按压没有异物的一侧鼻孔，用力擤鼻，以排除异物。该方法不适用于不能配合的小年龄幼儿（见图10-9）。

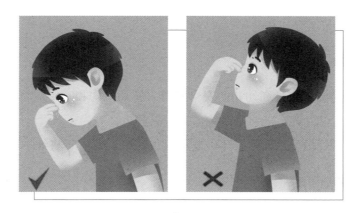

图10-9　鼻腔异物擤出

（2）尖锐的异物：不盲目取出异物，防止损伤鼻黏膜，应及时送医治疗。

（3）腐蚀性异物：可先行冲洗鼻腔，然后立即送医治疗。

（4）豆类的异物：遇水或受潮后会发生膨胀，引起鼻塞，因此严禁冲洗鼻腔，应立即送医治疗。

（三）眼内异物

（1）较小的异物：异物在眼睑上则将其吹出；异物在眼球上，用洁净的水将异物冲

出。如效果不佳，应及时送医治疗。

（2）化学物质：如石灰、水泥、洗衣粉、干燥剂等，应立即就地取材，用大量清水反复冲洗眼睛，冲洗时翻转眼睑，转动眼球，将化学物质彻底冲出（注意患眼应处于下方，以防化学物质流入健康的眼睛），即肉眼不见眼内异物，再转送医院治疗。

（3）眼球裂伤或眼球出血：眼睛无法睁开，有剧烈疼痛，伴有流血，可怀疑为眼球裂伤或眼球出血，施救者应用经消毒的纱布、纸巾或干净的小手帕包封伤眼，手掌轻轻按住眼部以止血及减少眼内容物丢失，勿让患儿揉眼，尽快送往医院治疗。[①]

五、体腔异物的预防措施

（一）耳道异物

（1）对于幼儿，保教人员和家长应加强风险防范意识和监护管理，特别是当幼儿玩珠类玩具或周围能接触到豆类植物时，告诉幼儿不能将异物放入耳内。

（2）在昆虫较多的环境中（如野外露营时），要做好对各类昆虫的防范，休息时配备必要的帐篷或蚊帐。

（二）鼻腔异物

（1）加强保教人员、家长和幼儿的安全意识：托幼机构和家中应将小物件摆放在幼儿不可触及的地方。告诫幼儿不能将细小物品或玩具放入鼻腔内。

（2）养成幼儿良好的生活习惯：不在吃饭时说话或玩耍；不将细小物品塞入鼻腔内。

（三）眼内异物

若要减少眼内异物的发生，预防是关键。

（1）加强保教人员、家长和幼儿的安全意识：管理好托幼机构和家中的危险物品，告诫幼儿不随意将物品塞入眼内，不要用手揉眼睛。

（2）培养幼儿良好的生活习惯：如教会幼儿清洁眼睛的正确方法。

 案例实践

落入耳朵的珠子

6岁的甜甜在和小伙伴玩耍时，将衣服上的一颗配饰珠子塞进了自己的耳朵里。之

---

① 镇华.儿童眼外伤的急救［J］.家庭医学（新健康），2008（09）：19.

后的几天，老师发现甜甜总是掏耳朵，但以为她只是耳朵痒，没有在意。一周后的一天，甜甜因为疼痛难忍而向老师求助。老师发现甜甜的耳道充血且有炎症，询问后得知，甜甜将配饰珠子塞进了耳朵，想把它挖出来，可没想到越掏越往耳道深处移动。老师赶紧联系家长带甜甜就医。医生对甜甜进行了详细的检查，确定其外耳道内有一圆形异物，且异物位置较深，已经贴近鼓膜。耳道壁被异物压迫了一周的时间，已经出现充血、感染的现象。经过医生的反复讨论，最后用钩状器械（专业医疗器械）将异物钩出。

思考与实践：

1. 症状识别：甜甜耳道内的异物属于什么类型（大小、部位）？这类耳道异物如不及时处理，会发生什么并发症？

根据甜甜的症状（疼痛难忍、耳道充血且有感染的迹象）和表述（塞入的是衣服上的配饰）可以做出初步判断：耳道内的异物较大，位置较深。如不及时处理，会造成听力下降、耳部疼痛、耳鸣甚至反射性咳嗽，严重的会引起鼓膜及中耳的损伤。

2. 应对与照护：以上案例中，老师的哪些做法是错误的，哪些是正确的？如何预防耳道异物的发生？

错误的做法：① 发现幼儿频繁掏耳朵却没重视和检查。② 没有注意到甜甜衣着上的危险因素，也没有看护好甜甜。

正确的做法：对甜甜的耳道异物做出正确评估，没有尝试帮甜甜取出异物，而是联系家长送医处理。

预防的方法：① 加强家长的风险防范意识，提醒家长不要给幼儿穿有危险因素的衣服。② 老师应加强自身的安全意识，做好对幼儿的监护和管理。③ 对幼儿进行安全教育，如告知幼儿不能将异物放入耳内。

本章小结

幼儿园是幼儿相对较集中的地方，保教人员在维护幼儿安全方面有至关重要的作用。本章结合幼儿的年龄特点，从定义、诱发因素、症状识别、初步救治、预防措施五个方面来介绍四种类型的人体异物。

通过本章的学习，可以掌握各类异物的定义，能及时对幼儿异物入体进行早期识别，并为幼儿采取正确的处理措施，从而减少异物对幼儿的伤害，甚至挽救幼儿的生命。

思考与练习

（1）幼儿出现气道异物时，作为保教人员该如何做？

（2）在一次科学活动中，老师为孩子讲解什么是磁铁。为了让孩子亲身体验磁铁的"相互吸引"，老师按小组发放了若干磁铁。明明悄悄将一块磁铁吃进了肚子，不久后感觉腹痛难忍，大哭了起来。作为老师，你该怎么做？

（3）扫描二维码，完成在线测试。

在线测试

第十一章
各种外伤

本章导语

　　幼儿意外伤害是全球重要的公共卫生问题[①]。幼儿成长的过程是主动性不断增强、活动能力不断提升、活动范围不断扩大的过程，但由于其思想和身体的发育还不够成熟，因此，幼儿比成人更容易发生意外事故，引起各种外伤。外伤发生后，能否得到及时有效的应急救护是后续救治的关键。托幼机构的保教人员需要掌握幼儿各类外伤的临床表现，并采取有效的救治措施，同时也需要了解在生活中预防各类外伤发生的方法。

学习目标

　　（1）熟悉各种外伤的定义。

　　（2）掌握各种外伤的临床表现。

　　（3）能运用正确的方法为受伤幼儿实施初步救治。

　　（4）掌握各种外伤的预防方法。

本章导览

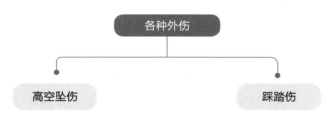

① Yukie, Yamasaki, Nanako, et al. Unintentional Injury Deaths among Children: A Descriptive Study Using Medico-legal Documents in Okayama Prefecture, Japan (2001—2015)[J]. Acta Medica Okayama, 2019.

· 第一节　高空坠伤 ·

／案例导入／

6岁的笑笑在小区内跟小伙伴们玩捉迷藏，为了不被发现，他跑到了自家楼顶躲藏，没想到不慎从楼顶跌落，掉在了小区草坪上。赶来的爸爸看到满身污渍的笑笑躺在地上边哭边喊疼，立刻抱起笑笑送医院检查。

想一想：面对高空坠落的患儿，如何判断他们的损伤程度？如何及时采取初步的救治措施？

坠落伤是引起幼儿非致命伤害和残疾的重要原因之一，保教人员及家长及时有效的救治能提高患儿的存活率，改善预后。

一、高空坠伤的定义

高空坠伤，又称"高坠伤"，指人体由高处坠落于地面或物体上发生的损伤。损伤严重程度与体重、被撞部位、体表衣物厚度、坠落高度、坠落速度、所撞物体的性质等因素有关，轻者仅有轻微疼痛感，重者可形成骨折、内脏破裂、肢体离断等损伤，甚至当即死亡。高空坠落伤的特点为损伤范围较广，体表损伤较轻而内脏损伤严重，多引起骨折。近年来，由于城镇化的快速发展，人们居住的楼层越来越高，高空坠落事故已成为继交通事故之后导致严重创伤和死亡的常见原因。[1][2]

二、高空坠伤的临床表现

高空坠落伤的表现与坠落高度、损伤部位有关，损伤部位不同，患儿的表现也不同。高空坠伤的损伤特点是：① 体表损伤较轻，内部损伤重；② 损伤较广泛，多发生复合型骨折、内部器官破裂；③ 多次损伤均由一次性暴力形成；④ 损伤分布有一定的特征性，如损伤可集中于身体某一侧、头顶或腰骶部；⑤ 易造成多发性肋骨骨折或四肢长骨骨折，甚至肢体横断。下面将按损伤部位介绍伤后的临床表现。

---

① 陈玉洁，胡立珍，曾赛珍，等.高空坠落伤患儿的临床护理［J］.齐鲁护理杂志，2019，25（10）：110—112.
② 商鲁宁，吴新英.高空坠落伤的临床特点及预防措施［J］.华夏医学，2015，28（01）：156—158.

（一）颅脑损伤

患儿出现意识障碍，如反应迟钝、意识模糊、言语不清等；出现头痛、呕吐症状。严重者会引起体温、脉搏、呼吸、血压的改变，使血压增高、心率增快或减慢、呼吸困难等。格拉斯哥昏迷（Glasgow Coma Scale，GCS）评分（见表11-1）是临床上常用的快速评估颅脑损伤严重程度的标准[①]，昏迷程度以三者分数相加来评估，分值越高，提示意识状态越好。

表11-1　格拉斯哥昏迷评分量表

睁　眼		语　言		运　动	
自行睁眼	4	能对答，定位准确	5	能完成吩咐的任务	6
呼之睁眼	3	能对答，定位不错误	4	手能指向刺痛部位	5
刺激睁眼	2	能说话，不能对答	3	刺痛时，四肢回缩	4
无反应	1	仅发音，不能说话	2	刺痛时，双上肢过度屈曲	3
		不能发音	1	刺痛时，双上肢过度伸展	2
				刺痛时，无反应	1

（二）胸部损伤

严重胸部创伤可直接造成心脏和大血管损伤，引发出血，导致休克；造成肺部损伤，导致呼吸困难和低氧血症；损伤使气管、支气管断裂，出现咯血和纵隔气肿；穿透伤时可引起皮下气肿、气胸；多根多处肋骨骨折时可引起胸廓塌陷，使胸廓活动受限。

（三）腹部损伤

如果伴有腹腔实质脏器或大血管损伤，可因大出血而导致死亡；空腔脏器受损伤破裂时，可因发生严重的腹腔感染而威胁生命。

（四）骨盆损伤

可造成骨盆骨折，严重的骨盆损伤常常合并胸腹部的损伤，出现全身休克状态。同时可

[①] 余菲，张琳.格拉斯哥昏迷-瞳孔反应评分在ICU重型颅脑损伤患者中的临床应用价值［J］.临床与病理杂志，2019，39（01）：104—109.

以合并盆腔脏器的损伤（如膀胱、尿道、直肠、大血管、神经等），出现相应的临床表现。

（五）四肢脊髓损伤

四肢骨折时，患儿可出现局部疼痛、压痛、畸形、功能障碍及异常活动；当脊髓损伤时，可出现损伤平面以下各种反射、感觉丧失。

（六）肢体断离

高坠产生的巨大冲击力使人体各部遭到广泛而严重的破坏并断骨，称为肢体断离。

三、幼儿高空坠伤的初步救治

老师发现幼儿高空坠伤后，应立即查看和询问，呼唤同事帮忙，如照看好班内其他幼儿、拨打120急救电话、联系保健老师和家长等。待急救人员到场后，将高空坠伤幼儿送医救治。

（1）查看患儿四肢，当发现有骨折或脱位时，可依据第五章第一节"骨折"中介绍的方法进行处理，这里不再赘述。

（2）当患儿身体有明显外伤及伤口，且出血较多时，可用干净的毛巾或纱布覆盖伤口，并用指压止血法止血。

（3）与患儿交流，以此判断颅脑损伤情况。当患儿出现恶心、呕吐等症状时，不能予以喂食或喝饮料。

（4）如有肢体断离，须妥善保存断肢。

（5）出现下列情况，表示高空坠伤患儿的伤情已危及生命：头部损伤后出现意识丧失、恶心、呕吐；胸腹部受伤，出现呼吸困难、面色苍白、血压下降；损伤后出现血尿；有明显外伤，出血量较大。

四、幼儿高空坠伤事故的预防

（一）创设安全的园所和家庭环境

托幼机构的建筑物应符合安全标准，可参考《托儿所、幼儿园建筑设计规范》中的有关规定，包括窗台面距楼地面的高度、幼儿楼梯井的防攀滑措施和台阶高度等。同时也要注意大型户外游戏设施的安全性，如地面、围栏等。

家庭环境中也应做好防高空坠落的安全措施，如在窗户、阳台加设护栏，安装门窗安全锁；移开靠近窗户的可供幼儿攀爬的家具等。

（二）提升保教人员和家长的安全意识

保教人员应时刻保持对幼儿的责任心，认真看护幼儿，及时发现和制止幼儿的危险行为。家长也要照看好幼儿，如不将幼儿独自留在家中，不抱着幼儿在窗前或阳台驻足，防止幼儿挣脱怀抱坠落。

（三）对幼儿进行安全教育

幼儿具有喜欢攀爬的行为习惯，且好动、好奇心重，保教人员和家长需要培养幼儿的自我保护意识和能力，如：了解高处坠落的危险性，告诫不能擅自向高处攀爬；不踩踏马路井盖，以防井盖翻转坠落井下；乘坐电梯时，须待电梯门开启后看到地板时方可进入电梯，以防坠落到电梯井中等。

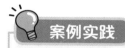
案例实践

滑梯危机

在一次幼儿园的户外活动中，中班的小女孩娜娜正在玩旋转滑梯。娜娜觉得从上往下滑不够好玩，便跑到滑梯最底端，两手扶着滑梯边沿倒着往上爬。正当爬到第二个转弯处时，聪聪正好从滑梯上方滑下，撞到了娜娜。娜娜失去了平衡，身体往后一仰，不慎从2米高的滑梯上跌落下来，整个跌落过程翻转了720度。周围的幼儿赶紧呼唤在一旁打电话的老师，老师看到躺在地上表情痛苦的娜娜和她腿上的血渍，吓得惊慌失措，立即把她抱了起来。娜娜"哇"的一声哭了起来，表情更加痛苦，嘴里嘀咕着"痛"，周围的幼儿见状也吓得大哭起来，这时老师才想起拨打120急救电话。

思考与实践：

1. 症状识别：从娜娜目前的表现来看，高空坠落可能造成了哪些损伤？

娜娜能向老师表述自己的感觉，意识清醒；身体有剧痛，腿部有血渍，是有外伤的表现，也可能发生了骨折。

2. 应对与照护：以上案例中，老师的哪些做法是错误的？正确的做法应该是什么？

错误的做法：① 立即抱起娜娜，未做初步查看和询问；② 未第一时间拨打120急救电话；③ 未认真看护幼儿，缺乏责任感；④ 意外事故发生后不够冷静，没有呼唤同事帮忙。

正确的做法：① 寻求同事帮助，如照看班内其他幼儿，拨打120急救电话、联系保健老师和家长等。② 与幼儿交流，判断幼儿的意识状态；查看幼儿四肢有无骨折，如有骨折切记不能随意搬动；查看幼儿有无外伤，如有外伤且出血量大，需要先行止血。

第二节 踩踏伤

案例导入

　　今天是六一儿童节，5岁的童童兴高采烈地参加了幼儿园举办的许多活动，手里捧着各种礼物。马上就是最后的汇报演出时间了，童童和小伙伴们纷纷跑向大礼堂。突然，童童不小心被一根树枝绊倒了，身后的明明来不及停下，从童童身上踩了过去。幸好老师及时发现，赶紧拦住了其他孩子，并将童童送医院检查。

　　想一想：面对受踩踏伤的患儿，如何判断他们的损伤程度？如何及时采取初步的救治措施？

　　人群拥挤踩踏事件已逐步成为大型公共聚集场所的主要人为事故灾难类型之一。[①] 了解如何预防、避免踩踏伤，发生踩踏事故时如何自救和互救尤为重要。有效的院前急救是降低患儿病死率和伤残率的关键。

一、踩踏事故的定义

　　踩踏事故是指在人群密度较大的场所，由于人流惯性和无法控制的各种力的相互作用，致使一部分甚至多数人因行走或站立不稳而跌倒未能及时爬起，被人踩在脚下或压在身下，混乱的局面无法得到有效控制，被压在下面的人员身体无法活动，呼吸受阻，轻者出现局部充血、骨折等现象，重者可能由于机械窒息而导致死亡的事故。[②]

二、踩踏伤的临床表现

　　踩踏伤的伤情与受到踩踏的部位有关，多为四肢、胸部或脑部受到压迫，造成受累身体部位的挤压伤。

　　（1）四肢受到踩踏时，如为手指或脚趾的踩踏，可见指（趾）甲下血肿，呈紫黑色，也可能形成开放性损伤，甚至骨折。

　　（2）胸部与上腹部受到暴力挤压时，伤者常常声门紧闭，胸膜腔内压剧增，右心房的血液将经过无静脉瓣的上腔静脉系统逆流，造成末梢静脉和毛细血管过度充盈扩张，并破

① 陆峰，李明华，吴德根.踩踏事故的防、避、救——上海外滩踩踏事件后的思考 [J].中华灾害救援医学，2016，4（02）：96—98.
② 章晋辉，赵群，潘鑫，等.拥挤踩踏事故伤研究进展 [J].中华灾害救援医学，2015，3（02）：112—115.

裂出血。伤者颜面部、颈部、上胸部皮肤出现针尖大小的紫蓝色瘀点和瘀斑，以面部和眼眶部最为明显。口腔、球结膜、鼻黏膜有瘀斑甚至出血。视网膜或视神经出血并可产生暂时性或永久性的视力障碍。鼓膜破裂出血可能导致外耳道出血、耳鸣甚至出现听力障碍。同时，也有可能出现肋骨骨折，合并气胸、血胸、心脏或肺部挫伤，导致死亡。

（3）头部受到踩踏时，颈部皮肤出现大片紫红色斑块，肩部、上胸部出现针尖大小的皮下出血点、皮下瘀斑。严重者导致颅内损伤，威胁生命安全。

三、踩踏事故的应急处理与初步救治

（一）应急处理

（1）当托幼机构发生踩踏事故时，保教人员应在确保自身站稳的同时大声呼喊，提醒其他保教人员，启动应急处理机制。听到呼喊的保教人员要继续向后方发出警告，告知前方发生了踩踏事故，后方停止前进。

（2）处于人群间的保教人员应伸开双手阻止后方的幼儿继续前进，同时让身边的幼儿也伸开双手，一起提醒后方的幼儿。

（3）安抚幼儿的情绪，以免幼儿因害怕、紧张而奔跑或逆行。如果有幼儿摔倒，应提醒幼儿做好保护姿势，即身体蜷曲成球，双手在颈后紧扣，双膝尽量前屈，保护胸腔和腹腔，侧躺在地。

（4）位于人群外围的保教人员应迅速疏散幼儿，将其转移至安全的场所并清点人数，同时注意安抚幼儿的情绪。

（二）初步救治

（1）发生踩踏群体伤害后，如果伤情严重，必须立即向120急救中心和有关部门报告，以便开展有效的现场急救。

（2）现场急救时，先要确保现场安全。不应随便搬动伤员，而是就地评估伤势，进行现场急救。在踩踏事故现场，应先移开压在上面的伤员。移动伤员的过程中应避免其伤势加重。

（3）在救治过程中，需要初步判断伤者的情况，如果伤者意识清醒，伤情不是很严重，可在初步检查后，进行止血、包扎和固定处理。如有神志不清、呼之不应、脉搏急促乏力、血压下降、瞳孔放大、有明显外伤、血流不止的情况，则为伤势较重，应呼救，通过移动设备启动应急反应系统。当发现伤者呼吸、心跳停止时（触摸幼儿颈动脉或股动脉搏动，扫视幼儿胸部，观察呼吸，在10秒内没有明确感受到脉搏和呼吸，或仅有濒死叹息样呼吸），应尽快进行心肺复苏并送医。

四、幼儿踩踏事故的预防及避险技巧

（一）加强安全意识教育与宣传

人群的恐慌心理是引发踩踏事故的重要原因之一。幼儿自身缺乏自我防护意识和自我防护技能，因此，应该对其加强安全意识宣传教育，教授自救与互救知识。在带领班级幼儿进入楼道或楼梯间时，保教人员应一前一后带队，提醒幼儿慢行，不要嬉戏打闹。

·学习专栏·

拥挤踩踏事故的应急避险教育

（1）当发现有拥挤的人群向自己行走的方向涌来时，应立即避开，但不要奔跑，避免摔倒或受伤。

（2）若已陷入人群，切记不要逆向行走，因为这样反而容易被推倒在地。要先稳住双脚，同时远离玻璃窗，以免因玻璃破碎而受伤，不要用前倾或者低重心的姿势走，不要贸然弯腰提鞋或系鞋带。

（3）若被推倒在地，应设法靠近墙壁，面向墙壁，身体蜷曲成球，双手在颈后紧扣，双膝尽量前屈，保护胸腔和腹腔，侧躺在地。

（二）改善现有基础设施，规范通道秩序

托幼机构应该对园所内的公共设施进行及时修缮，在容易发生人群拥堵的地方设立安全指示牌，对已经发生损坏的公共设施及时维修，提高危机意识。合理安排各通道的通行人数，尤其是在早操、离园等通行的高峰期。根据《中小学幼儿园应急疏散演练指南》制定符合园所实际情况的应急预案，开展应急事件演练。

 案例实践

“看热闹”暗藏的风险

今天是周末，童童被楼下十字路口喧哗热闹的声音吸引，缠着奶奶带她去看看，奶奶被缠得没有办法，只好带着童童来到了路口。原来是几个小摊贩竟然在这里摆起了临时摊，有炸串、烧烤等各种小吃，还有只小猴子在上蹿下跳地“卖艺”。小猴子吸引了很多小朋友，被围得水泄不通。十字路口交通繁忙，人群拥挤，已是一片吵闹。

童童执意要挤进去买各种小吃，还要去看小猴子表演，奶奶只得跟着。童童见小猴

子可爱，便把刚买的鸡柳丢给它吃。小猴子见到食物猛地向前一扑，把前排围着的人吓得急忙后退，人群一阵骚动，奶奶差点就被挤得摔倒了。奶奶刚想抱着童童离开，不知道是谁喊了一声"城管来了"，这下小摊贩和围观群众乱了套，人群拥挤各处推搡。奶奶不知被谁推了一下，一下子摔在了地上，童童也摔倒在奶奶身边，人群从他们周围涌过。待人群散后，奶奶连忙抱起童童，将他送到医院。经医生诊断，童童和奶奶身上有多处踩踏伤痕，童童的手指也骨折了。

　　思考与实践：

　　1. 应对：以上案例中，奶奶的哪些做法是错误的？

　　错误的做法：① 应该有安全意识，不应该带童童去人多拥挤的地方；② 立即抱起童童，未做初步查看。

　　2. 照护：在发生踩踏事故后，而急救人员未到达之前，奶奶应该怎么做？

　　初步救治：与童童交流，判断童童的意识状态；查看童童四肢有无骨折，如有骨折应为其做初步固定，不能随意搬动。

本章小结

　　本章结合幼儿的年龄特点，从定义、临床表现、初步救治、预防措施四个方面来介绍两种外伤。通过本章的学习，可以掌握各种外伤的定义，能在幼儿发生外伤后，通过其临床表现初步识别外伤的类别和严重程度，并为幼儿采取正确的救治措施，从而减少外伤对幼儿的影响，甚至挽救幼儿的生命。

思考与练习

　　（1）当幼儿发生高空坠伤时，保教人员该如何做？

　　（2）幼儿园发生踩踏事故时，保教人员的应急处理措施有哪些？

　　（3）扫描二维码，完成在线测试。

在线测试

第十二章
动物（虫）咬伤

本章导语

　　动物（虫）咬伤是幼儿中常见的伤害类型。在夏季，晴雨交错，空气潮湿闷热，是各类虫子生长的高峰时期。而幼儿在夏季因衣着较少，所以身体暴露部位易遭小虫叮咬。幼儿被虫咬后，其表现并不一致，有的没有明显的症状，有的仅仅是起一个小水疱，许多保教人员和家长会不在意，从而延误了最佳治疗时机。此外，幼儿因好奇心强，喜欢接近动物，但又不懂得自我保护，也不了解动物的习性，常会激怒动物，从而遭到动物攻击。

学习目标

　　（1）知晓动物（虫）咬伤的发病机制和临床表现。

　　（2）能根据幼儿动物（虫）咬伤的症状采取正确的处理方法。

　　（3）掌握预防动物（虫）咬伤的方法。

本章导览

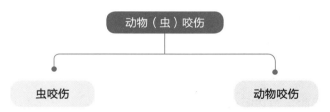

第一节　虫咬伤

案例导入

　　去年夏天，5岁男孩轩轩在幼儿园进行户外游戏，玩累了就跑到操场边的小屋旁，但没想到小屋的屋檐下有个蜂窝，轩轩不小心被蜜蜂蜇到了，皮肤顿时出现肿块，痛得大哭起来。

想一想：当幼儿被蜜蜂蜇伤时，老师应该如何处理？

一、虫咬伤的定义

虫咬伤指的是昆虫对人体的损害，不同昆虫因其所含毒液不一样，对人体损害的严重程度及临床表现的差异也很大。轻者为轻度红斑、丘疹或风团，伴有不同程度的瘙痒、烧灼及疼痛感；重者可出现皮肤广泛损伤或坏死、关节痛等；严重的甚至引起全身中毒症状，导致过敏性休克而死亡。

> **医学卡片**
>
> 风团：暂时性真皮或真皮下组织局限性水肿所致隆起的皮肤损害，呈瓷白色或淡红色，小的3—4毫米，大的可超过100毫米，呈圆形或椭圆形。

二、虫咬伤的发病机制

常见的昆虫致病方式有五种：一是将毒汁或血液注入人体，如蚊、跳蚤、虱、臭虫等；二是利用毒刺伤人，如蜂、蚁、蜈蚣等；三是以虫体表面的毒毛或刺毛引起皮炎，如松毛虫、桑毛虫、茶毛虫等；四是释放虫体内的毒素或虫体击碎后引起皮炎，如隐翅虫；五是寄生于人体，引起皮肤的变态反应，如疥螨、蝇蛆等。

三、虫咬伤的临床表现

（1）蚊、蠓叮咬：表现因人而异，有的人只出现针尖至针帽大小的红斑疹或瘀点，毫无自觉症状；有的则出现水肿性红斑、丘疹、风团，自觉瘙痒。婴幼儿面部、手背或阴茎等部位被蚊虫叮咬后常出现血管性水肿。

（2）蜂蜇伤：蜂蜇伤后立即有刺痛和灼痒感，很快局部出现红肿，中央有一瘀点，可出现水疱、大疱，眼周或口唇被蜇则出现高度水肿。严重者除局部症状外还可出现畏寒、发热、头痛、头晕、恶心、呕吐、心悸、烦躁等全身症状或抽搐、肺水肿、昏迷、休克甚至死亡。蜇伤后7—14天可发生血清病样迟发超敏反应，出现发热、荨麻疹、关节痛等表现。毒蜂蜇伤者还可发生急性肾衰竭和肝损害等。

（3）蝎蜇伤：蝎蜇伤后局部即刻产生剧烈疼痛，并出现明显的水肿性红斑、水疱或瘀斑、坏死，甚至引起淋巴管炎或淋巴结炎，这是溶血性毒素所致。患儿往往伴有不同程度的全身症状，如头痛、头晕、恶心、呕吐、流泪、流涎、心悸、嗜睡、大汗淋漓、喉头水肿、血压下降、精神错乱，甚至呼吸麻痹导致死亡，这是神经性毒素作用于中枢神经系统和血管系统引起的。幼儿如被野生蝎蜇伤有可能在数小时内死亡。

（4）蜱虫咬伤：皮疹特点是水肿性丘疹或小结节，红肿、水疱或瘀斑，中央有虫咬的痕迹。有时可发现蜱。自觉症状：瘙痒或疼痛。蜱麻痹：系蜱唾液中的神经毒素所致，易发生在小儿，表现为急性上行性麻痹，可因呼吸衰竭致死。蜱咬热：在蜱吸血后数日出现发热、畏寒、头痛、腹痛、恶心、呕吐等症状。

（5）蚂蚁咬伤：被蚂蚁咬伤后的皮肤会出现很小的红色小鼓包，有疼痛感。

（6）蜘蛛咬伤：被蜘蛛咬过的地方会留下暗红色的印记，有肿块并伴有剧烈的疼痛感。如被一种叫褐皮花蜘蛛咬过，则会留下充满液体的水疱、发红，并有刺痛感。

（7）被毛毛虫蜇伤：蜇伤的局部出现小肿块，又疼又痒。较常见的是刺毛虫即洋辣子叮伤，它分泌的斑蝥素能刺激皮肤，使皮肤出现痛痒、丘疹等过敏反应。

（8）蜈蚣咬伤：被蜈蚣咬伤后，局部表现有急性炎症和痛、痒，有的可见头痛、发热、眩晕、恶心、呕吐，甚至谵语、抽搐、昏迷等全身症状。

四、幼儿虫咬伤的处理方法

（1）蜂蜇伤：用大拇指的指甲或是质地较硬的卡片轻刮皮肤，把刺去掉。千万不要用手徒手拔刺。刺拔出后，用肥皂或清水清洗伤口，然后用冰袋敷在肿起的皮肤上，这有助于减轻疼痛；或者可用弱碱性溶液（如3%氨水、肥皂水等）外敷，以中和酸性中毒。黄蜂蜇伤可用弱酸性溶液（如醋或0.1%稀盐酸）中和，用小针挑拨或用纱布擦拭，取出蜂刺。局部症状较重者应去医院接受治疗，如可以用火罐拔毒法和局部封疗法，并予以止痛剂。全身症状较重者应速到医院就诊治疗。对被蜂群蜇伤或伤口已有化脓迹象者加用抗生素。

（2）蝎蜇伤：立即将肢体伤口近心端处扎紧，尽快挤出毒汁，用1∶5 000高锰酸钾液或肥皂水冲洗伤口，也可遵医嘱用南通蛇药内服或外用。若出现严重全身中毒症状，须立即送往医院急诊。

（3）蜱虫咬伤：如发现幼儿被蜱虫咬伤，切勿自行取出，应及时去医院取出。去除蜱虫时，医生会使用尖头镊子或钳子，在尽可能贴近皮肤表面的情况下把蜱虫夹住，然后缓慢而平稳地将其从皮肤里拔出来。

（4）蚂蚁咬伤：用冰袋冷敷半小时，可减轻疼痛感。然后涂上炉甘石洗剂，起到消毒、止痒的作用。

（5）蜘蛛咬伤：被一般蜘蛛咬过，只需在局部用肥皂水清洗，然后敷上冰袋；如果怀疑被毒蜘蛛咬了，就要立即去医院治疗。

（6）毛毛虫咬伤：先检查皮肤上有无虫毛，如果沾有虫毛，就剪一块氧化锌胶布贴在患处，然后再揭掉胶布，以拔去虫毛，接着用肥皂水或清水清洗咬伤的部位，擦干后涂上一些清凉油，可暂时缓解痛痒感。另外，在杨树、榆树下嬉戏，易受到桑毛虫的侵害，它的毒毛很容易沾在皮肤上，需引起注意。

（7）蜈蚣咬伤：被蜈蚣咬伤后，应立即用弱碱性溶液（如肥皂水、淡石灰水等）洗涤伤口和冷敷，然后立即送往医院治疗。

五、幼儿虫咬伤的预防

（1）带幼儿去昆虫多的地方时，要做好防护工作。例如：让幼儿穿长袖衣服和长裤，减少皮肤暴露；颜色宜为浅色，切记不要穿深色及花色衣物；不要涂抹芳香剂，以免昆虫误以为是含花蜜的花朵；备好驱虫水，可在一定程度上避免虫咬；过敏体质的幼儿尤其要注意防护。

（2）托幼机构内不要种植容易吸引昆虫的植物，同时做好除虫工作。

（3）对幼儿做好安全教育，让幼儿了解危险昆虫的外观；不要去树林等植被密集的地方；告知幼儿当周围有蜜蜂、蜘蛛、蜈蚣等时，要尽快离开。

·学习专栏·

防虫咬伤小技巧

出去郊游时，可以在身上涂抹一些风油精，风油精的气味会使许多对人体有害的虫子不愿意接近幼儿；在屋子里也可以放置一些风油精。房子里可放几盆栽有西红柿的盆景，一般虫子都很讨厌这种植物的气味；保持身体洁净不带有异味，这也是避免小虫子咬人的方法。

案例实践

纹丝不动的蜱虫

夏季许多不知名的小虫开始外出活动，被虫咬伤的事件也逐渐增多。近日，5岁男童小布在父母陪同下来到医院求助。小布妈妈告诉医生，几天前一家人外出踏青回来不久，就发现孩子左侧胸部趴着一只蜱虫，一半虫体已经钻进孩子身内，任凭孩子爸生拉硬扯和用烟熏，蜱虫纹丝不动。眼看虫子越来越大，妈妈再也坐不住了，这才带着小布来医院。

急诊外科医生立即为孩子左侧胸部消毒，用电灼烧蜱虫尾部，虫体没有缩小，考虑蜱虫叮咬孩子时间久、虫体大，若强行拔出，一旦断裂，残余虫体留在患儿体内会造成更大伤害，为安全起见，医生决定手术切除虫体。

思考与实践：

1. 症状识别：蜱虫咬伤与其他小虫咬伤有何区别？

蜱虫叮咬完之后，它的头部会钻进人的皮肤里面，很难自行脱落，时间久后会看到吸血之后变大的腹部，另外头部会嵌进皮肤里面，而其他虫子不会如此。

2. 应对与照护：在以上案例中，爸爸的哪些做法是错误的？正确的应对方法应该是怎样的？

错误的做法：不能强行撕脱虫子，以免残余虫体遗留在人体内。

正确的做法：① 如发现被蜱虫咬伤后，切勿自行取出，应及时去医院取出；② 去除蜱虫时，使用尖头镊子或钳子，在尽可能贴近皮肤表面处把蜱虫夹住，然后缓慢而平稳地将其从皮肤里拔出来。

· 第二节　动物咬伤 ·

案例导入

甜甜今年5岁，女孩，很喜欢小猫。一天在小区玩耍时，看到一只流浪猫特别可爱，于是忍不住上前逗弄它，没想到小猫受到惊吓，用爪子抓了甜甜的手背。甜甜吓得大哭起来，顿时手背流出了鲜血。一旁的妈妈赶紧带甜甜回家，用碘伏帮她的伤口进行消毒，然后贴上创可贴。

想一想：甜甜妈妈的做法对吗？如果托幼机构老师遇到这种情况，应该如何对被咬伤的幼儿进行初步的评估和照护？

根据世界卫生组织和国家卫健委印发的《狂犬病暴露预防处置工作规范》，幼儿被猫、狗等哺乳动物抓伤、咬伤、舔舐黏膜（破损皮肤）后，应注射狂犬病疫苗。因为看起来健康的猫、狗，也有可能携带狂犬病病毒。狂犬病病毒主要存在于猫、狗等动物的唾液中，而这些动物都有舔舐爪子的习性，因此，被猫、狗等抓伤后，也需要注射狂犬病疫苗。需要注意的是，狂犬病一旦发作，死亡率达100%。

一、狂犬病暴露

狂犬病是由狂犬病病毒感染引起的一种动物源性传染病。狂犬病病毒主要通过破损的皮肤或黏膜侵入人体，临床表现为特异性恐风、恐水、咽肌痉挛、进行性瘫痪等。

（一）狂犬病暴露的定义

狂犬病暴露是指被狂犬、疑似狂犬或者不能确定是否患有狂犬病的宿主动物咬伤、抓伤、舔舐黏膜或者破损皮肤处，或者开放性伤口、黏膜直接接触可能含有狂犬病病毒的动物唾液或者组织。

（二）狂犬病暴露的分级

按照暴露性质和严重程度可将狂犬病暴露分为三级：

1. 一级暴露（符合以下情况之一者）

（1）接触或喂养动物；

（2）完好的皮肤被舔；

（3）完好的皮肤接触狂犬病动物或人狂犬病病例的分泌物或排泄物。

一级暴露者，无须进行处置。

2. 二级暴露（符合以下情况之一者）

（1）裸露的皮肤被轻咬；

（2）无出血的轻微抓伤或擦伤。可用肉眼仔细观察暴露处皮肤有无破损；当肉眼难以判断时，可用酒精擦拭暴露处，如有疼痛感，则表明皮肤存在破损。

二级暴露者，应当立即处理伤口并接种狂犬病疫苗。

3. 三级暴露（符合以下情况之一者）

（1）单处或多处贯穿皮肤的咬伤或抓伤（"贯穿"表示至少已伤及真皮层和血管）；

（2）破损皮肤被舔舐（应注意皮肤破裂、抓挠等各种原因导致的微小皮肤破损）；

（3）黏膜被动物唾液污染（如被舔舐）。

三级暴露者，应当立即处理伤口并注射狂犬病被动免疫制剂，随后接种狂犬病疫苗。

二、狂犬病的发病机制

大多数患狂犬病的病例是由于被患狂犬病的动物咬伤所致，少数是由于被抓挠或伤口、黏膜被污染所致，嗜神经性是狂犬病病毒自然感染的主要特征。人患狂犬病潜伏期从5天至数年不等，潜伏期长短与病毒的毒力、侵入部位的神经分布等因素相关。病毒数量越多，毒力越强；侵入部位神经越丰富、越靠近中枢神经系统，潜伏期就越短。包括人类在内的多种哺乳动物感染狂犬病病毒后，随着病毒在中枢神经系统的扩散，均可引起严重的临床症状。

三、狂犬病的临床表现

根据病程，狂犬病的临床表现可分为潜伏期、前驱期、急性神经症状期、麻痹期、昏迷和死亡几个阶段。

（一）潜伏期

从暴露到发病前无任何症状的时期，一般为1—3个月，极少数短至2周以内或长至1年以上，此时期内无任何诊断方法。

（二）前驱期

患者出现临床症状的早期，通常以不适、厌食、疲劳、头痛和发热等不典型症状开始。此时期还可能出现无端的恐惧、焦虑、激动、易怒、神经过敏、失眠或抑郁等症状。前驱期一般为2—10天（通常为2—4天）。

（三）急性神经症状期

患者出现典型的狂犬病临床症状，有两种表现，即狂躁型与麻痹型。

（1）狂躁型患者出现发热并伴随明显的神经系统体征，包括机能亢进、定向力障碍、幻觉、痉挛发作、行为古怪、颈项强直等。其突出表现为极度恐惧、恐水、怕风、发作性咽肌痉挛、呼吸困难、排尿排便困难及多汗流涎等。一般持续1—3天。

（2）麻痹型患者无典型的兴奋期及恐水现象，而以高热、头痛、呕吐、咬伤处疼痛开始，继而出现肢体软弱、腹胀、共济失调、肌肉瘫痪、大小便失禁等症状。

（四）麻痹期

麻痹期指的是患者在急性神经症状期过后，逐渐进入安静状态的时期，此时痉挛停止，患者渐趋安静，出现迟缓性瘫痪，尤以肢体软瘫最为多见。麻痹可能是对称性或非对称性的，以被咬肢体侧更为严重；或者呈上升性，类似脊神经和周围神经的脱髓鞘疾病（GBS）。眼肌、颜面部肌肉及咀嚼肌也可受累，表现为斜视、眼球运动失调、下颌下坠、口不能闭、面部缺少表情等。进而患者的呼吸渐趋微弱或不规则，并可出现潮式呼吸；脉搏细数、血压下降、反射消失、瞳孔散大。

（五）昏迷和死亡

临终前患者多进入昏迷状态，呼吸骤停一般在昏迷后不久即发生。本期持续6—18个小时。

四、幼儿动物咬伤的处理方法

当狂犬病暴露级别为二级、三级时可按以下方式处理：

（1）彻底冲洗伤口。先用大量的20%的肥皂水和清水交替清洗伤口，并保证一定的水压，冲洗时要扩大伤口，至少冲洗15分钟。

（2）用流动水洗净后，用2%—3%的碘酒或75%的酒精做局部消毒。

（3）如果伤口不大且出血量较少，不要进行包扎，因为狂犬病病毒在缺乏氧气的情况下会大量生长；如果伤口大或出血量较大，则用干净的毛巾按压在伤口处直至不出血为止。

（4）立即将幼儿送医或拨打120急救电话，同时联系幼儿家长。

·学习专栏·

疫苗的接种程序

疫苗的接种程序为"5针法"程序或"2-1-1"程序。"5针法"程序为第0、3、7、14和28天各接种一剂，共接种5剂。"2-1-1"程序为第0天接种2剂（左右上臂三角肌各接种1剂），第7天和第21天各接种一剂，共接种4剂（此程序只适用于我国已批准可以使用"2-1-1"程序的狂犬病疫苗产品）。采用肌肉注射，2岁及以上儿童上臂三角肌注射，2岁以下儿童可在大腿前外侧注射。

五、幼儿动物咬伤的预防

（1）家长方面。家长需要慎重挑选适合家养的宠物，维护好宠物的健康，按照规定定期给宠物注射疫苗和体检。平时注意观察宠物的状态，当其有异常表现（如具有攻击性时）应该尽快带去检查；注意照看幼儿，以免宠物伤到幼儿；提升对狂犬病的认识，如有相关风险能及时回应和处理。

（2）幼儿方面。保教人员及家长需要教会幼儿与动物相处的安全事项，如在触摸陌生的动物时，一定要先得到主人的同意；不要摸狗的头部、脸部和尾巴；不要在动物睡觉、进食及哺乳幼崽时打扰它；不要伤害动物。如果动物对自己做出威胁性动作，应保持镇静，避免目光接触，站定或者慢慢地退后；如果被动物扑倒，应尽快蜷曲成球状，保护好脸部和头部。尤其要告诉幼儿，如果自己被动物抓伤、咬伤或伤口被动物舔过，一定要及时告诉老师或家长。

（3）托幼机构及保教人员方面。托幼机构的动物角应选择对幼儿没有危险性的动物（如金鱼、蝌蚪等）；做好巡视工作，以防园所周围的流浪猫或狗进入园内；在带领幼儿进行远足等户外活动时，注意巡视周围环境，避免潜在的动物攻击危险。

 案例实践

被 小 狗 舔 了

小明4岁，中班。在幼儿园运动的时候不小心摔了一跤，胳膊上磕破了点皮。这天小明在回家的路上，恰好看见一只白色的小狗，出于对小狗的喜爱，小明和它一起玩了一会儿。小明摸摸小狗的脑袋，小狗也舔了小明，正好舔到了小明手臂上的伤口处。小明并没在意。回到家后，妈妈以为这只是磕伤的，就用碘酒消毒皮肤，并为小明包扎了伤口。一个月以后，小明出现了恐风、怕水的症状，妈妈立即将他送往医院，诊断为狂犬病，经过一番救治，小明还是不幸去世了。

思考与实践：

1. 症状识别：根据暴露的定义与分级，该如何评估小明的暴露级别？

小明的破损皮肤被舔舐（应注意皮肤破裂、抓挠等各种原因导致的微小皮肤破损），说明小明处于三级暴露。对三级暴露者，应当立即处理伤口并注射狂犬病被动免疫制剂，随后接种狂犬病疫苗。

2. 应对与照护：在以上案例中，妈妈的哪些做法是错误的？正确的应对方法应该是怎样的？

错误的做法：① 没有询问小明的伤口是不是磕伤的；② 没有用流动水冲洗伤口就直接消毒；③ 对小明的伤口进行包扎；④ 没有带小明去医院打疫苗。

正确的做法：① 彻底冲洗伤口。先用大量的20%的肥皂水和清水交替清洗伤口，并保证一定的水压，冲洗时要扩大伤口，至少冲洗15分钟。② 用流动水洗净后，用

2%—3%的碘酒或75%的酒精做局部消毒。③ 当伤口不大或出血量较少时，不要进行包扎，因为狂犬病病毒在缺乏氧气的情况下会大量生长。④ 将孩子送往医院就诊，医生会根据暴露级别对伤口进行分级，打狂犬病疫苗。

本章小结

　　虫和动物通常都会尽量避开人类，它们只有在被激怒、受伤或受到惊吓时才会对人类做出攻击行为，如被人围攻或被人误踏。被动物（虫）咬伤或蜇伤这种情况通常发生在我们的旅途中或是乡间。本章从动物（虫）咬伤幼儿的临床表现出发，讲解了咬伤后正确处理和预防的方法。

　　本章的重点是熟悉和掌握幼儿被动物或虫咬伤后的应对方法和照护要点，能在将幼儿送医前对其伤口进行正确的处理，从而促进幼儿恢复健康。本章的难点在于结合本章理论知识，识别各类动物（虫）咬伤的临床表现和如何预防动物（虫）咬伤的发生，减弱此类意外对幼儿的影响。

思考与练习

　　（1）当幼儿被狗咬伤手臂，但出血量不大时，保教人员该如何做？
　　（2）当幼儿被蜜蜂蜇伤手臂时，保教人员该如何做？
　　（3）扫描二维码，完成在线测试。

在线测试

第十三章
中毒

本章导语

　　我们的生活环境中隐藏着许多中毒的隐患，如食物中毒、一氧化碳中毒和药物中毒等。幼儿年龄小，认知能力有限且好奇心大，接触有毒物质的风险也较大。中毒常常是通过吸入或摄入有毒物质造成的，也有因毒物经皮肤吸收而引起的。同时，中毒通常起病急、发展快，如果不及时治疗，可能会给幼儿的健康带来巨大的伤害甚至危及生命。因此，托幼机构的保教人员及家长需要了解中毒的预防方法和应急程序。

学习目标

（1）掌握各类中毒的定义及发病机制。
（2）熟悉幼儿各类中毒的发病过程及临床表现。
（3）能运用中毒危险性的评估方法，结合幼儿症状对其进行评估。
（4）能运用正确的方法对中毒幼儿进行照护。
（5）掌握幼儿中毒的预防方法及注意事项。

本章导览

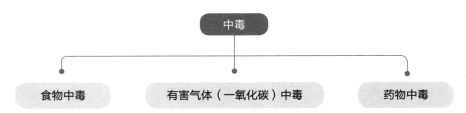

第一节 食物中毒

案例导入

　　某年的1月22日，一幼儿园发生食物中毒事件。事件起因是由于1月20日该幼儿园负责人自行购买二两亚硝酸盐用于烹烧猪肉，亚硝酸盐是当地用于制作过年食品的常用材料。该负责人在幼儿园食堂加工春节自用肉食后，将剩下的不足一两的亚硝酸盐留在幼儿园食堂厨房。因亚硝酸盐与食盐相似，22日中午，该幼儿园炊事员在烹制大锅菜的过程中，误将亚硝酸盐当作食盐放入炖菜中，导致食源性疾病事件的发生。

　　想一想：如果幼儿在园内进食午餐后，很多幼儿都主诉肚子疼，老师应该如何处理？

一、食物中毒的定义

　　食物中毒是指患者所进食物被细菌或细菌毒素污染，或食物含有毒素而引起的急性中毒性疾病。根据病因不同可有不同的临床表现。

二、食物中毒的发病机制

　　（1）感染型。病原菌随食物进入肠道，在肠道内继续生长繁殖、附着于肠黏膜及黏膜下层，引起肠黏膜的充血、白细胞浸润、水肿、渗出等炎性病理变化。特点：通常伴有发热，机体产生胃肠道症状，食物中毒潜伏期长。

　　（2）毒素型。某些病原菌污染食品后，在食品中大量生长繁殖并产生引起急性胃肠炎反应的肠毒素。特点：很少有发热的症状，潜伏期因毒素类型而异。

　　（3）混合型。某些病原菌在进入肠道侵入黏膜后，除引起肠黏膜的炎性反应外，还产生引起急性胃肠道症状的肠毒素。这类病原菌引起的食物中毒是致病菌对肠道的侵入及其产生的肠毒素的协同作用，因此，其发病机制为混合型。

三、食物中毒的临床表现

（一）胃肠型食物中毒

　　患儿被不同病原体感染后，可有短至1小时，长至数天的潜伏期，然后出现胃肠炎相关症状，具体如下：

（1）恶心呕吐：呕吐物为胃内容物，偶可含胆汁、血、黏液。

（2）腹痛：多为阵发性，性质多为绞痛，以上腹部及脐周最为多见。

（3）腹泻：大便多为黄色稀便或水样便，次数增多，可伴有黏液、脓血或有腥臭味。

（4）个别患儿可伴有寒战、发热、头痛、肌痛等全身中毒症状。

（二）神经型食物中毒

神经型食物中毒由肉毒杆菌引起，潜伏期一般为12—36小时，短可至2小时，长可达10天。

潜伏期结束后发病，症状轻重不一，可有头痛、头晕、乏力、恶心、呕吐症状，并出现眼部肌肉瘫痪，表现为视力模糊、复视、眼睑下垂、瞳孔扩大、对光反射消失。除了眼部肌肉，如累及咽肌，可引起呼吸困难；累及颈部肌肉，可使头向前或一侧倾斜。

自主神经受影响，可引起泪腺、汗腺、唾液腺分泌先增多后减少，血压先正常后升高，脉搏先慢后快，常有顽固性便秘、腹胀、尿潴留。

伴随症状：除了非特异性的寒战、发热、头痛、全身酸痛等全身中毒症状外，个别细菌可引起荨麻疹。而严重的腹泻可引起脱水、酸中毒、休克等症状。

> **医学卡片**
>
> 复视：观察一个物体时看到两个影像的病理现象。
> 尿潴留：膀胱内积有大量尿液而不能排出的疾病。

四、幼儿食物中毒的处理方法

当发现幼儿出现急性食物中毒的早期症状时，如头晕、恶心、呕吐、腹痛、腹泻，应详细地询问幼儿误食了何种食物，然后判断是不是发生了食物中毒。一旦确认幼儿发生了食物中毒，应尽快处理，以免延误病情。

由于医生在治疗食物中毒的幼儿时，首先要清除胃内的毒物，而洗胃的最佳时间为6个小时之内（若超过了6个小时，就只能通过导泻或其他方法救治），所以当发现幼儿食物中毒时，要在进行如下处理后第一时间将其送往医院。

（1）如果食物吃下去的时间在1—2小时，对于能够配合的幼儿可实施"催吐法"。为防止吐出来的东西被误吸入气道，要采取身体前倾头低位的姿势，然后用干净的手指刺激舌根部，引起恶心呕吐反射。催吐可反复进行，直至毒物排出。特别是如果在野外误吃了有毒的蘑菇，要第一时间催吐。如果幼儿已经发生了昏迷，则禁止催吐，以防窒息。

（2）如果幼儿脱水严重、精神萎靡、发烧、出冷汗、面色苍白甚至休克，要让其平卧，双脚抬高，以保证脏器的血液循环。

（3）保留好吃剩的食品并带到医院，以便于医生确认中毒原因。

另外，在照护食物中毒幼儿时，需要注意以下几点：

（1）如进食后发生呕吐，为防止呕吐物堵塞幼儿气道，引起窒息，加重病情，应让幼儿侧卧，头偏向一侧，便于吐出。

（2）呕吐时，不要让幼儿立刻喝水或吃食物，但在呕吐停止后应马上为其补充水分。如果仅有胃部不适，应让幼儿多饮温开水或稀释的盐水。

（3）在幼儿腹痛剧烈时，可取仰睡姿势并将双膝屈曲，这有助于缓解腹肌紧张，同时在腹部盖毯子保暖，以促进血液循环。

五、幼儿食物中毒的预防

（一）食品与餐具安全

（1）应选购新鲜的食物，除查看食物外表有无腐坏外，还要查看生产日期、保质期、生产许可证等。

（2）不给幼儿食用发芽的马铃薯、野生蘑菇、河豚等可能含有毒素的食品。

（3）不吃存放时间过长的食物。剩菜剩饭容易滋生细菌，所以应该冷藏保存，且在食用前应彻底加热，以免引起食物中毒。

（4）食品要贮存在密封的容器内，生熟食品分开存放，新鲜食物和剩余食物也要分开存放。生食的蔬菜、水果要彻底清洗。

（5）餐具、容器等食具要按规范消毒，且生熟分开，避免交叉污染。

除以上托幼机构与家庭都需关注的食品卫生问题外，托幼机构还要做好相关的管理工作，规范幼儿餐饮的一系列流程，如统一采购新鲜食材，严格执行食物加工和保管的有关规定，不得私自使用园内烹饪设施，做好每日食物的留样记录和保管等。

（二）加强幼儿的食品安全意识

（1）培养幼儿良好的个人卫生习惯，如饭前便后要洗手。

（2）告知幼儿有毒食物不可食用，如野生蘑菇等。

（3）不吃不新鲜的、来源不明的食品。

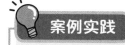

案例实践

口耳相传"漂亮蘑菇不能吃"

小刚5岁，和妈妈一起去郊游的时候发现了一堆蘑菇，小刚想到老师说的"漂亮蘑菇不能吃，是有毒的"，便选择采了旁边的"丑"蘑菇。小刚将采的蘑菇给妈妈看，妈妈以为是平常吃的蘑菇，便拿回家炒成了菜。大约在吃完20分钟后，小刚狂笑不止，妈妈则头晕、眼花、四肢无力、浑身发麻。还好这时爸爸下班回家，看到桌上剩余的饭菜，怀疑家人是吃了毒蘑菇，便立马拨打120急救电话，并把毒蘑菇给倒了，等待救护车的到来。在等待期间，爸爸对小刚进行催吐，用力晃荡孩子的头，希望孩子能赶紧吐出来。幸运的是，最后母子二人都脱离了危险。

思考与实践：

1. 症状识别：请分析小刚处于食物中毒发病过程中的哪个阶段？根据食物中毒的临床表现，如何评估小刚食物中毒的程度？

根据食物中毒的定义，小刚因食用了含有毒素的食物而引起了急性中毒性疾病。根据小刚狂笑不止的临床表现，其可能是神经性食物中毒。由于小刚吃完20分钟后才开始有临床表现，且知道是食用了毒蘑菇，因此要在第一时间对其进行催吐。

2. 应对与照护：在以上案例中，爸爸的哪些做法是错误的？正确的应对方法应该是怎样的？

错误的做法：① 没有给幼儿采取正确的急救措施。② 催吐方法使用得不够正确，不能晃荡孩子的头，以免引起窒息。③ 把毒蘑菇倒了。

正确的做法：① 对于食用毒蘑菇1—2小时的幼儿，要进行催吐。采取身体前倾头低位的姿势，用干净的手指刺激幼儿舌根部，以引起恶心呕吐反射。② 催吐可反复进行，直至毒物排出。③ 保留好吃剩的食品，并带到医院，以便于医生确认中毒原因。

第二节　有害气体（一氧化碳）中毒

案例导入

在东北某农村，人们多是通过烧煤取暖的。5岁的军军和欢欢是一对双胞胎，这天晚上，妈妈因为要工作，便等这对儿女睡着后就离家去上班了。当她第二天中午回来后，发现大门紧锁，她叫了几声门，也没人开，隐约觉得出了事情，便赶紧将门窗砸开，发现孩子因煤气中毒昏迷在地。她立马开窗通风，将孩子抱至户外的空地上，并拨打120急救电话。

想一想：当幼儿在一个密闭的环境中发生煤气中毒时，老师及家长应该如何处理？

一、有害气体的定义

有害气体是指有毒并对身体有害的气体，如一氧化碳、氢气、沙林等。我们生活中最常见的有害气体是一氧化碳，一氧化碳中毒是含碳物质燃烧不完全时的产物经呼吸道吸入而引起的中毒。

二、一氧化碳中毒的发病机制

一氧化碳是一种无色、无嗅、无刺激性的气体，难以察觉。一氧化碳与血红蛋白的亲和力比氧与血红蛋白的亲和力高200—300倍，所以一氧化碳极易与血红蛋白结合，形成碳氧血红蛋白，使血红蛋白丧失携氧的能力和作用，造成组织窒息。一氧化碳对全身的组织细胞均有毒性作用，尤其对大脑皮质的影响最为严重。

三、一氧化碳中毒的临床表现

（一）轻度中毒

以头痛、头晕、耳鸣、眼花、恶心、呕吐、四肢无力等脑缺氧为主要表现。碳氧血红蛋白（HbCO）饱和度达10%—20%。

（二）中度中毒

在轻度中毒症状的基础上，出现面色潮红、多汗、走路不稳、意识模糊、困倦乏力等症状，还有患者对光反射和角膜反射迟钝。HbCO饱和度达30%—40%。

（三）重度中毒

患者出现肺水肿、意识障碍、昏迷，严重者出现去大脑皮层状态，即大脑的广泛损伤，伴有高热、四肢肌张力增强和阵发性或强直性痉挛。患者多有脑水肿、肺水肿、心肌损害、心律失常和呼吸抑制，可造成死亡。HbCO＞50%。

四、幼儿一氧化碳中毒的处理方法

（1）评估现场环境是否安全，排除险情，做好自我保护。当发现室内有大量煤气泄漏时，施救者应用湿毛巾捂住口鼻，放低姿势进入现场，因为一氧化碳比空气要轻，正好处在人站立时的口鼻高度，如果以站姿进入现场，会吸入更多的毒气，引发危险。

（2）进入现场后，迅速关闭煤气总闸，开启门窗通风，将煤气中毒的幼儿转移到空气新鲜的室外。如果是轻度的煤气中毒，通过呼吸新鲜空气，幼儿往往很快就能恢复。

（3）对于已经中毒昏迷的幼儿，首先要确保气道通畅，然后对其进行心肺复苏，并且立即拨打120急救电话，送往医院进行高压氧治疗，以促进一氧化碳和血红蛋白解离。

此外需要注意的是，不可以轻信民间的灌醋、灌酸菜汤等土方法，这些方法对缓解煤气中毒毫无作用，并且容易使醋、酸菜汤进入幼儿气道，造成窒息。让煤气中毒幼儿冻着的方法更不可取。低温不仅不能缓解煤气中毒，还可能导致感冒，甚至肺炎。严禁在一氧化碳中毒现场拨打电话、点火和开启照明设备等，以免引起爆炸。

五、幼儿一氧化碳中毒的预防

（1）使用燃气热水器时注意室内通风，幼儿单独洗澡时应保持浴室通风良好，建议洗澡时间一般不要超过20分钟，防止一氧化碳中毒。

（2）切记不要在没有排风设备的室内使用煤、木炭、木材、焦炭等可燃物取暖。

（3）加强对幼儿安全使用煤气的宣教，教导幼儿平时严禁玩弄煤气灶等危险物。

（4）托幼机构及家庭应注意规范使用煤气或天然气，使用完毕后应立即关闭阀门，以免有毒气体外泄。

 案例实践

冲凉房的中毒事件

优优，6岁，在家里密闭的房间内用燃气热水器洗澡时，突然意识不清，跌倒在地。被家人发现后，已意识不清，呼之不应，无肢体抽搐，无恶心呕吐。优优的妈妈立即在房间内用手机拨打120急救电话，打开门窗，将孩子抱至户外空气新鲜的地方，给优优灌了一些醋，试着唤醒孩子。优优被送往医院后，医生对其进行了高压氧治疗，以促进一氧化碳和血红蛋白解离，孩子转危为安。

思考与实践：

1. 症状识别：请根据优优的临床表现判断其中毒程度。

优优意识不清，呼之不应，处于昏迷状态，由此可见，优优处于重度中毒。

2. 应对与照护：在以上案例中，妈妈的哪些做法是错误的？正确的应对方法应该是怎样的？

　　错误的做法：① 在现场使用手机拨打120急救电话；② 未关闭煤气总闸；③ 未进行自我保护；④ 没有确保昏迷的孩子的气道是否通畅；⑤ 使用土方法来尝试唤醒孩子。

　　正确的做法：① 先评估现场环境是否安全，排除险情，做好自我保护。当发现室内有大量煤气泄漏时，施救者应用湿毛巾捂住口鼻，放低姿势进入现场。② 进入现场后，迅速关闭煤气总闸，开启门窗通风。③ 严禁在一氧化碳中毒现场拨打电话、点火和开启照明设备等，以免引起爆炸。④ 对于已经中毒昏迷的孩子，首先要确保其气道通畅，然后进行心肺复苏。⑤ 不可以轻信民间的灌醋、灌酸菜汤等土方法，这些方法对缓解煤气中毒毫无作用，并且容易使醋、酸菜汤进入孩子气道，造成窒息。

· 第三节　药物中毒 ·

案例导入

　　2月4日16时许，急救人员把3名五六岁的孩子送进了儿科急诊室。一名6岁的男童情况最为严重，有躁动、意识不清、偶尔胡言乱语的表现；一名5岁的女童则双手发颤；另外一名6岁的男童没有明显症状。医生觉得，孩子们的症状像中毒。老师告诉医生，一名男孩把妈妈给他吃过的止咳药——克咳敏带入了幼儿园，午睡期间，男孩与另外两名孩子分享了克咳敏，说这是好吃的糖丸，之后便出现了这种状况。但究竟吃了多少，老师也不知道。针对孩子们症状的轻重情况，医生采取了洗胃、饮水催吐治疗，同时针对中毒的表现采取对症促排泄等治疗措施。直到20时，孩子们的病情才基本稳定，没有症状的孩子当晚出院，病情严重的男孩转入上一级医院继续观察治疗，而女孩则仍留在医院继续治疗。

　　想一想：如果幼儿不小心误服了药（错把药丸当成糖果），老师应该如何处理，以帮助他度过危急时刻呢？

一、药物中毒的定义

　　药物中毒是指用药剂量超过极量而引起的中毒。误服或服药过量以及药物滥用均可引起药物中毒。

二、药物中毒的发病机制

药物进入人体后，可通过以下机制引起中毒症状。

（一）缺氧

药物通过阻碍氧的吸收、输送和利用，使机体缺氧，导致各脏器尤其是心、脑、肾等重要脏器功能障碍。

（二）麻醉作用

亲脂性麻醉药物可以通过血脑屏障进入脑组织，抑制大脑功能，出现呼吸功能受抑制、嗜睡、昏迷、精神异常等表现。

（三）干扰酶活性

药物可以抑制酶类活性，影响体内代谢，造成组织缺氧，导致各脏器功能受损。

（四）破坏细胞膜

药物作用于细胞膜，使细胞膜过氧化，破坏膜蛋白，影响细胞膜的结构和通透性，使细胞及器官失去正常生理功能。

（五）影响神经递质或激素的功能

如阿托品、山莨菪碱等，可以抑制乙酰胆碱，导致机体功能异常而出现相应症状。

> **医学卡片**
>
> 神经递质：神经元之间相互传递信息的化学物质。
> 乙酰胆碱：位于神经肌肉接头的神经递质。

（六）免疫异常

部分药物能破坏机体免疫功能，引起免疫异常、损害免疫器官等，使患者出现中毒症状。

三、药物中毒的临床表现

药物种类不同，临床表现也不同。常见药物中毒的临床表现如下：

（一）氯丙嗪类药物中毒

该类药物具有抗精神病的作用。患者可出现头晕、嗜睡、表情淡漠、软弱的表现，有时引起精神失常、乱语乱动；还可发生恶心、呕吐、腹痛、腹胀、黄疸、肝大等症状。过大剂量所致的急性中毒常发生心悸、四肢发冷、血压下降、甚至休克，患者呼吸困难、瞳孔缩小、昏迷和反射消失。尿中可出现蛋白，红、白细胞。长期、大剂量应用可致粒细胞减少、血小板减少、溶血性贫血等，甚至发生再生障碍性贫血。还可出现面神经麻痹，发音困难和口吃，眼眶周围肌肉痉挛，甚至发生角弓反张状态。少数引起眼部损害，导致视力减退，甚至失明。

> **医学卡片**
>
> 角弓反张：项背强直，腰背反折，身体后仰如弓的症状。

（二）苯巴比妥、异戊巴比妥、司可巴比妥中毒

该类药物为镇静催眠类药物。患者初期兴奋、狂躁、惊厥，随后转为抑制、嗜睡、神志模糊、口齿不清、朦胧深睡以至深度昏迷。晚期四肢瘫软、反射消失、大小便失禁、瞳孔缩小、呼吸浅而轻以至呼吸衰竭。

（三）水合氯醛中毒

患者有恶心、腹痛，重症有肝和肾功能损害、尿少、昏睡、昏迷、呼吸浅慢、口唇发绀、呼吸肌麻痹、反射消失、脉细弱、血压下降、心律失常甚至心脏骤停等。

（四）洋地黄中毒

洋地黄类药物主要用于治疗充血性心力衰竭，但其治疗剂量与中毒剂量十分接近，极易发生中毒。洋地黄中毒时，患者有头痛、头晕、眼花、黄视（所见物均呈黄色）、厌食、恶心、呕吐、腹泻，以及各种心律异常（如室性期前收缩、阵发性房性心动过速、房室传导阻滞）的症状。有的患者原有心房纤颤，突然心律变得整齐，心电图呈典型的洋地黄中毒图形。

（五）阿托品、东莨菪碱中毒

该类为M胆碱受体阻滞药物。患者先有皮肤和黏膜干燥、口渴、吞咽困难、面部潮红、瞳孔扩大、视力模糊、心动过速、尿潴留等副交感神经受抑制的症状。重症患者出现中枢兴奋症状，如言语增多、幻觉、烦躁、谵妄、惊厥等；继之转为抑制、嗜睡和昏迷。东莨菪碱中毒者昏睡多于兴奋。此时取患者尿液滴入猫眼内，即可引起瞳孔扩大，有利于帮助诊断。

（六）水杨酸钠、阿司匹林中毒

该类为非甾体类抗炎药。患者可因药物对胃肠道的刺激腐蚀作用而出现恶心、呕吐、胃痛，同时有眩晕出汗、面色潮红、耳鸣、鼻出血、视力模糊和胃肠道出血，以及蛋白

尿、酮尿、早期呼吸性碱中毒的症状，继之出现代谢性酸中毒、脱水、失钾。重症者出现烦躁不安、脉速、抽搐、昏迷、呼吸和周围循环衰竭等症状。

四、幼儿药物中毒的处理方法

如果幼儿因误服药品或毒物而发生中毒，应该立即将其送往医院救治。如果距医院较远，应进行初步的急救处理，即清除胃内毒物，减少毒物的吸收，常用方法为催吐。

（一）催吐的方法

如果患儿意识清醒，施救者应把手洗净，然后用食指深入患儿口腔内，刺激舌根部，引起患儿恶心呕吐。

催吐后，应尽快将患儿送医处理，医生会为患儿洗胃。如果服入毒物的时间超过6小时，则洗胃无效。如果患儿服用了腐蚀性的物质应禁止洗胃。

（二）其他事项

（1）促进毒物的排泄：毒物被吸收后，多数经尿液排出，所以可给患儿饮水，促进已吸收的毒物从患儿体内排出（禁止给意识不清的患儿饮水）。

（2）应用解毒剂：为了对抗毒性作用、保护胃肠黏膜、减少毒物吸收，可让患儿进食具有解毒作用的食物。当幼儿误食强碱时，可用食醋加等量水内服进行中和，喝柠檬水、橘子水等也有效。如误服强酸，应立即口服牛奶、蛋清、豆浆等，以保护胃黏膜。然后尽快前往医院，医生会应用一些特效解毒剂。

五、幼儿药物中毒的预防

（一）药品保管

（1）在托幼机构，保健室药品要上锁保管，并置于幼儿够不到的地方。妥善保管其他可能引起中毒的物品，如清洁剂和消毒剂应保管在专门的操作室内，注意上锁。

（2）在家中，家长须妥善保存各类药品，并用专门的药箱收纳，放到幼儿够不到的地方。必要时，还应将某些特殊药品放到上锁的抽屉里。每次服完药后要立即收好剩余的药品。家中不要放置农药、灭鼠药等有毒物质。

（二）药品喂服

（1）托幼机构应严格按照《托儿所幼儿园卫生保健工作规范》中的有关要求为幼儿

喂服药品，如在接受家长委托喂药时，应当做好药品交接和登记，填写"在园（所）儿童带药服药记录表"，出具医生处方，并请家长签字确认；由保健老师严格按照要求负责喂药，做到"三查四对"（在喂药前、喂药时和喂药后，共三次核对幼儿的姓名、药名、剂量、服药时间四项内容）。在给幼儿喂药后，要对其进行观察，如有异常应立即通知家长。

（2）在家中，家长应严格按照医嘱的服药剂量给幼儿喂药。每次给幼儿喂药时要认真核对药品名称，确保药品和剂量的正确。必要时，可以由双人核对后再喂。

（三）安全教育

（1）保教人员要让幼儿了解用药知识，知道不能乱吃药，以及乱吃药会造成的严重后果。

（2）保教人员也需要对家长进行科学喂药的安全教育，例如：给幼儿喂药时，不要骗孩子说是糖果，以免孩子趁成人不注意的时候自己尝试服药；家长需要传授正确的用药知识，告诉孩子为什么吃药。

案例实践

错把药物当巧克力

浩浩今年6岁，在家中抽屉发现一个巧克力罐子，于是偷偷打开吃了几粒"巧克力"，其实里面装的是阿司匹林。没过多久，浩浩就说肚子痛，并出现恶心、呕吐、胃痛，以及晕眩出汗、面色潮红、耳鸣、鼻出血等症状。浩浩妈妈立马拨打120急救电话，将浩浩送往医院进行抢救，好在抢救及时，浩浩转危为安。

思考与实践：

1. 症状识别：浩浩是否属于药物中毒？

浩浩出现肚子痛、恶心、呕吐、胃痛，以及晕眩出汗、面色潮红、耳鸣、鼻出血等症状，又知道浩浩误食阿司匹林，因而可以初步判断为药物中毒。

2. 应对与照护：在以上案例中，浩浩妈妈的哪些做法是错误的？正确的应对方法应该是怎样的？

错误的做法：① 没有把有毒药物妥善放好；② 在将浩浩送往医院之前，妈妈没有对其进行急救处理。

正确的做法：① 有毒药物要放到孩子够不到的地方妥善保管；② 发生中毒后，如果患儿意识清醒，救助者应将手洗净，然后用食指深入患儿口腔内，刺激其舌根部，引起患儿恶心呕吐。

本章小结

　　当毒物进入人体内，可发生毒性反应，使我们的组织细胞或其功能遭受损害而引起病理现象。保教人员及家长在对中毒幼儿进行初步处理的同时要尽快设法查明中毒原因，立刻终止幼儿接触毒物，阻止毒物继续侵害人体，并尽快使其排出或分解。

　　本章的重点是熟悉和掌握幼儿各类中毒的临床表现以及送医前的初步处理方法。文中强调各类中毒在处理时，不要轻信民间偏方、土方，建议用科学的方法及时、准确地救治。无论哪类中毒，都应先让幼儿撤离危险环境，再进一步救治；无论中毒是否严重，皆应送医院急救。

思考与练习

　　（1）如发现幼儿在一密闭的环境中发生煤气中毒，保教人员应如何处理？

　　（2）药物中毒后的正确处理方法是什么？

　　（3）扫描二维码，完成在线测试。

在线测试

第十四章
烧烫伤与溺水

本章导语

　　烧烫伤在幼儿意外伤害中较为常见，严重的烧烫伤会对幼儿机体造成瘢痕、畸形和功能障碍等生理负担，使幼儿和家长产生严重的心理压力。预防幼儿发生烧烫伤，以及烧烫伤后能及时对幼儿进行正确的初步处理，可以降低烧烫伤对幼儿造成的伤害，提高预后。此外，夏天是溺水的高发时期，由于照顾者的疏忽，溺水的发生通常都是悄无声息的，尤其对1—4岁的幼儿来说，旁人几乎感觉不到动静。而且从开始溺水到最终溺亡，时间是非常短暂的，因此托幼机构的保教人员需要具备预防幼儿溺水的安全意识，当发生溺水事故时能对溺水幼儿实施救助。

学习目标

　　（1）熟悉烧烫伤和溺水的定义及临床表现。

　　（2）能运用正确的方法为烧烫伤与溺水患儿实施初步救助。

　　（3）掌握烧烫伤与溺水的预防方法。

本章导览

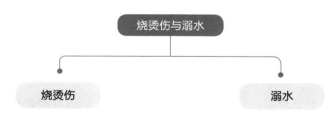

第一节　烧烫伤

案例导入

　　11月，一幼儿园5岁男童因在就餐时跌入汤桶而严重烫伤。监控显示，在十余名幼儿聚集的餐厅，一女子提着一个铁桶放在过道上后离开。两名男童在过道内打闹，其中一名男童在倒退过程中不慎跌入该铁桶内。男童立刻双手撑着铁桶跳出来，刚要站起来又整个人滑倒在地，老师赶紧扶起孩子并帮他脱掉衣服。据当地媒体报道，被烫伤男童送医时躯干、臀部和双下肢重度烫伤。

　　想一想：面对烫伤的患儿，如何判断他们的烫伤程度？如何及时采取初步的救助措施？

一、烧烫伤的定义

　　烧烫伤是生活、生产中常见的意外伤害。烧伤泛指由热力、电流、化学物质、激光、放射线等所致的组织损害。烫伤是由高温液体（沸水、热油）、高温固体（烧热的金属等）或高温蒸汽等所致的损伤。烧烫伤若处理不当，不但容易留下瘢痕和残疾，还有可能危及生命。因此，掌握正确的急救方法对烧烫伤患儿的治疗和预后起着重要作用。

二、烧烫伤的临床表现

（一）烫伤

　　烫伤的严重程度主要根据烫伤的部位、面积大小和烫伤的深浅度来判断。烫伤的临床表现与其分度[1]有关，典型症状有皮肤红肿、水疱和疼痛等，严重的烫伤则会造成患儿休克或死亡。烫伤的四个分度为：

　　（1）Ⅰ度：仅伤及表皮浅层，红肿热痛，感觉过敏，表面干燥无水疱，4—6天后便可自愈，一般不留瘢痕。

　　（2）浅Ⅱ度：伤及真皮层，剧痛难忍，有水疱生成，创面基底部均匀发红、潮湿，局部肿胀，处理后1—2周愈合，有色素沉着，可见痕迹。

　　（3）深Ⅱ度：伤及真皮深层，有皮肤附件残留，痛觉迟钝。有水疱生成，基底苍白，

---

① 周梅.烧烫伤患者的伤口护理［N］.大众健康报，2020-10-13（14）.

间有红色斑点、潮湿，处理后3—4周愈合，可有瘢痕增生及挛缩畸形。

（4）Ⅲ度：伤达皮肤全层，甚至伤及皮下组织，肌肉和骨可受累，痛觉消失，无弹力，坚硬如皮革样，蜡白焦黄或碳化、干燥。干后皮下静脉阻塞如树枝，2—4周焦痂脱落，形成肉芽创面。除小面积外，一般均需植皮，常遗留瘢痕和挛缩畸形。

烫伤的深度直接影响了预后[①]，详见表14-1。

表14-1　烫伤深度及预后评估

分　度	累及组织	临床表现	预　后
Ⅰ度	表皮	红、干、痛	数天后愈合，不留瘢痕
浅Ⅱ度	表皮或深部组织	红、湿、剧烈疼痛	经数日到数周创面护理后可愈合，少数需植皮
深Ⅱ度	真皮层	皮肤坚韧、苍白、无感觉	不切除坏死组织或植皮不能愈合，留有瘢痕
Ⅲ度	全层皮肤、皮下组织、筋膜、骨骼	严重的临床并发症	治疗困难，留有后遗症

（二）烧伤

烧伤的原因有四种：一是热力烧伤，包括火焰、炽热金属造成的烧伤；二是化学烧伤，常见的如硫酸、盐酸等物；三是电烧伤；四是放射烧伤。根据皮肤受伤的深浅可划分为以下等级：

（1）Ⅰ度烧伤：损伤限于表皮浅层。症状是患处皮肤发红，幼儿主诉疼痛，但不剧烈，可自然愈合，无瘢痕。

（2）浅Ⅱ度烧伤：损伤为表皮和真皮上1/3，症状是患处红肿起水疱，有剧烈疼痛和灼热感，可自然愈合，无瘢痕或轻微瘢痕。

（3）深Ⅱ度烧伤：损伤为表皮和真皮深部，症状是患处发红，起白色大水疱，因为神经末梢部分受损，疼痛会较浅Ⅱ度要轻，可自然愈合，会留下瘢痕。

（4）Ⅲ度烧伤：深达皮下，全部皮肤损伤，患处呈皮革状黑色焦痂或苍白，可有流液现象，由于较多神经受损，幼儿患处经常无疼痛。

①　儿童创伤急救早期处理专家共识组.儿童创伤急救早期处理专家共识［J］.临床儿科杂志，2017，35（05）：377—383.

三、幼儿烧烫伤的初步救助

幼儿烧烫伤后，成人应立即让其远离热源，并开展紧急处理，做到"冲、脱、泡、包、送"。

（1）冲：Ⅰ度和浅Ⅱ度烧烫伤者，先用冷水对创面进行淋洗，待疼痛明显好转后予以进一步处理。淋洗水温不低于6℃，以不致烫伤幼儿体温骤降而发生寒战为原则；不建议用冰块、冰棍等冷敷伤处，以免发生冷冻伤害。

（2）脱：当烫伤的部位有衣物覆盖时，即使用冷水淋洗，衣物也会保持较高温度，降低淋洗的效果，因此必须脱去或剪去衣物。正确方法为边冲边脱，脱下衣物后，将烫伤部位放在冷水下冲淋。

（3）泡：把烫伤部位放入冷水中浸泡15—20分钟，使创面降温，避免起水疱或机体损害加重。

（4）包：烫伤部位经过冲、泡后，需要保护创面，防止再次污染。可以选用干净毛巾、衣服等覆盖创面。浅Ⅱ度烫伤者创面常起水疱，如果水疱直径较小，可以不弄破让其自行吸收。若水疱直径较大，或水疱的位置在关节等活动频繁处及易摩擦处需送医处理，医生会用无菌针头刺入水疱，排出其中的液体，保留水疱破皮（可作为保护层），然后用消毒敷料包扎。对不便包扎的部位，医生会采用暴露疗法，即剃净创面周围的毛发，使创面暴露在洁净、干燥的空气中（创面愈合之前避免沾水）。

（5）送：深Ⅱ度及Ⅲ度烫伤者，应及时送医。送医前，创面不可涂抹龙胆紫、红汞、酒精、碘酒等有色、有刺激性的外用药，以免影响后续治疗中对烫伤创面深度的判断和清创。

四、幼儿烧烫伤的预防

（1）提高幼儿防烧烫伤的安全意识。保教人员应利用一日生活各环节对幼儿进行防烧烫伤的安全教育，以提升幼儿的危险预防意识，如不要在放有餐桶、水桶的区域玩耍；不要玩打火机、火柴、鞭炮等易燃危险品；附近有人抽烟时应远离，以免被烟蒂烫伤；不能独自进入厨房触摸煤气开关；不可触摸电源插座等。

（2）保证周围环境安全。保教人员应注意保管好可能引起烧烫伤的危险物品，如幼儿餐食应待温热才能送进班级；做好晨检工作，以防幼儿携带易燃危险品入园。在家庭中，家长要注意开水瓶或热饮食（如热粥、热汤等）应该放在幼儿不能触及的安全地方；给幼儿的饭菜、汤、水等应在别处晾凉至温热后再端给幼儿食用。

（3）安全使用设施设备。保教人员及家长要严格按照规范安全地操作可能引起烧烫伤的设施设备，如烤火炉或取暖炉应加设防护设施；用热水袋为幼儿保暖时，水温不应超过50℃，热水袋外加布套，且热水袋的放置位置与身体皮肤应相隔10厘米以上，切忌将热水袋直接放在幼儿手脚下面。为幼儿盆浴洗澡时，应先放冷水再加热水，照护者应先用手测试水温，然后把幼儿放入澡盆，往澡盆兑水时要先把幼儿抱离澡盆。

案例实践

滚 烫 的 热 水

　　一天晚上，奶奶在浴盆里倒好了洗澡水，准备给3岁的欣欣洗澡。洗了一会儿，奶奶觉得水有些凉了，想着还有半壶烧开的热水可以添加，于是让欣欣从浴盆里站起来并靠在边沿，奶奶则从浴盆的另一边向里加水。欣欣看到奶奶在加水，觉得很好玩，便伸手去接滚烫的热水，奶奶见状慌忙躲开，可是已经来不及了，热水浇在了欣欣的小手上，欣欣因剧烈疼痛大声哭喊起来，患处红肿起水疱。奶奶赶紧拿出牙膏挤在欣欣手上，可欣欣哭得更加惨烈了。这时，爸爸正好下班，看到眼前一幕来不及责怪，赶紧带欣欣赶往医院。

　　思考与实践：

　　1. 症状识别：以上案例中，欣欣属于几度烫伤？

　　欣欣属于浅Ⅱ度烫伤，因为浅Ⅱ度烫伤症状是患处红肿起水疱，有剧烈疼痛和灼热感。

　　2. 应对与照护：以上案例中，奶奶的做法有哪些是错误的？正确的应对方法应该是怎样的？

　　错误的做法：① 在给欣欣洗澡的过程中往浴盆直接加入热水。② 欣欣发生烫伤后，轻信偏方，在伤处涂抹牙膏，这样不仅不能缓解烫伤引起的疼痛，反而容易造成感染。

　　正确的做法：① 要提高安全意识，在给欣欣洗澡时不中途加热水，若必须添加，则须将欣欣抱至安全的地方，待调好水温后再将欣欣抱回浴盆内。② 烫伤发生后，奶奶应立即用冷水为欣欣淋洗，浸泡被烫伤的手15—20分钟，待疼痛缓解后，可用干净的毛巾包裹伤处，然后到医院就诊。

· 第二节　溺水 ·

| **案例导入** |

　　2018年，一幼儿园内，一名3岁的孩子在游泳课上发生溺水，而在孩子溺水的2分钟内，该幼儿园的老师却毫无知觉。万幸的是，这一幕刚好被查看监控的家长发现。家长带着孩子辗转各医院，抢救历时1个多月，才救回了孩子。

　　想一想：作为一名托教机构老师，如果发现有幼儿溺水，应该如何处理？

一、溺水的定义

　　溺水是指人被淹没在水中并导致呼吸障碍及窒息的状况。淹溺的过程很快，一般4—6分钟就可因呼吸、心跳停止而死亡。

·学习专栏·

溺水的致死原因

　　溺死的机制至今尚未完全阐明。专家过去认为，淡水与海水溺死的机制不同。在淡水溺死者中，水被大量吸收入血，使血液大大稀释，血容量增加，心脏负担增加，很快出现肺水肿，心率不规则，室性心率加快并发展为室性纤维性颤动，心力衰竭死亡。在海水溺死者中，吸入肺泡中的海水由于渗透压较高，不但不进入血液，相反可从肺泡壁毛细血管内吸出水分而造成肺水肿，血液则可发生一定程度的浓缩。因此，海水溺死者常不发生心率紊乱，主要由于血液浓缩，黏滞度增高，最后发生心力和呼吸衰竭而死亡。但现在也有专家认为，无论淡水溺死还是海水溺死，水或电解质的转运均极小，故血容量的改变均不明显，不至于构成上述改变而造成死亡。实验一再证明，溺液被吸入呼吸道和肺泡内，会妨碍呼吸运动，影响气体交换，导致体内氧气缺乏和二氧化碳的潴留，氧分压下降，二氧化碳分压上升，导致高碳酸血症。因此，不论是淡水还是海水溺死，死因都是缺氧窒息和酸中毒所致。有时在溺水过程中，可吸入细沙、水草等物质或发生呕吐致呕吐物被吸入呼吸道，因而加剧了窒息或加速了因窒息导致的死亡。

　　除了上述主要死因外，少数人可死于入水后的一刹那间，这是由于冷水刺激上呼吸道黏膜引起声门痉挛导致急性反射性心跳停止而造成的。有人将溺死依呼吸道内有无溺液及其发生机制分为典型和非典型两类。前者就是溺液进入并阻塞呼吸道和肺泡，影响气体交换，引起典型的外窒息而死亡；后者是因反射性引起心跳停止而死亡，呼吸道中并无溺液，所以也称为干性溺死，约占落水溺死的15%。

二、溺水的临床表现

（1）溺水者不会呼救。一个人溺水时，嘴巴会没入水中再浮出水面，中间没有时间呼气、吸气，导致呼吸急促或痉挛。

（2）溺水者无法挥手求救。溺水者会本能地将双臂伸到两侧向下压，好让嘴巴浮出水面，幼儿则可能会将手臂前伸，试图游向某个方向，或伸向救援设备，却无任何前进。

（3）溺水者在水中是直立的，没有踢腿的动作，他们只能挣扎20—30秒，之后就会沉下去。

（4）溺水者眼神呆滞，无法专注或者闭上眼睛。

（5）溺水者的头发可能盖在额头或眼睛上。

（6）溺水者的头在水中，嘴巴在水面，可能头后仰，嘴巴张开。溺水幼儿的头则可能前倾。

（7）溺水最重要的迹象就是看起来不像溺水，他们看起来可能只是抬头在看天空、岸际、泳池边或码头。这个时候你要问："你还好吗？"如果他们能回答即表示没事；如果眼神涣散，则可能发生溺水，大概只有不到半分钟的时间施救。

（8）对于幼儿来说，一般在戏水的时候都是很闹腾的，一旦安静下来，就要格外引起保教人员和家长的注意了，一定要赶快确认幼儿是否安全。

（9）溺水者可有头痛或视觉障碍、剧烈咳嗽、胸痛、呼吸困难、咳粉红色泡沫样痰的表现。如在海中，溺水者可有口渴感。溺水者可出现皮肤发绀、颜面肿胀、球结膜充血、口鼻充满泡沫或泥污等表现；常出现精神状态改变，如烦躁不安、抽搐、昏睡、昏迷和肌张力增加；呼吸表浅、急促或消失；肺部可闻及干湿啰音，偶尔有喘鸣音；心律失常、心音微弱或消失；腹部膨隆，手足四肢由下而上冷至肘膝；有时会有头、颈及四肢的损伤。

三、幼儿溺水的初步救助

（1）由施救者自己或他人拨打120急救电话。施救者须做好充分的自我保护，且自觉有能力跳入水中将落水幼儿救出；如无能力，不要贸然跳入水中，应立即高声呼救。

（2）迅速接近落水幼儿，从其后面靠近，不要被慌乱挣扎中的落水幼儿抓住。从后面双手托住幼儿的头部，两人均采用仰泳姿势（以利呼吸），将其带至安全处。

（3）幼儿溺水后，施救者应先判断有没有异物堵塞气道，观察幼儿的意识、呼吸和动脉搏动，然后再采取急救措施。

（4）将幼儿尽量以侧卧位放置，头部位置能使口鼻自动排出液体，清理口鼻异物。

（5）如幼儿已无呼吸心跳，应立即给予2次人工吹气，然后做胸外心脏按压，5个循环后判断复苏效果。如幼儿有呼吸心跳，但意识不清楚，则应在清除口鼻异物后，保证其呼吸通畅，密切观察呼吸和心跳变化。

四、幼儿溺水的预防

（一）规范管理戏水活动及水源环境

托幼机构在组织幼儿进行游泳、戏水活动时，要确保设施设备的安全，同时保证全程看护好幼儿。如托幼机构周围有水池等可能造成幼儿溺水的水源，须有安全围栏、警示标识等，不可让幼儿接近。

（二）对幼儿和家长进行安全教育

保教人员及家长要告知幼儿溺水的危险性，提升危机意识，做好自我保护工作。例如，外出游玩时，不要接近危险水源（如湖边、河边），不可到不熟悉、无安全设施、无救援人员的水域游泳；下水前要做好充分的热身，避免下水后出现抽筋等现象；无论是否会游泳，幼儿均不可下水救人，应呼叫成人加入救援。

保教人员要提醒家长，如果带孩子下水游泳，要时刻看护，一定要准备好泳具，确保孩子的安全。

案例实践

"见义勇为"的君君

君君今年6岁，喜欢和小伙伴在河边玩耍。一天，在和伙伴们追逐打闹的过程中，君君的一个小伙伴不小心掉入了水中，君君看到后，想到自己刚刚学会游泳，就立马下河去救小伙伴。没想到，这和在游泳池游泳不同，君君很快也溺水了，小伙伴的哭喊引来了大人。大人们立刻下河，拉住溺水孩子的手，将其从河里拉到岸边。当观察到孩子们没有呼吸、没有心跳时，两个大人将孩子们架在肩膀上控水。控了一段时间，孩子们还是没有反应，才想起拨打120急救电话。经过医院的救治，两名孩子还是不幸身亡。

思考与实践：

应对与照护：在以上案例中，君君及救护者的哪些做法是错误的？正确的应对方法应该是怎样的？

错误的做法：① 幼儿君君没有救护能力，但仍下河救人；② 在救护的时候，大人拉住慌乱挣扎幼儿的手；③ 对溺水幼儿进行控水；④ 没有及时拨打120急救电话，没有开放幼儿气道，没有实施心肺复苏术。

正确的做法：① 对于幼儿来说，不要贸然跳入水中，应立即高声呼救；② 救护者应迅速接近落水者，从其后面靠近，不要被慌乱挣扎中的落水者抓住，即从后面双手托住落水者的头部，两人均采用仰泳姿势（以利呼吸），将其带至安全处；③ 对溺水幼儿无须控水；④ 需要保持呼吸道通畅；⑤ 实施心肺复苏术，5个循环后判断复苏效果。

本章小结

烧烫伤、溺水这类意外事故实际上是很容易避免的，即使有些事故无法预防，但是它们可能造成的伤害是可以预防的。我们要保证幼儿有一个安全的环境，把幼儿能够接触到的所有危险物品管理好。此外，家长、保教人员、孩子都要养成注意安全的习惯。

本章重点讲解烧烫伤的分度和救助措施，以及溺水的预防和发生溺水后的急救方法。这两种意外伤害的发生有必然性也有偶然性，希望保教人员能正确认识和防范此类事故，一旦发生可以做到正确识别、紧急处理，将危害降到最低，保证幼儿的生命安全。

思考与练习

（1）在幼儿园，当一名幼儿的手臂被开水烫伤时，保教人员应如何处理？

（2）当一名幼儿在游泳池发生溺水时，保教人员应如何处理？

（3）扫描二维码，完成在线测试。

在线测试

第五篇
幼儿常见发育行为异常预防与照护

随着医学领域从单纯生物医学模式向"生物–心理–社会"医学模式的转变，我们开始关注人的生理与其行为、心理的关系。由于医疗水平的不断提高，影响幼儿生命与健康的传染性疾病和营养不良等的发病率显著下降，而影响幼儿发育与行为的问题和疾病的发生率却大大增加。这与当下人们的生活方式改变、家庭结构改变、幼儿学业负荷增加、人口大规模流动和城市化速度加快密切相关。本篇将着重介绍注意力缺陷多动障碍与学习障碍、情绪和社会性发展障碍等严重影响幼儿健康成长的发育行为疾病。

第十五章
注意缺陷多动障碍与学习障碍

本章导语

　　注意缺陷多动障碍（attention deficit hyperactivity disorder，ADHD）是幼儿最常见的神经行为障碍之一。ADHD是遗传因素、神经生物因素、社会心理因素共同作用的结果。其治疗需要保教人员、家长和医生共同参与，采用心理支持、行为矫正、家庭和药物治疗的综合措施，才能收到良好的效果。

　　学习障碍（learning disabilities，LD）很早就为儿科学和精神医学界所认识，最早可追溯至19世纪对阅读障碍的报道。在强调幼儿学习和掌握各类技术符号的今天，世界各国学习障碍的患病率似乎均呈增高的趋势。学习障碍不仅对幼儿本人的学习生活质量造成诸多负面影响，也可对其家庭及职业走向产生深远影响。

学习目标

　　（1）了解注意缺陷多动障碍与学习障碍的病因。

　　（2）掌握注意缺陷多动障碍与学习障碍的定义和临床表现。

　　（3）能根据幼儿的行为表现，对其注意缺陷多动障碍与学习障碍进行早期识别。

　　（4）了解注意缺陷多动障碍与学习障碍的行为矫正方法。

本章导览

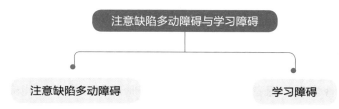

第一节　注意缺陷多动障碍

案例导入

小强，6岁，今年9月就要上小学一年级了。暑假期间，家长把他送到学前辅导班学习拼音。课堂上，小强表现得异常活泼，话特别多。一开始老师还觉得这是因为他外向，可再后来，其他同学都能认真听讲，而他却不断地插嘴甚至擅自离开座位。老师劝导多次都没用，无奈只好让家长一起陪读，但过程中也多次发生扰乱课堂纪律的情况。

想一想：面对这种情况，老师应该如何结合小强的症状对其进行初步的评估和照护呢？

一、注意缺陷多动障碍的定义

注意缺陷多动障碍是儿童最常见的神经行为障碍之一，临床上将其定义为以持续存在且与年龄不相称的注意力不集中、多动、冲动为核心症状，可造成儿童的学业成就、职业表现、情感、认知功能、社会适应等多方面损害的一种障碍。[①]

国内调查发现，该类障碍的患病率为1.5%—10%，国外报道学龄儿童的患病率为3%—5%，男性多于女性。美国儿童和青少年精神病学会（American Academy of Child and Adolescent Psychiatry，AACAP）最近的流行病学研究结果显示，该障碍的患病率在小学生中男性占10%，女性占5%，成人期患病率为2.5%。

二、注意缺陷多动障碍的病因与发病机制

目前认为本病是遗传和环境等多因素相互作用所致的，具体可以分为以下方面：

（一）遗传

遗传因素是ADHD发病的主要原因，其遗传度高达80%。

（二）神经解剖学

通过磁共振成像发现，患者额叶发育异常，胼胝体和尾状核体积减小。功能磁共振研究报道，本病患儿尾状核、额区、前扣带回代谢减少。正电子发射断层成像研究发现，患

---

① 金星明，静进.发育与行为儿科学［M］.北京：人民卫生出版社，2014：428—437.

者中枢与注意和运动的控制有关的运动前区及前额叶皮质灌流量减少，提示代谢率降低。

> **医学卡片**
>
> 胼胝体：连接两个脑半球的纤维束。
> 尾状核：纹状体的一部分，呈马蹄铁形，全长伴随侧脑室。尾状核前部膨大，叫尾状核头，背面突向侧脑室前角，腹面邻接前穿质。尾状核中部稍细，叫尾状核体，沿丘脑的背外侧缘伸延，二者间以终纹为界。
> 前扣带回：位于大脑半球的内侧面胼胝体上方。前扣带回在解剖学上可以分为两部分，背侧部分与认知功能有关，腹侧部分则与情绪功能有关。

（三）神经生理学

患者脑电图异常率高，慢波活动增加。脑电图功率谱提示患者中枢神经系统成熟延迟和大脑皮质的觉醒不足。

（四）神经生化

患者中枢神经系统多巴胺和去甲肾上腺素失调。

（五）其他相关危险因素

母亲在围生期有并发症，家庭破裂，父母教养方式不当，父母性格不良，母亲患抑郁症或分离障碍，父亲有反社会行为或物质依赖，家庭经济困难，住房拥挤，童年与父母分离、受虐待，托幼机构的教育方法不当等，这些都是相关的危险因素。

三、注意缺陷多动障碍的临床表现

（一）注意障碍

注意障碍是本病的最主要症状。表现在听课、做作业或其他活动时注意难以持久，容易因外界刺激而分心，或常常不断从一种活动转向另一种活动。患儿在活动中不能注意到细节，经常因为粗心发生错误。在与成人交谈时心不在焉，似听非听。经常有意回避或不愿意从事需要较长时间持续集中精力的任务，如参加学习活动，也不能按时完成指定的其他任务。患儿平时容易丢三落四，经常遗失玩具、学习用具或其他随身物品，忘记日常的活动安排。

（二）活动过多和冲动

患儿经常显得很不安宁，小动作多，在座位上扭来扭去，在教室或其他要求安静的场合擅自离开座位，到处乱跑或攀爬，难以从事安静的活动或游戏，精力特别旺盛。在采取行动前缺乏思考、不顾后果，凭一时兴趣行事，常与同伴发生打斗或纠纷，造成不良后果。在任何场合说话都特别多，常在别人讲话时插嘴或打断别人的谈话，在老师的问题尚未说完时便迫不及待地抢先回答，也会轻率地去扰乱同伴的游戏，或不能耐心地排队等候。情绪不稳定，容易过度兴奋，也容易因受挫折而情绪低沉或出现反抗和攻击性行为。所提要求必须立即满足，否则就哭闹、发脾气。

（三）学习困难

因为注意缺陷和多动症状影响了患儿在园内的听课效果及完成任务的速度和质量，致使学习成就低于其智力所应该达到的水平。

（四）神经和精神的发育异常

患儿的精细动作、协调运动、空间位置觉等发育较差，如翻手、对指运动、系鞋带和扣纽扣都不灵便，分辨左右也困难。少数患儿伴有语言发育延迟、语言表达能力差等问题。智力测验显示部分患儿的智商偏低，言语智商高于操作智商，注意集中分量表得分较低。

此外，患儿常共患其他精神障碍。其中，共患品行障碍占40%，焦虑障碍占31%，抽动障碍占11%，心境障碍占4%。

四、幼儿注意缺陷多动障碍的早期识别

ADHD的临床表现是一些非特异性症状，如多动、冲动和注意缺陷在儿童、青少年的正常发育进程中也能观察到。因此，只有当这些症状持续、广泛（多个场景出现）存在，并损害了幼儿的学习能力和社会交往等重要功能的时候才考虑ADHD。

诊断前需要进行详细的评估，对父母和幼儿进行访谈，收集来自父母或照护者及其他相关人员的信息。

> ·学习专栏·
>
> #### 注意缺陷多动障碍的评估
>
> （1）采集病史。由孩子的主要照护者和老师所提供的正确、完整的病史，对于ADHD的诊断非常重要，包括现病史（就诊原因、主要行为问题、环境适应问题等）、个人史（出生史、生长发育史、生活史等）、既往史（既往神经系统疾病、抽搐、精神疾病等）、家族史（父母健康状况、性格特点、家族中是否有类似现象）等。

（2）一般体格检查。包括神经系统检查、生长发育情况、营养状况、听力、视力及精神状态等。

（3）心理评估。主要包括智力测验、注意测定和其他一些评估量表。[①]

必要时进行相关的心理学评估和实验室检查，以判断是否符合《精神障碍诊断与统计手册（第5版）》（DSM-5）的诊断标准（见表15-1）。

表15-1　ADHD的DSM-5诊断标准

1. **多动冲动症状中描述的9条行为，至少要符合6条**
（1）经常手脚动个不停或坐着身体不停扭动
（2）经常在教室或其他需要静坐的场合离开座位（如离开座位、办公室、工作处等）
（3）经常在不适宜的场合跑来跑去或爬上爬下（青少年或成人只是有坐立不安的主观感受）
（4）经常难以安静地玩或参加娱乐活动
（5）经常动个不停或表现得像被马达驱动停不下来（如在饭店、会议中难以长时间静坐，他人感觉其坐立不安、难以忍受）
（6）经常说个不停（多嘴多舌、冲动）
（7）经常问题还没说完，答案就脱口而出（如抢接别人的话，交流时总不能等待）
（8）经常出现轮流中的等待困难（如排队）
（9）经常打断别人或扰乱别人（如打断对话、游戏、活动，不经询问或同意就用他人的东西，青少年/成人干扰或打断他人在做的事情）
2. **注意缺陷症状中描述的9条行为，至少要符合6条**
（1）经常出现难以注意到细节或在做作业、工作或其他活动中粗心（如忽视或遗漏细节、不正确地工作）
（2）经常在任务或游戏活动中难以维持注意（如在上课、交谈或长时间阅读中难以集中注意）
（3）经常在与其他人说话时似听非听（如在无明显干扰下的分心）
（4）经常不遵循指令，不完成作业、家务或工作职责（如可以开始工作，但很快失去注意，易分心）
（5）经常出现任务或活动的组织困难（如难以处理序列性任务，难以有序保管所属物品，杂乱无章地工作，时间观念差，不能按时完成任务）
（6）经常逃避、不喜欢或不愿意去做需要持续关注的任务（如学校、家庭作业，年长青少年和成人则在准备报告、完成填表和看长篇文章时有困难）
（7）经常丢失任务或活动需要的东西（如笔、书、文具、皮夹、钥匙、眼镜、手机等）
（8）经常容易因受外界刺激而分心（年长青少年和成人可包含不相关的想法）
（9）经常忘记日常活动（如做家务、跑腿等，年长青少年和成人会忘记回电、付账单、遵守约定等）
3. **注意或多动冲动症状在12岁前出现**
4. **症状出现在2个或以上场景（如学校和家庭），持续6个月以上**
5. **症状不是在精神分裂症或其他精神障碍过程中，也不能用其他心理障碍很好地解释（如心境障碍、焦虑障碍、分离障碍、人格障碍、物质中毒）**

---

① 金星明，静进.发育与行为儿科学［M］.北京：人民卫生出版社，2014：428—437.

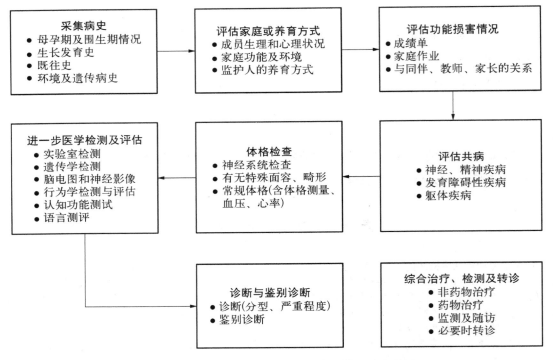

图15-1　ADHD筛查、诊断治疗及管理流程图

五、幼儿注意缺陷多动障碍的行为矫正

2011年美国儿科学会《儿童青少年ADHD诊断评估和治疗的临床实践指南》推荐，对于4—5岁的学龄前期儿童建议以行为治疗为主，如行为治疗无效可考虑药物治疗；6—11岁学龄期儿童建议首选药物治疗，推荐药物治疗和行为治疗的联合疗法。[①]

（一）非药物治疗

非药物治疗包括心理教育、心理行为治疗、特殊教育和功能训练，并围绕这些方面开展医学心理学治疗、家长培训和学校干预。下面将围绕前两项与托幼机构相关的方面进行介绍。

1. 心理教育

心理教育是指对家长和保教人员进行有关ADHD的知识教育，是治疗的前提。在托幼机构和医院之间建立包含机构必要信息、简单的行为和治疗观察表格等内容的报

---

① 中华医学会儿科学分会发育行为学组.注意缺陷多动障碍早期识别、规范诊断和治疗的儿科专家共识〔J〕.中华儿科杂志，2020，58（03）：188—193.

告卡，以帮助医生随访及评估患儿疗效，及时调整治疗方案，积极推行"医教结合"的联动及监测模式，推动保教人员共同监测高危幼儿、早期识别并参与治疗及疗效监测。

2. 心理行为治疗

心理行为治疗是指运用行为学技术和心理学原理帮助患儿逐步达到目标行为，是干预幼儿ADHD的首选方法。常用的行为学技术包括正性强化法、暂时隔离法、消退法、示范法。治疗方法主要为行为治疗、认知行为治疗、应用行为分析、社会生活技能训练。

·学习专栏·

行 为 治 疗

这是指有步骤地应用行为矫正和塑造技术针对问题行为进行干预的方式，如合理强化、消退和惩罚等。

（1）正性强化法：通过表扬、赞许、奖赏等方法使患儿良好的行为能够持续。在使用前，先确定要求患儿应该改变的靶行为（不良行为）和需要建立的适宜行为。当患儿出现这种良好的行为时立即给予正性强化，使患儿感到快乐和满足。行为矫正的正性强化要注意：① 立即反馈；② 频繁反馈；③ 突出反馈。比如，当患儿注意力不集中时，老师可以表扬其他注意力集中的幼儿。当该名患儿也集中注意力了，老师立即表扬。

（2）处罚法：有助于减少和消除患儿的不良行为，但是需要遵循先鼓励后惩罚的原则，惩罚时可采用暂时隔离法。

（3）消退法：治疗前后需确定对患儿不良行为起强化作用的因素，再进行消退。

认知行为治疗

认知行为治疗是结合认知策略和行为学技术的结构化治疗方法，即通过矫正认知缺陷，同时采用行为管理技术来改善情绪和行为问题，从而建立新的认知行为模式，如执行功能训练及情绪调控认知行为治疗。

社会生活技能训练

社会生活技能训练是针对不良的生活技能和交往技能的训练，如同伴交往训练等。

（二）药物治疗（遵医嘱）

治疗ADHD的药物主要包括中枢兴奋剂（如哌甲酯等）和非中枢兴奋剂（如托莫西汀等）。药物治疗原则：根据个体化原则，从小剂量开始，逐渐调整，达到最佳剂量并维持治疗；在治疗过程中，采用恰当的方法对药物的疗效进行评估；注意可能出现的不良反应。药物治疗需要配合行为矫正，治疗时机的选择对预后影响较大，要定期评估病情和治疗效果。

（三）家庭照护

可采取单个家庭或多个家庭参与的小组形式来进行，内容主要有：给父母提供良好的支持性环境，让他们学习和掌握解决家庭问题、与孩子共同制定明确的奖惩协定、有效地避免与孩子之间的矛盾和冲突等技巧，掌握使用正性强化法鼓励孩子的良好行为，以及使用惩罚法消除孩子的不良行为的正确方法。

（四）托幼机构照护

保教人员需要针对患儿的特点进行教育，避免歧视、体罚或其他粗暴的教育方法，恰当运用表扬和鼓励的方式提高患儿的自信心和自觉性，通过语言或中断活动等方式否定患儿的不良行为，各类活动的安排要考虑给患儿充分的活动时间。

案例实践

好 动 的 小 天

小天，男，幼儿园大班，在园时比其他孩子明显表现出多动，前后被四家幼儿园婉拒。主要表现为：老师组织活动时不能专心听讲，开小差，注意力难以集中。家长和老师都反映，小天脑子并不笨，在学习上有时比其他孩子学得还快。但是小天好动、易分心、不遵守纪律，经常用笔乱写乱画，小动作不断，一会儿玩文具，一会儿咬指甲，一会儿做鬼脸，话多、爱插嘴且爱打断别人的对话，老师批评或暗示后没有什么效果。此外，小天不大合群，好搞"恶作剧"，如有时用头把几个同伴撞倒，自己却满不在乎；对老师布置的家庭活动表示有困难，并且总是忘记完成；在家里也表现得任性、冲动，做事情杂乱无章、虎头蛇尾；在公共场合不太懂礼貌，不能耐心排队。

思考与实践

1. 症状识别：你觉得小天的上述行为是正常幼儿的多动还是问题行为？

鉴别是否为问题行为的关键点是患儿的行为是否造成社会功能损害，如患儿存在持续的多动、冲动和注意力缺陷行为，其行为导致学业成绩不良、同伴关系不佳等，则有可能属于与多动症有关的问题行为。

2. 应对与照护：作为老师，应该怎么对这类患儿进行照护？

ADHD儿童的治疗需要老师、家长和医生共同采用心理支持、行为矫正、家庭和药物治疗的综合措施，才能取得好的效果。目前行为矫正和药物治疗的疗效已得到普遍肯定。老师需要针对患儿的特点进行教育，避免歧视、体罚或其他粗暴的教育方法，恰当运用表扬和鼓励的方式提高患儿的自信心和自觉性，通过语言或中断活动等方式否定患儿的不良行为，安排活动时要考虑给患儿充分的活动时间。

第二节　学习障碍

/ 案例导入 /

小伟今年大班，妈妈想先教他认数字和拼音，但发现小伟对于数字6和9分辨不清，拼音字母p、b、d、q也无法区分；书写自己姓名的时候，伟字的左右结构顺序颠倒，教了多次也无法掌握。妈妈觉得孩子可能太小，接受能力差，等上了小学自然就会好的。

想一想：你认为小伟这种情况正常吗？你会如何建议妈妈对小伟的状态进行干预呢？

一、学习障碍的定义

儿童学习障碍是一组异质性综合征，指智力正常儿童在阅读、书写、拼字、表达、计算等方面的基本心理过程存在一种或一种以上的特殊性障碍[1]。

学习障碍儿童最为常见的特征有：活动过多，知觉缺陷，情绪不稳定，一般协调能力缺陷，注意力缺陷，冲动现象，记忆缺陷，特殊的学业问题，空间方向、时间管理及事物关系等能力不佳，不会使用适当的学习策略[2]。

儿童学习障碍依据美国精神病学会制定的DSM-5诊断标准可分为阅读障碍、计算障碍、书写障碍、不能特定的学习障碍等。其中阅读障碍又分为获得性阅读障碍和发展性阅读障碍。

---

[1] 金星明，静进.发育与行为儿科学［M］.北京：人民卫生出版社，2014：461—470.
[2] 张微.学习障碍的评估与矫正［M］.武汉：华中师范大学出版社，2013：22.

二、学习障碍的病因

儿童学习障碍病因尚未明确，可能与生物学因素和环境因素有关。学习障碍原本存在某种神经生物学基础，儿童胎儿期、出生时或生后的不良处境与遭遇可能诱发或加重原有问题。

（1）遗传。单卵双生子同病率明显高于双卵双生子或对照组，尤其是学习障碍的亚型——阅读障碍，具有家族高发特性。许多学习障碍儿童的父亲或母亲幼时也有过学习问题或其他类行为问题。遗传特性往往更容易罹及语言功能。

（2）语音学缺陷。语音学是儿童学习储存语音的能力，也是将声音组合成有意义词汇或单元的法则；婴幼儿期的语音意识（phonological awareness）薄弱或缺陷将导致语言发育落后。语音意识缺陷是导致儿童阅读障碍的主要原因。

（3）脑解剖。阅读障碍者大脑半球多见异味性白质或对称性改变等微小异常。典型性阅读障碍者可见两侧大脑外侧裂周围的损害和逆行性内侧膝状体病变，左右颞叶底部对称性异常明显，左前额叶发育不全等改变。

（4）影像学研究。正电子发射断层扫描技术、功能性磁共振、单光子计算机断层扫描、近红外成像检查通常可发现学习障碍患者的结构异常。

（5）神经电生理。学习障碍或阅读障碍者脑电图异常率高。

（6）神经心理。学习障碍儿童在视知觉、视觉—运动协同能力、听知觉、意义理解、书写技能、口语能力、书面表达、阅读习惯、注意力方面均落后于正常儿童，且存在感觉统合失调，主要表现为好动、注意力不集中、平衡能力差、手脚笨拙等。

（7）母语和文字特性影响。有研究认为，儿童阅读障碍的发生与其母语的文字特性有关，依据是使用表音文字（如英语）国家儿童阅读障碍的发生率较使用表意文字（如汉字）国家儿童高。

（8）其他外环境因素。

三、学习障碍的临床表现

学习障碍儿童的临床表现随年龄增长而发生变化，如至学龄期后，其实际学习能力达不到预期水平，则会影响到日常生活，如家庭生活、运动技巧和人际交往等方面。[①]

（一）早期表现

自幼表现好动和易哭闹，对外刺激敏感和有过激反应；建立母子情感关系困难和养育

---

① 金星明，静进.发育与行为儿科学［M］.北京：人民卫生出版社，2014：461—470.

困难。可能有说话迟、发音不准，伴有啃咬指甲、攻击或退缩、伙伴交往不良、语言理解和表达缺欠等情况。学龄前表现为认知偏异，如视觉认知不良、协调运动困难、精细动作笨拙、沟通和书写困难等。

（二）托幼机构（学校）表现

1. 语言理解困难

语言理解和语言表达不良、词汇量少、构音或辅音发音困难。若伴有音乐理解困难则同时缺乏节奏感。常表现"充耳不闻"，不大理会父母或老师的话，易被视为不懂礼貌。智力测试言语智商（PIQ）可能高于操作智商（VIQ）。

2. 语言表达障碍

说话迟，开始说话常省略辅音，语句里少用关系词；言语理解尚可而语言表达困难；可模仿说出单音，但无法模仿说出词组；有类似口吃的表现，说话词不达意、节律混乱、语调缺乏抑扬、说话伴身体摇晃、形体动作偏多等。

3. 阅读障碍

表现为听理解能力差、听或视知觉速度过慢、察觉符号特性困难、缺乏阅读所需的知识、无法注意语句的关键字或段落、无法了解书写文字单位；持笔困难、字迹潦草、错别字多；排斥读写，阅读时遗漏或加字，容易出现"语塞"或阅读太急，读同音异义字困难或经常相互混用，默读不专心，好用手指指着字行读的情况；写字涂抹过多、不愿写字；语句过短、语法和标点错误、文章组织低劣、词不达意，小学三年级以后尤为显著。

4. 视觉空间障碍

手触觉特别困难、精细协调动作困难、顺序和左右认知障碍、计算和书写障碍。符号镜像颠倒，如把p视为q、b为d、m为w、was为saw、6为9、部为陪、姊为妹、举为拳等。计算时忘记计算过程的进位，直式计算排位错误，数字顺序颠倒，数字记忆不良，从而导致数量概念理解困难和应用题计算困难。结构性障碍使视觉信号无法传入运动系统，从而使空间知觉不良，方位确认困难。

5. 非言语性学习障碍

非言语性学习障碍又称右脑综合征（the right hemisphere syndrome），认为是由脑半球神经心理功能缺陷所致，导致社会认知和人际交往显著困难，包括对新情景适应困难、非言语性符号认知困难，在人际关系和沟通方面理解困难，伴有动作发育不良、平衡能力差、精细动作协调困难、视觉空间能力欠缺、不大懂得察言观色等。

6. 情绪障碍和异常行为

学习障碍患儿多伴有多动、注意集中困难表现，继发情绪问题，自我评价低，不愿上学，拒绝作业，有焦虑或强迫行为动作（如啃咬指甲、拔头发或眉毛），从而加重社会适应困难和人际关系不良，严重者可发展为品行障碍类问题。

四、幼儿学习障碍的早期识别

作为托幼机构保教人员，我们可以参考DSM-5的诊断标准，关注幼儿在园的行为和学习表现，如有异常及时向家长反馈，以便尽早地发现与干预。DSM-5诊断标准为：

（1）特定的学习技能损害必须达到临床显著程度，如成绩不良、发育先兆（如语言发育迟缓）、伴随行为问题（如冲动、注意集中困难）等。

（2）这种损害必须具有特定性，不能完全用精神发育迟滞或综合智力的轻度受损解释。

（3）损害必须是发育性的，即入园最初几年就已存在，而非受教育过程中才出现。

（4）没有任何外在因素可以充分说明其学习困难。

（5）它不是由于视听损害所导致的。[①]

五、幼儿学习障碍的行为矫正

基于学习障碍幼儿存在明显神经生物学原因，其矫治干预有赖于母孕期保健、家庭养育指导、幼儿教育训练和心理社会支持等。学习障碍幼儿的防治重点应根据幼儿的年龄，障碍类型、程度、临床表现及心理测评结果来确定，应对其进行早期预防、早期发现、早期教育诊断、早期干预。

（一）母孕期保健

做到优生优育，围生期防止烟酒、毒品等有害物质的侵害，正确开展早期教育。关注具有高危出生史的幼儿，并且及早进行诊断。发现幼儿有语言或其他类学习问题时应及时就诊，及早开展心理咨询与指导是防治学习障碍的重要环节之一。

（二）托幼机构、社会支持

托幼机构和社会不要给学习障碍幼儿"贴标签"，要让这些幼儿和其他正常幼儿一起生活、学习，通过同伴的指导、保教人员的帮助提高幼儿的自我认同感。

（三）认知训练

学习障碍患儿认知加工能力的缺陷是导致学习障碍的重要原因，因此有针对性地进行

---

① 张微.学习障碍的评估与矫正［M］.武汉：华中师范大学出版社，2013：174—221.

认知训练显得尤为重要，包括一般认知（听知觉和视知觉）能力训练、工作记忆训练、图式干预、阅读能力训练等。

（四）矫治方法

通过重新学习来矫正问题行为，塑造良好行为，包括：① 感觉统合疗法；② 行为疗法（如阳性强化法、消退法、暂时隔离法、代币制法、行为契约法）；③ 结构化教育训练；④ 游戏疗法；⑤ 社会技能训练；⑥ 理解规则训练等。

（五）家庭养育辅导

学习障碍幼儿需要来自家庭的极大情感支持，父母援助和家庭咨询组织能帮助家长树立正确的观念，进行积极的干预，包括父母管理培训（parent managememt training，PMT）和暑期治疗计划（summer treatment program，STP），可以配合园所干预，为学习障碍幼儿提供延续性的帮助。

（六）心理测试

实施矫治时可坚持个别化原则，并且忌高起点、超负荷训练，要及时进行效果/心理评估（医生操作），以调整后期训练。

·学习专栏·

学习障碍的测试方法

常用的测试有：① 学业成就测验，侧重于听理解、语言表达、书写、阅读理解、计算和基本推理几个方面，有一项较年级平均值明显落后2级或2个标准差。② 智力测验，常用韦氏儿童智力量表（如WPPSI或WISC-R）。其一是为排除精神发育迟滞或孤独症；其二是为了解学习障碍类型及其智力结构，并为教育训练提供依据。学习障碍幼儿常表现言语智商（VIQ）与操作智商（PIQ）较大差异（＞10分）。也可依此大致分类出言语型学习障碍或非言语型学习障碍。③ 神经心理测验，如利脑实验、儿童成套神经心理测验（Luria-Nebraska）、考夫曼儿童成套评估测验（K-ABC测验）、记忆测验、单项神经心理测验等，主要用于检测学习障碍儿童的神经心理模式或探索其神经心理机制。学习障碍幼儿往往会在这类测验上表现出明显的结构偏异或分值低下。④ 学习障碍筛查量表（PRS），该量表为学习障碍筛查用，总分数＜60分为可疑学习障碍者，须做进一步的检查。

（七）药物治疗

学习障碍幼儿尚无特殊药物治疗，通常给予促进脑功能、增智类药物。

 案例实践

不爱阅读的小兵

小兵，男，6岁，在参加数学、科学活动的时候还比较活跃，但是在参加语言类活动的时候，他有明显的排斥感，不爱阅读，且经常出现"语塞"的情况。他的早期阅读和前书写能力都很薄弱，对相仿的简单汉字难以分辨，阅读绘本的速度极慢；在表达的时候会口齿不清，其他孩子以为他是为了搞怪而故意为之的，总是笑他。老师觉得他的智力没有问题，可就不知为什么，只要涉及语言和书写的学习内容，他的接受能力就特别差。

思考与实践：

1. 症状识别：根据小兵的表现，他可能属于学习障碍中的哪类？

小兵排斥读写，容易出现"语塞"的情况，对相仿的简单汉字难以分辨，阅读绘本的速度极慢，在表达的时候会口齿不清，因此，其最有可能属于学习障碍中的阅读障碍、语言表达障碍。

2. 应对与照护：作为老师，针对学习障碍患儿可以采取哪些措施来对其进行矫治？

① 让学习障碍患儿和普通孩子在一起活动，其核心观念是儿童的正常化，避免给学习障碍儿童贴标签。② 在托幼机构中对学习障碍患儿开展干预和辅导非常重要，包括直接教学法和差异教学（分层备课、分层组织活动、分层辅导、分层评价）相结合，从而提高患儿的自我效能感。③ 同伴指导，给患儿提供更多的交流机会，促进患儿参与活动的积极性，使其与同伴建立良好的合作关系，同时增加患儿的成就感，进而强化其对学习的兴趣，帮助患儿发展人际交往技能。

本章小结

通过本章的学习，我们了解到注意缺陷与多动障碍的患病率不容忽视。保教人员要重点掌握注意缺陷与多动障碍的核心症状是注意缺陷、多动、冲动。除此之外，还常伴有情绪调控不佳、学习障碍、社交问题等症状。对于注意缺陷与多动障碍的诊断具有一定的难度，通常需要对幼儿及其家庭进行访谈，结合体格检查、心理评定和辅助检查的结果，判断是否符合DSM-5的诊断标准和功能损害的情况，才能确诊注意缺陷与多动障碍。

此外，我们还了解了学习障碍的发病因素有多方面，包括出生缺陷、遗传、脑神经功能异常、母语特性影响、家庭和学校等环境因素、儿童自身因素等；重点掌握了学习障碍的主要表现，即语言理解和表达困难、阅读障碍、视觉空间识别障碍、书写困难，继发情绪和其他行为问题等。保教人员需要了解学习障碍的预防和行为矫治方法，主要包括母孕期保健、家庭养育指导、幼儿教育训练和心理社会支持等；掌握学习障碍患儿的教育训练方法，同时也要能为患儿的家长进行相关指导。

思考与练习

（1）托幼机构保教人员如何照护注意缺陷与多动障碍患儿？

（2）学习障碍定义中的要点有哪些？

（3）小亮，中班，上课异常好动，老师组织活动时总喜欢插嘴，游戏时会经常冲撞其他小朋友，还喜欢插队，所以小朋友都不喜欢他。你觉得小亮的行为正常吗？如果不正常，那可能是什么问题呢？应该怎么帮助他纠正这些不正确的行为呢？

（4）扫描二维码，完成在线测试。

在线测试

第十六章
情绪和社会性发展障碍

本章导语

　　情绪和社会性发展是幼儿早期发展的重要部分。社会交往能力发展是幼儿适应环境的前提，而情绪的识别、表达和调控是幼儿发展过程中需要具备的基本社交技能。与情绪和社会性发展异常相关的发育行为问题和疾病有很多，其中孤独症谱系障碍和其他广泛性发育障碍的患儿将面临严重的社会适应困难，预后较差，需要早期识别并对其进行高强度的干预治疗。孤独症谱系障碍的发病是遗传和环境交互作用的结果。如果能普及孤独症的早期识别和筛查，建立医生、保教人员、家长共同参与的一体化筛查诊疗和融合教育模式，将为孤独症患儿的明天点亮希望，让他们不再孤独。分离焦虑是很多幼儿都会出现的问题，如果保教人员和家长在问题初见端倪时便给予合适的引导和处理，大多数幼儿的症状可以得到缓解。除此之外，恐怖症和屏气发作也是幼儿常见的情绪和社会性发展障碍，如果保教人员和家长能够掌握科学的干预方法，患儿便可以有很好的改善和预后。

学习目标

　　（1）了解各类情绪和社会性发展障碍的病因和发病机制。

　　（2）掌握各类情绪和社会性发展障碍的临床表现和识别方法。

　　（3）学习各类情绪和社会性发展障碍的早期筛查和干预治疗的方法。

本章导览

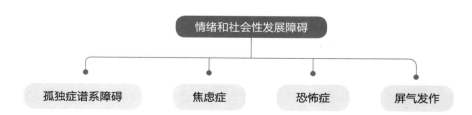

第一节　孤独症谱系障碍

案例导入

雅雅今年3岁，自1岁起，父母开始意识到雅雅不理睬人，叫她名字没有反应，似听不到家长的指令，像沉浸在自己的世界里。雅雅喜欢一个人玩，不合群，对人不感兴趣，即使跟父母也没有眼神的交流。雅雅要东西时不会用手去指，而是会拉着大人的手去取喜欢的物品。

想一想：雅雅可能存在哪种疾病，可以给雅雅的家庭教育提出哪些建议？

孤独症谱系障碍（autism spectrum disorder，ASD）是一组以社会交往障碍、言语和非言语交流障碍、狭窄兴趣与刻板行为为主要特征的发育障碍性疾病，以往称为广泛性发育障碍。由于症状严重程度呈现谱系分布，因此现将其定义为孤独症谱系障碍。ASD包括了孤独症（autism，又称自闭症）、阿斯伯格综合征（Asperger syndrome，AS）、未分类的广泛性发育障碍（pervasive developmental disorder-not otherwise specified，PDD-NOS）。近20多年来的流行病学调查数据显示，全球范围内ASD患病率均出现上升趋势。目前病因和发病机制尚未明确，该病预后与早期识别、认知水平和干预强度等因素关系密切。因此，普及孤独症筛查方法，建立社区预警机制和进行早期干预治疗，具有重要的临床意义。

一、孤独症的定义

在孤独症谱系障碍中，典型孤独症是最常见的一种。本章将针对典型孤独症做具体介绍。孤独症是一种神经发育障碍，临床表现为与年龄或发育水平不相符的社会交往障碍、狭窄兴趣和重复刻板行为，多伴有言语和非言语交流障碍，患儿在认知、感知觉和情绪等方面也有异常。

二、孤独症的病因与发病机制

孤独症的病因和发病机制尚未明确，目前认为是由于遗传和环境交互作用，导致脑结构和功能异常，存在神经心理学异常而造成的一种临床综合征。

（一）遗传因素

根据流行病学调查，确诊孤独症同胞的患病率为3%—5%，远高于一般群体，存在家庭聚集现象。染色体拷贝数变异，以及脆性X染色体、MECP-2基因等，可解释大约15%的孤独症病因。然而，依然有85%的病例未找到基因异常，因此环境因素在孤独症发病中的作用也受到重视。表观遗传学研究认为，有些患儿并没有DNA（脱氧核糖核酸）水平突变或异常，但可能在基因调控水平（甲基化等）出现了问题，从而导致在DNA表达上的异常。在这个过程中，环境因素扮演着重要的作用，可通过调控基因表达来影响发育编程。

·学习专栏·

脆性X染色体综合征

脆性X染色体综合征（fragile X syndrome，FXS）是一种最常见的X连锁遗传病，也是与孤独症谱系障碍最为相关的单基因突变型疾病。FXS的特殊特征包括大而突出的外耳、过长的脸、过度伸展的指关节。男性患儿在青春期开始前出现大睾丸，也有30%的FXS患儿没有明显的特殊体征。

在有孤独症表现的儿童中，有2%—6%存在X染色体脆性突变的情况。约30%FXS男孩有孤独症表现，另外还有20%符合广泛性发育障碍未分类的诊断标准。即使没有典型孤独症表现的患儿也通常有眼神交流少、手部刻板动作（如拍手、咬手）或重复性语言的情况。

大多数FXS男性有智力障碍。在学龄期，大约有3/4的男性患儿表现为明显行为问题，包括刻板行为、注意缺陷多动障碍、攻击行为。FXS女性患儿的症状通常比男性轻，一般不会有智力障碍，但会表现出学习障碍、注意缺陷多动障碍并伴有社会焦虑。

所有孤独症谱系障碍或智力障碍的孩子都应做脆性X染色体DNA检查。尽早诊断才能更好地接受干预治疗，根据认知损害程度和类型采取不同的干预治疗措施。

医学卡片

发育编程：胚胎（胎儿）发育是遗传信息和环境因素相互作用的编程过程。卵子受精时，个体的生长潜力及各组织、器官生长顺序的遗传基因已编码就绪，从而决定了生长发育的可能性；神经、激素、生长因子及外界环境因素均可影响遗传基因的表达，决定生长发育的现实性。在生长发育的关键期，环境因素的干扰会产生远期效应。

表观遗传：由非DNA序列改变引起的可遗传的基因表达水平的改变，它主要包括DNA甲基化、组蛋白修饰、RNA调控和染色质重塑等现象。表观遗传通过调控基因表达参与发育编程，如早期发育重编程、基因组印记、X染色体失活和组织分化等事件。当胚胎（胎儿）发育编程受到了饮食或环境因素的影响时，表观遗传修饰可发生改变，从而影响其表型，增加疾病的易感性。

（二）环境因素

疫苗接种与孤独症发病的关系是近年来极具争议性的话题。先天性风疹病毒、巨细胞病毒感染被认为可能与孤独症发病有关。自身免疫性疾病与孤独症发病关系的研究也颇受关注。隔代养育、电子屏幕暴露等社会因素也是导致和加重孤独症的重要社会因素。

（三）神经系统异常

通过神经解剖和影像学发现，孤独症患儿存在小脑、海马、基底节、颞叶、大脑皮质等体积和细胞数的异常。神经生化研究发现，超过30%患儿血液中5-羟色胺水平增高。功能性磁共振研究发现，孤独症儿童的杏仁核、边缘系统、额叶和颞叶的脑功能有异于正常儿童。

（四）神经心理学异常

1. 联合注意

联合注意缺陷目前被认为是孤独症早期重要的异常心理特征，即从婴儿阶段开始，患儿不能与抚养者形成共同注意，而这一能力对于正常婴儿来说是本能性的。

2. 心智理论

心智理论缺陷是指孤独症儿童缺乏对他人心理的认识解读能力。该理论可以解释孤独症儿童为何出现交流障碍、依恋异常和"自我中心"等行为。

3. 执行功能

执行功能障碍是指缺乏组织计划等能力，可解释患儿的行为混乱、多动等行为。

4. 中枢整合功能

中枢整合功能缺陷是指能关注事物细节而常常忽略整体，即"只见树木、不见森林"，可以解释孤独症的刻板行为和某些特殊技能。

5. 图像思维理论

该理论认为孤独症儿童使用"图像"进行思维，而非语言和文字，常常需要图示来提示他们做什么。[①]

·**学习专栏**·

孤独症谱系障碍的病因和发病机制的最新研究

孤独症谱系障碍的病因和发病机制的研究一直在推进，目前的研究结果提示，由于遗传性（生物）和非遗传性（非生物）风险因素动态交互作用，导致不同个体的发

---

① 金星明，静进.发育与行为儿科学［M］.北京：人民卫生出版社，2014.

展结局不同[1]。孤独症患儿在多个维度上的发展轨迹各不相同，包括诊断特征、认知和适应技能，因此对患儿的影响也是不同的。有些患儿治疗结局良好，但还有很多患儿出现了医疗、教育和社交方面的困难[2]，对他们从婴儿期到成年期的生活质量均产生严重的负面影响。

由环境因素引起的表观遗传重塑为更好地理解、预防和早期治疗 ASD 开辟了新的视角[3]。早期识别 ASD，及时纠正不良的环境因素是很重要的突破点，具有科学性和可实施性。

婴幼儿期是大脑结构功能和行为迅速发展的关键时期，也是 ASD 最早迹象和症状出现的时期，是他们可能对干预做出反应的重要时期。孤独症的高危人群包括由于发育行为问题被转介的孩子，以及 ASD 儿童的高危同胞。0—3 岁是大脑可塑性最强的时期，因此，只有重视高危人群的早期识别、筛查和干预，才可能预防和控制症状发展。

三、孤独症的临床表现

（一）社会交往障碍

社会交往障碍是孤独症的核心症状。患儿缺乏与父母的安全依恋关系，不害怕陌生人；喜欢独处，而不愿意跟同伴玩耍，或缺乏互动技巧，不能参与合作性游戏；听力正常，却常常对父母指令充耳不闻；视力正常，却缺乏与他人的眼神交流和目光对视，甚至躲避他人的目光；肢体语言落后，不会通过点头或摇头来表示同意或拒绝，不会用手指指物的方式来表达需求，常常把父母的手当作工具使用，以获取物品或帮助完成任务；不会主动和他人再见，或不清楚应该对着谁来做出再见的动作；不会模仿他人的行为，也缺乏想象性、假扮性游戏，如假装打电话、过家家等。此外，孤独症儿童很少主动寻求父母的关爱或安慰，不会向父母显示或炫耀自己；不会分享兴趣，也不能与父母共同注意周围发生的事情，表现出不同步、不协调的感觉。需要注意的是，社会交往缺陷存在程度差异，从严重的无交流状态到有意愿交流但交流技巧欠缺，呈现谱系分布。

---

① M E. Linking risk factors and outcomes in autism spectrum disorder: is there evidence for resilience?[J]. BMJ (Clinical research ed), 2020, 368: l6880.
② Murphy C M, Wilson C E, Robertson D M, et al. Autism spectrum disorder in adults: diagnosis, management, and health services development[J]. Neuropsychiatric disease and treatment, 2016, 12: 1669—1686.
③ Tordjman S, Somogyi E, Coulon N, et al. Gene × Environment interactions in autism spectrum disorders: role of epigenetic mechanisms[J]. Frontiers in Psychiatry, 2014, 5: 53.

（二）狭窄兴趣和重复刻板行为

孤独症儿童常常表现出对玩具、物品的不同寻常的喜好，以及身体运动的刻板或思维的强迫。如孤独症患儿往往对同龄人喜欢的玩具不感兴趣，却痴迷于某些特别的物品和活动，并因此表现出重复、刻板、强迫的行为。如特别依恋车轮、风扇或其他圆形物品，反复玩弄开关，喜欢把东西排成一列，或者把物品放在固定的位置，来回奔走、双手舞动，或反复看手、嗅闻物品。需要注意的是，重复刻板的行为常常没有办法停下来，因此会影响正常的活动。此外，狭窄兴趣和刻板行为并非一成不变，而是随着成长有所变化的，即在不同阶段出现不同的兴趣和刻板行为。

（三）语言障碍

语言障碍往往是孤独症儿童就诊的主要原因。多数患儿语言发育落后，通常在2—3岁仍然不会开口讲话，部分患儿在正常开口之后出现语言发展的停滞甚至倒退。也有部分患儿虽然具备语言能力，但是语言缺乏交流性质，难以被听懂，缺乏意义和指向性，表现为重复刻板的"鹦鹉学舌"。不会倾听，常自言自语，音调单一而缺乏变化。仅仅重复家长的问题而不能回答，且往往不会提问，因此难以维持简单对话。不能理解和运用代词"你、我、他"。已经会说话的患儿多使用"指令"语句，例如"上街""要吃炸鸡"，很少使用疑问句或征询意见的语句。少数患儿语言过多，显得滔滔不绝，但多为单向交流，自我中心特征明显，不会根据他人的反应来调整讲话内容和方式。

（四）感知觉异常

大多数孤独症患儿存在感知觉异常，包括对各种感觉刺激过于敏感或迟钝。如有些患儿对于某些声音感到特别恐惧或喜好；有些患儿害怕看到某些视觉图像，或是喜欢用特殊的方式注视某些物品；很多患儿挑食或拒食某些食物，有些患儿反复嗅闻物品，存在异食癖；痛觉迟钝的患儿喜欢头撞墙、咬人；很多患儿不喜欢被人拥抱；本体感觉异常，表现为喜欢长时间摇晃等。感知觉异常，经常与异常的情绪表现、狭窄兴趣及重复刻板行为存在相关性。

（五）智力异常

孤独症患儿的智商从明显低下到天才能力呈谱系分布。约50%以上的孤独症儿童智力发育落后。智力正常（韦氏智测IQ＞70）和超常的孤独症称为高功能孤独症（high function autism，HFA）。较多孤独症儿童在机械记忆，如记忆数字、标志、空间位置等，以及在艺术、音乐等方面显示出较强的兴趣和技能，往往给人留下深刻的印象。

（六）其他

大多数孤独症患儿的注意力分散和多动行为较为明显，成为家长、保教人员和医生关注的主要问题，也因此常常被误诊为儿童多动症。此外，情绪控制差、乱发脾气、攻击和自伤行为也是较为常见的。

·学习专栏·

其他孤独症谱系障碍的临床表现

1. 阿斯伯格综合征（asperger syndrome，AS）

阿斯伯格综合征以社会交往困难、行为以自我为中心、狭窄兴趣及刻板的行为和活动模式为主要特征，常伴有显著的动作笨拙。由于症状与典型的孤独症有很多相似之处，目前被归属为孤独症谱系障碍的一种亚型。

阿斯伯格综合征的主要特征有：

（1）社交困难。与孤独症不同的是，孤独症患儿似乎回避交流，而AS患儿愿意交流，但却是通过以自我为中心的独特方式进行交流，显得缺乏交流技巧。孤独症患儿"生活在自己的世界中"，而AS患儿是"以独特的方式生活在我们的世界中"。进入学龄期以后，AS患儿会出现想要融入社会和朋友圈的愿望，然而由于社交技巧欠缺，看上去似乎不知如何去沟通，不懂得了解他人的想法和需求，不会在社会交往中有正确的反应。结果常因被看作"怪人"而不被接受和理解。

（2）特殊爱好。孤独症患儿行为刻板，兴趣往往是一些物件或物件的某些部分，而AS患儿的兴趣多数与某些特殊的才能有关。在学龄前期或学龄期，就会表现出对于科学、生物、历史、地理等有不同寻常的兴趣并沉迷其中，有时可以说出非常丰富的有关知识。AS患儿的兴趣可以持续终生，童年的爱好可以成为终生的职业，也有些AS患儿的兴趣常常随着时间推移而发生变化，如每过一两年，就会有新的兴趣。AS患儿常常对周围事物或者常规很固执，他们坚持用同一种方法去做某事，不容许有任何改变，并且不断地重复下去。

（3）"正常"的语言。语言发育正常是AS与孤独症的一个鉴别要点，但是AS患儿在语言功能使用上还是异常的。AS患儿语言具有机械刻板性，语调、音量、语速都是单一的，很少使用口语或俗语，显得过于文绉绉。AS患儿语言理解能力有限，因为缺乏语言技巧，倾向于把话题转向自己感兴趣的主题上，如他们的特殊爱好，并且不容许他人更换主题或插话，使交谈变得以自我为中心。AS患儿缺乏幽默感，常听不懂别人的笑话，谈话显得很乏味。

（4）动作笨拙。AS患儿多伴有显著的动作笨拙，包括大肌肉和小肌肉的运动。有些患儿在婴儿期就表现出动作发育的落后，幼儿期更加明显，特别是复杂的运动，如骑车、接球、攀爬等，与同龄儿相比显得笨手笨脚。

（5）合并症。AS患儿往往合并抽动障碍、注意缺陷多动障碍、对立违抗障碍或情绪障碍等。

（6）智力。AS患儿智力在正常范围内或高于正常范围。言语智商一般高于操作智商。

2. 未分类的广泛性发育障碍

孤独症和阿斯伯格综合征均存在非典型的病例，即在某些方面的临床表现与孤独症和阿斯伯格综合征相似，但达不到相应的诊断标准，因此DSM-5列出了一个单独的诊断条目——未分类的广泛性发育障碍，从而来界定这一部分患者。这一类诊断包括了轻型病例和不典型病例。在不典型病例中，也包含了一些综合征，如脆性X染色体综合征、结节性硬化、苯丙酮尿症等。

3. 雷特综合征（rett syndrome，RS）

雷特综合征是一种X染色体显性遗传病，病因是X染色体Xq28区的MeCP-2基因突变。在疾病发展过程中有明显的孤独症表现，因此一直被归类于广泛性发育障碍。RS是严重的神经发育障碍性疾病，几乎仅见于女孩，女孩中发病率为1/15 000—1/10 000，其中仅0.5%有家族遗传，99.5%为散发病例。

临床表现：患儿在儿童早期发展正常，通常在6—24个月起病，病情进展过程中呈现发育倒退，通常经历以下阶段：① 早期起病停滞阶段（6—18个月）：患儿首先可表现为头围生长减速或停滞，肌张力减退。② 快速倒退阶段（1—4岁）：患儿表现出孤独症样行为，语言功能倒退甚至丧失，社交兴趣倒退甚至丧失，认知能力倒退。患儿双手逐渐丧失已经发展的精细动作技能，并出现无目的的刻板动作，如旋转手腕、拍手或搓手样动作，是RS的特征性表现。③ 假性停滞阶段（学前—学龄早期）：症状相对稳定，出现严重的智力低下和身体姿势异常。④ 晚期运动衰退阶段（5—15岁）：表现为躯干运动性共济失调、脊柱侧突和后突，重症患儿出现强直状态，多数病例伴有癫痫发作。

鉴别诊断：RS在第二阶段的临床表现与孤独症相似，容易与孤独症相混淆，但可借助第三、四阶段出现的明显运动系统症状和体征来跟孤独症相鉴别。

4. 儿童瓦解性精神障碍

儿童瓦解性精神障碍又称为"退化性孤独症"或"婴儿痴呆"，该病于1930年被海勒（Heller）首先报道。患儿在至少2岁前发育正常，通常在3—4岁起病，表现为明显而迅速的发育倒退，包括语言、社交、游戏和适应能力等，伴有大小便失禁，之后的表现与孤独症几乎完全相同，预后较原发性孤独症差。

四、幼儿孤独症的早期筛查方法

社区医生、托幼机构保教人员应学习和掌握孤独症交流缺陷的早期行为标志，建立预警机制，开展孤独症的早期识别和筛查，及时对可疑者转诊，并对家长做好科普宣教工作，帮助孤独症患儿接受早期的诊断和干预治疗，从而改善预后。

（一）重点筛查人群

两类高危人群：有患孤独症的兄弟姐妹，有精神分裂、情绪障碍或其他精神及行为问题家族史者，均应密切追踪发育轨迹，进行孤独症早期筛查。

（二）孤独症患儿社会交往和沟通行为发育轨迹的异常

行为发育轨迹是指儿童行为发育的水平、速度和方向。除了关注儿童早期某个时间点的发育情况外，更应该关注其整个发育轨迹。早期发育轨迹的异常是识别孤独症的危险指标。研究表明，部分孤独症患儿在6—12月龄前语言及非语言能力和社会交往技能发育正常，但此后发育轨迹出现停滞或倒退现象，包括眼神交流、应答性微笑、发声频率、社交手势等，学习新技能的能力也下降。这种发育倒退可能是忽然出现的，也可能是逐渐发生的。研究发现，孤独症发育倒退的整体发生率约为30%，发生的平均年龄为19—21月龄[①]。

孤独症的社会交往缺陷、狭窄兴趣和重复刻板行为在早期即可出现，早期筛查可以发现这些异常，在2岁或2岁前可得到可靠的诊断。证据显示，"五不"行为[②]可用于早期识别孤独症，具体如下：

（1）不（少）看，指眼神交流异常，孤独症患儿早期即开始表现出对有意义的社交刺激的视觉注视缺乏或减少，对人尤其是眼部的注视减少，患儿更关注物品而非人。有研究表明，最终诊断为孤独症的患儿在24月龄时对于人眼部的注视时间仅为正常儿童的一半。有些孤独症患儿即使可以对话，但其面对面注视仍然不正常。

（2）不（少）应，包括叫名反应和共同注意。儿童对父母的呼唤声充耳不闻，叫名没有反应或反应不敏感通常是家长较早发现的孤独症表现之一。有证据表明，叫名反应不敏感不仅可以从正常儿童中识别出孤独症，也可较好地分辨孤独症与其他发育问题。共同注意是幼儿早期社会认知发展中的一种协调性注意能力，是指个体借助手指指向、眼神等与他人共同关注某一物体或者事件。前瞻性研究发现，孤独症患儿在14—15月龄即表现出较

① Barger B, Campbell J, Mcdonough J. Prevalence and onset of regression within autism spectrum disorders: a meta-analytic review[J]. Journal of autism and developmental disorders, 2013, 43(4): 817—828.
② 中华医学会儿科学分会发育行为学组，等.孤独症谱系障碍儿童早期识别筛查和早期干预专家共识［J］.中华儿科杂志，2017，55（12）：890—897.

低的与共同注意相关的沟通水平。

（3）不（少）指，即缺乏恰当的肢体动作，无法对感兴趣的东西提出请求。正常儿童12月龄即应具备用手或示指指物表达需求的能力。孤独症患儿可能早在12月龄时就表现出肢体动作的使用频率下降，如不会再见，不会点头表示需要、摇头表示拒绝，不会有目的地指向、用手势比画等。

（4）不（少）语，多数孤独症患儿存在语言发育落后，家长最多关注的也往往是语言问题。尽管语言发育延迟并非孤独症诊断的必要条件（其他发育行为障碍也常存在语言发育延迟），但对于此类儿童务必考虑孤独症可能。对于尽管已经开口说单词，但语言缺乏指向和意义的儿童，也应警惕孤独症的可能。

（5）不当，指不恰当的物品使用及相关的感知觉异常。① 行为不当：孤独症患儿从12月龄起可能会出现对于物品的不恰当使用情况，包括旋转、排列以及对物品细节的持续视觉、嗅觉探索。比如正常儿童在1岁时会出现功能性游戏行为，如推动小汽车滑动着玩，2—3岁出现想象性、假扮性游戏，想象上下坡、过隧道等游戏场景。而孤独症患儿常常玩汽车轮子，或将小汽车排成一排，旋转物品并持续注视等，影响了对玩具正常的功能性使用。② 语言不当：表现为语言的停止或倒退，难以理解指令，语言表达常常难以听懂，机械性地仿说，重复说一些无意义的语言，难以用于交流，无法维持与他人的正常对话。

（三）儿童心理行为发育问题预警征象

儿童心理行为发育问题预警征象筛查表（见表16-1）是由国家卫生和计划生育委员会于2013年组织国内儿童心理、发育领域的资深专家制定的，拟作为我国基层儿科儿童心理行为发育问题的早期筛查工具。该表在0—3岁年龄范围内设定了8个年龄段，每个年龄段包含4个条目。在任何一个年龄段，有任何一条预警征象阳性者，提示存在发育偏离或异常的可能。其中*标注的是与孤独症有关的预警征象。

表16-1　儿童心理行为发育问题预警征象筛查表

年龄	预　警　征　象	年龄	预　警　征　象
3月	1. 对很大声音没有反应* 2. 逗引时不发音或不会笑* 3. 不注视人脸，不追视移动的人或物* 4. 俯卧时不会抬头	6月	1. 发音少，不会笑出声* 2. 不会伸手及抓物 3. 紧握拳不松开 4. 不能扶坐
8月	1. 听到声音无应答* 2. 不会区分生人和熟人* 3. 双手间不会传递玩具 4. 不会独坐	12月	1. 呼唤名字无反应* 2. 不会模仿"再见"或"欢迎"动作* 3. 不会用拇、食指对捏小物品 4. 不会扶物站立

续 表

年龄	预 警 征 象	年龄	预 警 征 象
18月	1. 不会有意识地叫"爸爸"或"妈妈"* 2. 不会按要求指人或物 3. 与人无目光对视 * 4. 不会独走	2岁	1. 不会说3个物品的名称 * 2. 不会按吩咐做简单事情 * 3. 不会用勺吃饭 4. 不会扶栏上楼梯/台阶
2岁半	1. 不会说2—3个字的短语 * 2. 兴趣单一、刻板 * 3. 不会示意大小便 * 4. 不会跑	3岁	1. 不会说自己的名字 * 2. 不会玩"拿棍当马骑"等假想游戏 * 3. 不会模仿画圆 4. 不会双脚跳

注：*与孤独症谱系障碍相关

·学习专栏·

常用的孤独症筛查和诊断量表

幼儿孤独症量表（CHAT）：适用于18—24月龄ASD患儿的筛查。该量表由A、B两部分构成。A部分由主要养育者根据幼儿的表现对每道题目进行勾选。该部分由23道问题组成，包含"没有""偶尔""有时""经常"4个选项，核心项为第2、5、7、9、13、15、23题。筛查阳性评定标准：总23项中≥6项阳性或7项核心项目中≥2项阳性。B部分为观察部分，由4道问题组成，包括目光注视、按要求指物、假装游戏等，由医生现场观察完成，4道题目中2道失败为阳性。

ABC量表（autism behavior checklist）：常用的孤独症筛查量表。

CARS量表（childhood autism rating scale）：孤独症诊断量表。

ADOS和ADI-R：目前被认为是孤独症诊断的金标准。

五、幼儿孤独症的干预治疗

孤独症的预后取决于患儿病情的严重程度、智力水平、教育和治疗干预的实际和干预程度。幼儿的智力水平越高、干预的年龄越小、训练强度越高，疗效越好。随着近年来孤独症诊断标准的变化，轻症孤独症诊断病例明显增加，这些患儿预后较好。目前在国内外已有不少通过教育和训练使患儿基本恢复正常的报道或病例。

孤独症的治疗以教育训练为主（在医生指导下操作）。教育训练的目的在于改善核心症状，即促进社会交往能力、言语和非言语交流能力的发展，减少刻板重复行为。同时，其他目的还应包括促进智力发展，培养生活自理和独立生活能力，减少不适应行为，减轻残疾程度，改善生活质量，缓解家庭和社会的精神、经济和照顾方面的压力，力争使部分患儿在成年后具有独立学习、工作和生活的能力。孤独症患儿存在着多方面的发展障碍，因此在治疗中应该根据患儿的个体情况，将行为矫正、教育训练、结构化教学等相应课程训练与药物治疗等手段结合起来，形成综合干预治疗[①]。

（一）孤独症干预治疗的基本原则

1. 早期、长程、高强度

应立即对确诊患儿进行干预，可疑患儿也应对其及时进行干预。保证每天有干预，每周干预时间在20小时以上，早期干预疗程持续2年以上。

2. 科学性和系统性

使用有循证医学依据的方法进行全方位的干预。早期干预目标为促进总体发育，将发育理念和行为干预策略整合在干预治疗中，既包括对核心的社会交往和情感交流缺陷的干预训练，还包括促进身心发育、认知能力、自理能力，减少自扰行为，改善社会适应功能的内容。

3. 个体化

针对孤独症患儿的个体化差异，在充分评估疾病和各项功能的基础上开展有计划的个体化训练。

4. 社区化和家庭化

实现以社区为基地、家庭积极参与的干预模式。逐步建立和规范社区训练中心和康复机构，方便孤独症患儿就近接受干预。强调家庭参与的重要性，积极推广家长技能培训和托幼机构干预培训，提高家长和保教人员在干预中的参与度，推进融合教育。[②]

（二）孤独症干预治疗的实施策略

1. 以社会交往作为训练的核心内容

培养社会交往的动机和技能是早期干预治疗的核心。

（1）熟悉社会交往主要形式，包括眼神交流、表情互动、肢体动作和口头语言四种主要形式。家庭干预中应保证足够的时间与患儿进行面对面、相互轮替的你来我往互动，塑造"看、应、指、说"基本能力。老师可通过"娃娃家"游戏来培养幼儿的社交技巧和语言交流技能；可在游戏中运用夸张的语气和简单的语句，配合肢体语言来描述所见所想和发生的事情，评论幼儿的行为，从而促进幼儿的理解和表达能力。比如，孩子在玩火车和

---

① 中华医学会儿科学分会发育行为学组，等.孤独症谱系障碍儿童早期识别筛查和早期干预专家共识［J］.中华儿科杂志，2017，55（12）：890—897.

② 金星明，静进.发育与行为儿科学［M］.北京：人民卫生出版社，2014.

小汽车。孩子：火车。老师：火车（呜呜），用手指或摸摸火车。孩子：呜呜，火车。老师：火车，开了（用手推火车）。孩子：火车，开。老师：火车，快开（用手来回推火车）。孩子：呜呜，快开（也用手来回推火车）。老师：汽车，开了（用手推汽车）。孩子：汽车，开。老师：哦，开得太快了。嘭！撞车了（配上动作）。孩子：嘭！撞车。

（2）强调社交动机，孤独症患儿社交动机缺乏或不足，因此要注意培养患儿的主动性，及时对患儿偶尔出现的恰当社交信号给予积极回应，如用点、摇头来表示需求、发起对话、提问、征求意见、维持对话、炫耀、求助等。

（3）分级培养社交技能，初级阶段要延迟满足需求，中级阶段要求进行合作性、轮流性、分享性游戏，高级阶段要求体验社交互动中的快乐和痛苦、胜利和失败、得意和沮丧、羡慕和嫉妒等情绪体验。

2. 以行为治疗为基本手段

采用正性强化、负性强化、消退、惩罚等行为分析和管理策略，分析行为的原因，利用动机和后果来养成良好的适应性行为，减少不良的非适应性行为。

3. 结构化教育与随机化训练相结合

根据患儿的年龄和发育水平，设计并开展亲子活动。在自然养育和亲子活动中，激发患儿的社交动机，提高社交技能，最终达到"生活就是干预、干预就是生活"的境界。

·学习专栏·

国内外主流的早期干预方法

1. 应用行为分析（ABA）疗法

ABA疗法采用行为主义原理，以正性强化、负性强化、消退、惩罚等技术为主来矫正孤独症儿童的各类问题和异常行为，同时促进其各项能力的发展。

2. 孤独症及相关障碍儿童治疗教育课程（TEACCH）

这是孤独症的一种结构化教育疗法。针对孤独症儿童在语言、交流及感知运动等方面所存在的缺陷开展干预和教育，核心是增进孤独症儿童对环境、教育和训练内容的理解及服从。

3. 人际关系发展干预疗法、地板时光、社交故事、共同注意训练等方法

开展以提高患儿对他人心理理解能力的人际关系训练，依照正常儿童人际关系发展的进程：目光注视—社会参照—互动—协调—情感经验分享—享受友情，为孤独症儿童设计循序渐进、多样化的训练项目。

4. 感觉统合治疗等

可用于治疗孤独症儿童的感知觉异常等问题。

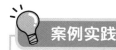
案例实践

幼儿园的"异食癖"

莉莉，3岁半，刚入园不久，不爱理睬他人，老师叫她名字，也没有任何反应，好像完全没听见。莉莉总是一个人，不和其他孩子玩，经常盯着一样物品，却对人完全不感兴趣。老师和她说话时，没有眼神的交流。她喜欢玩车轮，鞋子一定要按照她的想法放在一个固定的位置，玩具也喜欢排成一排。

莉莉喜欢闻物品的气味，无论什么玩具总要放在鼻子旁边反复嗅闻很久，还喜欢把不该吃的东西含到嘴巴里。有一天，她把家里的磁珠吞到了肚子里，幸好及时就诊，通过外科手术取出了磁珠，没有生命危险。

老师与莉莉的父母沟通后得知，莉莉自1岁起就开始有这些异常行为。

思考与实践：

1. 症状识别：

（1）莉莉属于"异食癖"吗？

莉莉虽然会把不该吃的东西放在嘴巴里，但跟"异食癖"不同。莉莉除了有味觉、嗅觉等感知觉的异常表现外，结合她同时存在的社会交往缺陷、狭窄兴趣和重复刻板行为等，莉莉可能是孤独症儿童。

（2）莉莉为什么会喜欢反复嗅闻物品的气味，还把不该吃的物品含到嘴巴里？

根据莉莉社会交往缺陷的表现，如很少有眼神交流及用肢体语言去表达自己的想法，且兴趣狭窄，有重复刻板的行为，可考虑莉莉有孤独症谱系障碍的可能性。孤独症谱系障碍的儿童常伴有感知觉异常，比如感觉迟钝或者过于敏感。莉莉嗅闻物品的表现提示她感觉阈值过高，存在感觉迟钝。

2. 应对与照护：在以上案例中，老师正确的应对方法是怎样的？

正确的做法：① 引导家长留意不要把危险品放到莉莉容易取到的地方；② 引导家长告知医生，莉莉可能不是简单的"异食癖"，建议转诊发育行为儿科或精神科进行孤独症谱系障碍的诊治；③ 在幼儿园活动中为莉莉提供感觉统合训练，同时给予更多的关怀。

第二节　焦虑症

/ **案例导入** /

思思今年1岁8个月。每当妈妈去上班时，思思都会大声哭闹，不让妈妈出门。
想一想：思思为什么会有这样的表现？

一、焦虑症概述

随着社会发展，家庭、托幼机构和社会中应激因素增加，儿童情绪问题发病率呈现上升趋势。处于发育时期的儿童若遭受不良环境因素的影响，容易发生各种情绪问题，若不加以早期干预，可演化为严重的情绪障碍，即不切合实际的情绪反应，严重影响儿童的生活、学习和社会交往，对儿童身心健康的发展产生负面影响。早期有焦虑病史的儿童在青春期和成年期发生抑郁症的风险大大升高。

焦虑症是以不安和恐惧为主的情绪障碍，患儿会出现不切合实际的恐惧反应，发作期间伴有自主神经功能亢进的躯体症状。广泛性焦虑是对自身行为、能力和未来的广泛担心，多见于青少年。儿童期常见的焦虑障碍包括分离性焦虑障碍、恐怖性焦虑障碍（儿童恐怖症）、儿童社交性焦虑障碍（儿童社交恐怖症）。[1]婴幼儿期和学龄前期更常见的是分离焦虑。本节重点介绍分离焦虑。

分离焦虑是一种相当常见的焦虑障碍，在年幼儿童中常见，即幼儿与其依恋对象（主要照养人或亲密的家庭成员）分离或将要分离时，表现出与年龄和发育水平不相符的过度焦虑的情绪反应。分离焦虑是幼儿社会性发展的适应性反应。然而，如果处理不当，将会导致分离焦虑持续存在，亲社会行为缺失，影响幼儿融入集体活动。[2]儿童期出现1年以上分离焦虑的比例占3.5%—4.1%。

二、焦虑症的病因

分离性焦虑受遗传和环境因素的双重影响。

---

① 张劲松，姚国英.0—6岁儿童心理健康保健（儿童保健医生指导手册）[M].上海：上海科学技术文献出版社，2010.
② 张劲松，姚国英.0—6岁儿童心理健康保健（儿童保健医生指导手册）[M].上海：上海科学技术文献出版社，2010.

（一）遗传因素

幼儿气质是影响分离焦虑水平的重要因素，过度退缩、胆怯的抑制性气质的幼儿容易对陌生情境做出消极反应。焦虑有家庭聚集性，多有家族史。焦虑幼儿的父母患有焦虑症、抑郁症、社交恐怖症的比例较高。

（二）亲子依恋

亲子依恋关系与幼儿焦虑情绪有关，没有建立亲子安全依恋关系的幼儿更容易出现分离焦虑症状。

（三）家庭和社会环境因素

母亲焦虑心境也与幼儿分离焦虑症状有显著关系。父母不恰当的养育方式会影响幼儿的分离焦虑情况。父母过度溺爱、过度控制容易导致孩子的社会适应不良、抗挫折能力差，这与分离焦虑的发生均有相关性。生活应激事件常常是分离焦虑的诱发因素，如入托、入学、转学、迁居、父母离异、亲人去世、家庭矛盾冲突、老师过于严厉等。应激因素可使神经、内分泌和免疫系统调节失衡，出现病理性情绪反应。

三、焦虑症的临床表现

分离焦虑的核心症状是患儿与主要依恋人分离后，表现为明显的焦虑情绪和行为反应，如不切实际地反复担心主要依恋对象的安全等，伴有严重的情绪反应。

分离焦虑的情绪反应常经历三个阶段：第一阶段，患儿反抗、哭闹和拒绝依恋人的离开，表现极度痛苦；第二阶段，表现为无助、冷漠、伤心、失望；第三阶段，似乎恢复平静，但患儿却对依恋人的分离表现出漠然和无动于衷。[1]

患儿症状表现依年龄不同而有所不同：（1）患儿与主要依恋人分离时常表现为极度的不安、恐惧，哭闹着拒绝入园；（2）年长儿常不切实际地担心主要依恋人被伤害，担心灾难或不幸降临到亲人身上，常做与分离有关的噩梦；（3）青少年则通常表现为躯体症状，如头痛、头晕、恶心、腹痛等，并以此为借口逃避或拒绝上学，常发展为学校恐怖症。[2]

---

[1]　张劲松，姚国英.0—6岁儿童心理健康保健（儿童保健医生指导手册）［M］.上海：上海科学技术文献出版社，2010.

[2]　张劲松，姚国英.0—6岁儿童心理健康保健（儿童保健医生指导手册）［M］.上海：上海科学技术文献出版社，2010.

四、幼儿焦虑症的早期筛查方法

发育过程中的分离焦虑可以看作是一种正常的现象，最早可发生于6—8个月的婴儿。3岁左右，当幼儿能理解与亲人的分离只是暂时的，亲人还会回到自己身边时，这种现象就会消失。因此，儿童在30个月前不做此诊断，5岁前的诊断也应该慎重[①]。

除了分离时的情绪反应外，功能损害是分离型焦虑的显著表现，也是重要的诊断依据，可以是拒绝入园，也可以是不切实际地担心亲人遭遇不幸。

（1）临床症状符合下列至少3项：

① 过分担心依恋对象可能遇到伤害，或害怕依恋对象一去不复返；

② 过分担心自己会走失、被绑架、被杀害或住院，以致与依恋对象离别困难；

③ 因不愿离开依恋对象而不愿入园或拒绝入园；

④ 非常害怕独处，或没有依恋对象陪同绝不外出，宁可待在家里；

⑤ 没有依恋对象在身边时不愿意或拒绝上床睡觉；

⑥ 反复做噩梦，内容与离别有关，导致夜间多次惊醒；

⑦ 与依恋对象分离前过分担心，分离时或分离后出现过度的情绪反应，如烦躁不安、哭喊、发脾气、痛苦、淡漠或退缩；

⑧ 与依恋对象分离时反复出现头痛、恶心、呕吐等躯体症状，但无相应躯体疾病。

（2）功能损害：症状严重程度已影响日常生活和活动，社会功能受损。

（3）病程标准：症状出现在6岁前，符合症状并造成功能损害，持续超过1个月。

（4）排除标准：不是由于发育障碍、精神分裂症和其他类型的焦虑障碍引起的。

五、幼儿焦虑症的干预治疗

（一）心理支持治疗

跟家长解释孩子出现分离焦虑的原因，缓解家长的焦虑情绪，鼓励孩子入园。帮助家长调整家庭养育方式。教给家长科学的分离技术，帮助家长合理地应对孩子拒绝入园的情况。

保教人员要了解孩子躯体症状产生的原因，为患儿提供心理支持，避免孩子在园被其他孩子欺负和孤立，鼓励孩子回到教室，帮助孩子适应新环境。

（二）行为治疗

针对患儿的异常行为和内心矛盾冲突，可采用系统脱敏、情境再现等方法进行

---

① 金星明，静进.发育与行为儿科学［M］.北京：人民卫生出版社，2014.

干预治疗。逐级演练分离，建立应对分离的新反应方式，帮助孩子面对害怕的情况。认知行为治疗则能帮助减少预见性焦虑，比如可以开展入园、离园游戏，引导幼儿扮演妈妈送宝宝去幼儿园、放学接宝宝回家，帮助幼儿理解"跟妈妈的分离是短暂的"。

（三）药物治疗

幼儿尽量不用药。在单纯的心理支持和行为干预治疗无效时，或严重焦虑和惊恐发作者，可以在精神科医生指导下采用小剂量的抗焦虑药物。

 案例实践

难 舍 难 分

莉莉今年3岁，今天是她第三次去幼儿园。前两次外婆送莉莉去幼儿园时，莉莉总是在门口抓着外婆的衣服不肯松开，老师只能抱着莉莉去教室。而外婆则擦着眼泪，一直站在幼儿园门口舍不得离开。到了教室，其他小朋友都可以跟老师一起做游戏，可莉莉却坐在座位上哭个不停，怎么安抚都停不下来，时不时望着幼儿园的大门。

思考与实践：

1. 症状识别：莉莉的表现属于焦虑症吗？

莉莉属于分离焦虑。分离焦虑是指幼儿与依恋对象（如母亲）分离时出现的过度焦虑感和不适感，严重程度和持续时间因人而异。分离焦虑常由轻逐渐变重。最初会有轻微的不适感（如情绪沮丧、做噩梦等），后期常发展为明显的情绪问题（如哭泣、愤怒等）及躯体症状（如肠胃不适、呕吐、腹痛、头痛等），严重者会寸步不离父母。

2. 应对与照护：每年的入园季，总有小朋友像莉莉一样哭吵着不肯上幼儿园，也有很多家长像莉莉外婆一样舍不得小朋友去幼儿园。幼儿园老师在入园前的家访中，应该如何指导家长合理地引导孩子顺利入园呢？

老师应该告知家长，孩子在入园时可能会因为不适应新环境而出现哭闹的现象。家长在孩子入园前应该多跟孩子讲一讲幼儿园有趣的事情，不要表现得过度担心和焦虑。在入园时，避免跟孩子难舍难分，引导孩子跟着其他小朋友做游戏。回到家时，应夸奖孩子在幼儿园学到的新本领。

第三节 恐怖症

案例导入

　　婷婷今年6岁，最近不愿去幼儿园，早上赖床，起床后诉说头晕、肚子痛，哀求父母在家休息，留在家中待症状缓解。被家长要求去幼儿园后，不愿打招呼，总是发呆，被老师提问时显得紧张不安。

　　想一想：婷婷可能存在什么问题？作为老师，该如何跟家长进行沟通？

一、恐怖症概述

　　儿童恐怖症，是指儿童对某些事物、事件或场景产生恐惧的情绪反应，常伴有躯体症状，对生活、学习和同伴交往产生影响。

　　儿童在成长过程中大多曾出现过恐惧反应。轻微的恐惧是儿童对周围环境因素的一种必要的正常反应，有利于儿童趋利避害，保护自身安全。但是，如果儿童在刺激不强烈的情景下就出现过分、不合理的恐惧，且持续存在，则会发展为恐怖症，对生活、学习和社会交往造成功能影响，应该及时治疗。

　　儿童恐怖症根据恐惧的对象分为动物恐怖症、社交恐怖症、学校恐怖症、广场恐怖症等[1]。学校恐怖症是指儿童对学校（托幼机构）这一特定环境异常恐惧，强烈拒绝上学，发病率为1%—5%。因学校恐怖症常见于儿童早期，故本节将重点介绍该病症。

二、学校恐怖症的病因

　　社会心理因素在学校恐怖症的发病中可能起到重要作用。精神分析学派认为，很多患儿的学校恐怖症是由分离焦虑发展而来的，母亲的养育焦虑和过度保护是危险因素。行为学理论认为，患儿在校（园）遭受学习压力及因同伴交往困难而受挫，这种经历固化为恐惧的诱因，从而产生回避行为。自我意识歪曲论认为，家长的过高期望使儿童产生不现实的自我意识，当儿童在学校未获得认可，会因此受挫而产生对学校的恐惧。因此，学校恐怖症的高危因素包括：母亲养育焦虑和过度干预、家长对子女的过高期望；儿童的分离焦虑、内向脆弱、要求完美、学习困难；老师过分严苛、同学欺凌；创伤后应激障碍、转学等。

---

[1] 张劲松，姚国英.0—6岁儿童心理健康保健（儿童保健医生指导手册）[M].上海：上海科学技术文献出版社，2010.

三、学校恐怖症的临床表现

典型症状为害怕和拒绝入园，表现出过分、不合理的焦虑不安。

（1）精神症状：患儿提出身体不适等各种理由，拒绝入园。入园前伴有哭闹和明显焦虑不安，如头痛、腹痛、尿频等。留在家里则上述症状消失。在家长的要求下可勉强入园，在园表现退缩，提心吊胆，怕被老师提问，离园时如释重负。常周期性地出现周六兴高采烈，周日晚上开始焦虑不安，周一早上症状明显而不肯入园的情况。病程中后期可出现攻击行为、情绪低沉、幻视幻听、抑郁、社交回避等。

（2）躯体症状：表现为肌肉紧张、胃肠不适、倦怠无力、尿频尿急、呼吸急促、头晕等交感神经兴奋症状，活动水平明显下降。医学检查多查不出原因，未经特殊治疗可自行缓解。严重程度可分为如下等级：① 威胁或哀求父母不去幼儿园；② 起床后反复出现躯体症状和回避入园的行为；③ 早上反复"耍赖"，要求父母陪同入园；④ 偶尔不去幼儿园或缺课；⑤ 反复间歇出现不去幼儿园或缺课；⑥ 在某一阶段完全不去幼儿园；⑦ 长期休学在家。[①]

四、学校恐怖症的诊断依据

学校恐怖症的诊断标准参考如下：① 对去幼儿园产生严重困难；② 严重的情绪焦虑；③ 父母很清楚患儿是因为害怕而不去幼儿园；④ 无明显的反社会行为。[②]

五、学校恐怖症的干预治疗

儿童恐惧症的治疗原则是采取综合治疗，通过医生、家长和保教人员三方面的密切配合，共同分析患儿恐惧入园的原因，帮助消除诱发因素，减轻焦虑情绪，增强幼儿园的吸引力，以期返回幼儿园。

（1）认知行为治疗：包括系统脱敏法、暴露疗法等。通过放松训练，逐级暴露和想象场景而脱敏。提高社交技能，减少社交焦虑，改变歪曲的自我意识。

（2）心理支持治疗：父母、保教人员和班内其他幼儿应给予患儿理解和支持，多鼓励表扬，适当调整期望。同伴可起到示范行为的作用，避免嘲笑，改善同伴关系，以提高患儿的集体归属感。给患儿安排其喜欢和擅长的活动，提高自信，改善自我评价。

---

① 张劲松，姚国英.0—6岁儿童心理健康保健（儿童保健医生指导手册）［M］.上海：上海科学技术文献出版社，2010.

② 金星明，静进.发育与行为儿科学［M］.北京：人民卫生出版社，2014.

（3）药物治疗：对于严重恐惧、焦虑和抑郁的患儿，必要时在医生的指导下可使用抗焦虑药或抗抑郁药治疗。

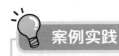

不愿上学的小默

小默刚刚从幼儿园升至私立小学一年级。他一直是老师和父母眼中的好孩子。从暑假开始，小默就对升入小学表现出各种担忧。幼儿园同学大部分都在片区的公办小学，而小默的父母却让他去私立小学，暑假也在一直参加各种补习班，即使在入睡前都会让小默背诵英语单词。这让小默感觉到孤独无助，也对小学的学习生活感到紧张不安。开学了，小默第一天就因为"肚子痛"被家长接回家，接下来的一周，每天早上入学前，小默都会说自己"头痛、肚子痛"，躺在床上不肯起来。家长很是担心，可到医院检查，没有发现什么问题。医生建议咨询心理医生，心理医生说小默得了学校恐怖症。

思考与实践：

1. 症状识别：

（1）小默的头痛和肚子痛是生理疾病吗？

小默的头痛和肚子痛虽然会时不时发生，但检查后并未发现异常，因此并非生理疾病。

（2）小默为何每天上学前都会头痛和肚子痛？如何解释这种现象？

小默的症状发作是有明显诱因的（每天上学前），因此是心因性的躯体症状，可能是"学校恐怖症"。

2. 应对与照护：每年的入学季，或是考试前后，都是"学校恐怖症"的高发期。家长和老师应该如何引导孩子，帮助其顺利应对学校的变化，以及考试的压力呢？

学校恐惧症是儿童常见的情绪障碍之一，孩子因为心理的变化而产生一些生理上的反应，小默的反应就是典型的心因性肚子疼。这种症状往往是当孩子不想做、恐惧做某件事（如上幼儿园、上学、写作业、参加校外补习班）时就肚子痛、头痛等。据心理门诊的统计，在每次开学、考试前后是"学校恐惧症"的高发期。

正确的做法：老师在孩子即将升学时，应该指导家长合理地引导孩子，帮助其顺利完成角色的转变，适应新环境。家长切忌过度渲染小学的学业负担，避免引起孩子的恐慌。家长应该注意合理地增加孩子的户外活动时间，给予孩子心理支持。回到家时，应夸奖孩子在学校养成了好的习惯，学会了更多的本领。老师应该在新学期开始时，关注孩子们的情绪反应，逐步帮助孩子完成幼儿园向学校的过渡。

第四节　屏气发作

案例导入

宁宁今年3岁，上幼儿园小班，以家里老人带养为主，平日娇惯，想要的东西马上就要得到，否则就会大哭。今天在幼儿园跟小朋友争抢喜欢的玩具，因为没有得到玩具而歇斯底里地哭闹，哭得上气不接下气，在一次深呼吸后突然口唇发白、意识丧失、四肢僵硬而摔倒，1分钟后才醒过来。

想一想：宁宁可能存在哪种疾病？对于宁宁的就诊可给出哪些建议？

一、屏气发作的定义

屏气发作（breath holding spells）是婴幼儿期常见的情绪行为问题。在儿童中的发病率为4%—5%，4岁以后，有50%患儿的症状能自行缓解。

二、屏气发作的病因

屏气发作被认为与自主神经功能紊乱有一定关系[1]。根据发作时的皮肤颜色，屏气发作可以分为青紫型、苍白型和混合型。青紫型一般是由自主神经功能紊乱导致呼吸抑制，同时肺功能反射异常使得"通气—灌注"功能不匹配导致的。苍白型与迷走神经过度活跃，从而引起心动过缓或短时心脏停搏有关。混合型可能同时存在呼吸抑制和心动过缓。

在屏气发作的患儿中，20%—35%有家族史。有学者认为，屏气发作是没有语言表达能力的婴幼儿发泄愤怒的一种方式，难养气质的儿童发生的概率增多。屏气发作的儿童往往与养育者之间存在明显的冲突，初次发作后如果受到养育者不合适的安抚，这种行为容易强化而持续下去。不恰当的安抚方式包括不必要地限制儿童活动，不能及时满足合理需求，以及对患儿乱发脾气给予过多关注，这些会导致患儿为了达到目的或得到更多的关注而发脾气哭闹，进而频繁发生屏气发作。

---

① 金星明，静进.发育与行为儿科学［M］.北京：人民卫生出版社，2014.

三、屏气发作的临床表现

屏气发作的临床表现为：儿童在气愤、恐惧、疼痛或情绪受挫等严重的情绪反应后发生剧烈哭闹，在呼气末时突然出现呼吸暂停的现象，常伴有脸色发白或发绀、意识丧失、全身强直、抽搐发作，随后才再次哭出声来。发作持续时间为30秒—1分钟，严重者可持续2—3分钟。有些患儿一次深呼吸后症状缓解，也有一些患儿症状持续，出现意识丧失。偶尔也会出现短暂的惊厥发作，发作之后会有一段时间的嗜睡情况。

屏气发作好发于6—18个月的婴幼儿，少数出生后1个月的婴儿也会发生。3—4岁以后，随着语言表达能力增强，剧烈哭闹现象减少，幼儿屏气发作的发生也会逐渐减少。6岁以后屏气发作很少见。

四、屏气发作的诊断依据

屏气发作根据临床表现即可做出诊断。发作前通常都有明显的诱因，如在剧烈的情绪反应后哭闹，呼气相出现突然的呼吸暂停。

屏气发作应注意与癫痫发作、心律失常、脑干肿瘤和畸形相鉴别。屏气发作前常存在诱因，且在意识丧失之前面色会发生改变，但脑电图正常，这些临床特点有助于与癫痫发作相鉴别。苍白型的发作需要进行心电图检查，以排除长QT间期综合征。

> **医学卡片**
>
> 长QT间期综合征：心电图上QT间期延长、T波和／或U波形态异常，临床表现为晕厥、猝死的一组综合征。

五、幼儿屏气发作的干预治疗

屏气发作预后良好，随着年龄增长，发作次数减少。4岁以后有50%患儿的症状自行缓解。

屏气发作行为矫正重在用合适的方式解决冲突。首先，保教人员和家长需要认识到这种现象对孩子不会造成影响，以消除紧张焦虑的情绪。其次，保教人员可与家长一同分析引起发作的原因，纠正不良的养育方式，有效地避免引起孩子哭闹发脾气的诱发因素，减少对发脾气和屏气发作过多的关注和提醒，可适当地忽视行为。

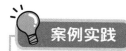 **案例实践**

"歇斯底里"的宁宁

宁宁今年3岁，上幼儿园小班，家里以老人带养为主。老人平日十分娇惯宁宁，使宁宁变得"唯我独尊"，比如想要的东西马上就要得到，否则就要大哭。3月份，宁宁在幼儿园跟小朋友争抢喜欢的玩具，因为没有得到玩具而歇斯底里地哭闹，哭得上气不接下气，在一次深呼吸后突然口唇发白、意识丧失、四肢僵硬而摔倒，1分钟后才醒过来。老师立即将宁宁送医并通知家长。就诊时，医生诊断为"屏气发作"。家长担心宁宁再次发作，对宁宁的情绪反应关注更多了，生怕他发脾气和哭闹，因此对他的不合理需求也都给予满足。没想到宁宁在接下来的两个月内在幼儿园又出现了三次屏气发作。这引起了家长和幼儿园老师的担心和焦虑。

思考与实践：

1. 症状识别：

（1）宁宁在生气后突然口唇发白、意识丧失，为什么会出现这种情况？

宁宁在生气之后大声哭闹，又发生了呼吸暂停和意识丧失，且意识丧失发生在呼吸暂停之后，有情绪波动这样明显的诱因，因此考虑可能是"屏气发作"。苍白型屏气发作与迷走神经过度活跃，从而引起心动过缓或短时心脏停搏有关。

（2）宁宁为何会反复发作？

宁宁初次发作后，养育者采取了不合适的安抚方式，强化了宁宁的哭闹行为，从而导致屏气发作频繁。不恰当的安抚方式有：满足了孩子太多的不合理需求，对孩子乱发脾气给予过多关注，强化了孩子的行为问题。后果是宁宁到幼儿园也会以自我为中心，为了达到不合理的目的乱发脾气和哭闹，进而频繁发生屏气发作。

2. 应对与照护：老师如何引导家长合理对待宁宁的屏气发作？

①提前告知宁宁乱发脾气和哭闹就会失去自己喜欢的玩具；②当宁宁不哭闹的时候，及时满足合理需求；③当宁宁乱发脾气和哭闹时，尽量采用转移注意力或冷处理的方式来应对。

本章小结

情绪和社会性发展是幼儿早期发展的重要维度。遗传和环境因素在幼儿情绪和社会性发展中发挥着重要的作用。本章介绍了孤独症谱系障碍、焦虑症、恐怖症和屏气发作，从定义、发病机制、临床表现以及预防、治疗这几个方面进行了详细介绍。

通过本章的学习，保教人员应该掌握疾病的典型表现，了解危险因素和可能的诱因，掌握早期筛查的方法，能够指导家长早期识别疾病，并及时带孩子就诊和治疗。保教人员应该在医教家一体化筛查诊疗模式中承担桥梁作用，从而更好地改善患儿预后。

本章重点在于了解孤独症谱系障碍、焦虑症、恐怖症和屏气发作的早期表现、典型症状，从而在幼儿出现症状时能够准确地进行早期识别，并能够为幼儿提供心理支持及融合教育。本章的难点在于在疾病发展之前及发病前期预见性地实施干预方案，预防疾病的发生或减弱疾病对幼儿造成的影响。

思考与练习

（1）阐述孤独症的"五不"早期行为标志。

（2）分离焦虑的情绪反应一般经历哪几个阶段？

（3）幼儿出现屏气发作时，保教人员该如何做？

（4）扫描二维码，完成在线测试。

在线测试

附录
急救"生存链"的启动

　　我国心脏停搏的急救面临严峻的形势，尤其是院外心脏停搏存活率极低。因此，需要借鉴国外经验，开展全民教育，在心搏骤停概率相对较高的公共区域布局自动体外除颤器（AED），加强120急救网络建设，尽可能改善"生存链"的前3个环节，提高院外心脏停搏者的存活率。我们必须认识到"生存链"的每个环节都是环环相扣、紧密联系的，任何一个环节的薄弱都将严重影响最终结局。

一、生存链概念的建立

　　20世纪60年代，德国专家提出复苏链（rescue chain）概念。1988年，生存链首次以大会标语的形式出现在美国的会议上，迅速引起了专家和公众的注意，并且不断得到丰富和完善。1991年，有专家将生存链归纳为4个环节，即早期到达、早期CPR（心肺复苏术）、早期除颤、早期高级生命支持。1992年美国心脏协会（AHA）制定的"CPR与心血管急救指南"中正式引入"四早生存链"的概念，并于1997年得到了国际复苏联络委员会的认可。2010年美国心脏协会心肺复苏指南将生存链修订为5个环节：① 立即识别心脏骤停并启动应急反应系统；② 尽早进行CPR，着重于胸外按压；③ 快速除颤；④ 有效的高级生命支持；⑤ 综合的心脏停搏后治疗。[①]

二、生存链在心肺复苏中的作用

　　生存链的前3个环节属于基础生命支持流程（basic life support，BLS），是心脏停搏患者能否抢救成功的关键环节。对于医院外心脏停搏患者，通常由第一目击者（非专业救援者）启动和实施。生存链的后2个环节由专业医护人员实施，专业医护人员的知识、技能和设备水平也决定心脏停搏患者的存活率。因此，第一目击人（非专业救援者）、急救人员和专业医护人员在CPR过程中都具有重要作用，生存链的任何一环薄弱或被忽视都将严

---

① 陈力勇，王世祥.生存链在心肺复苏中的作用［J］.创伤外科杂志，2011，13（05）：468—471.

重影响患者的最终结局。

三、确定"生存链"启动时机的重要性

立即识别心脏停搏是启动早期心脏停搏治疗的关键，取决于确定心脏停搏的正确方法。第一目击人（非专业救援者）或医护人员发现患者无反应且无呼吸或异常呼吸（仅有喘息样呼吸）应确定为心脏停搏并启动急救系统。

通过检查脉搏、听心音去证实心脏停搏并不可靠，常造成识别心脏停搏和启动急救系统的延迟。有些心脏停搏患者表现为短暂的喘息样呼吸和（或）全身性惊厥发作，非专业救援者容易因此做出错误判断而延迟启动急救系统。心脏停搏伴濒死叹息样呼吸发生率较高且立即CPR存活率很高[①]。

> **·学习专栏·**
>
> ### 濒死叹息样呼吸
>
> 濒死叹息样呼吸不是正常的呼吸，可能发生于心脏骤停后的数分钟。濒死叹息样呼吸的患者通常看起来像要迅速吸进大量空气的样子。患者的口可能是打开的，下颌、头或脖子可能随着濒死叹息样呼吸移动。濒死叹息样呼吸可能表现有力或微弱。濒死叹息样呼吸之间可能会间隔一段时间，因为濒死叹息样呼吸通常频率较慢。濒死叹息样呼吸可能听起来像哼声、鼾声或呻吟声，是心脏骤停的标志。

四、急救"生存链"的环节

生存链中的环节并不是独立分开的，而是相互连接的。每个环节描述复苏尝试中的一项操作，其对于成功的预后是至关重要的。如果一个环节被破坏，良好预后的机会就降低了。这些相互依赖的环节代表心脏骤停治疗中的重要操作[②]。具体包括以下五个环节：

（一）立即识别心脏骤停并启动应急反应系统

第一步：快速观察现场，确保周围环境安全。若存在危险因素则排除危险因素，或将幼儿转移至安全的地点。

---

① AHA.2020CPR与ECC指南［Z］.美国心脏协会，2020.
② AHA.2020CPR与ECC指南［Z］.美国心脏协会，2020.

第二步：检查意识、脉搏和呼吸。

（1）意识：轻轻拍打幼儿肩膀，并在耳边大声询问："×××（幼儿名字），你听得到吗？"当幼儿无意识时，进入下一个步骤；若有意识，则不需要进行心肺复苏。

（2）脉搏和呼吸：用食指和中指触摸幼儿颈动脉搏动（搏动位置在气管旁开两指的位置，见图附-1）。俯下身，侧头听有无呼吸音，同时观察是否有胸廓起伏，见图附-2）。若无颈动脉搏动及无呼吸（或仅有叹息样呼吸），则立即开始心肺复苏；若无动脉搏动，有呼吸，则仅进行胸外按压。

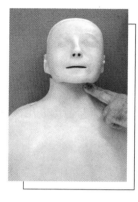

图附-1　触摸幼儿颈动脉搏动

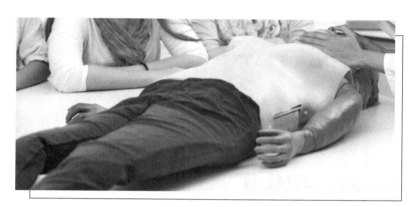

图附-2　观察胸廓起伏

第三步：启动应急反应系统（拨打120急救电话）。评估后，若幼儿无意识、无呼吸，应立即让周围的人帮忙拨打120急救电话，同时开始实施心肺复苏。若周围无其他人，则先进行2分钟心肺复苏，再拨打120急救电话。

（二）胸外按压（C）

第一步：按压前准备。置幼儿仰卧于坚硬的地面上，施救者跪在幼儿一侧，双膝分开，身体中线对准幼儿两乳头连线水平位置，暴露幼儿的胸部与腹部。

第二步：找准按压位置。两乳头连线中点下一横指的位置。

第三步：实施按压。

（1）方法：身体前倾，手臂伸直，与肩膀垂直，肘部绷直。对于1岁以上幼儿可用单掌法（见图附-3），即掌根放在按压部位；1岁以下婴儿可用两指法，即食指与中指一同作用于按压部位（见图附-4）。

（2）力度：每次向下用力按压，使胸壁下陷4—5厘米。每次按压需保证充分回弹。按压时掌根或手指不能离开胸廓，保持位置不变。

（3）频率：以每分钟100—120次的速度有节奏地实施胸外按压。

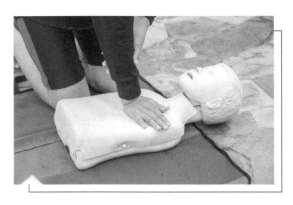

图附-3　1岁以上幼儿

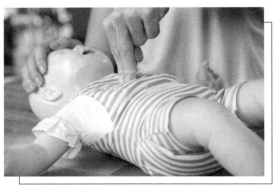

图附-4　1岁以下婴儿

（三）开放气道（A）

第一步：观察幼儿口腔中有无异物，有则取出。

第二步：采用"压额抬颌法"开放气道（见图附-5），即用一手掌侧轻压幼儿额头，另一手食指与中指轻轻抬起下巴，以打开气道，保持气道通畅。

（四）人工呼吸（B）

第一步：保持"压额抬颌"的动作，用"压额"手的大拇指与食指捏住幼儿的双侧鼻翼，另一手的拇指与食指捏住幼儿下颌向下拉，打开口腔。

第二步：正常吸一口气，对准幼儿口部吹气1—2秒（见图附-6），观察幼儿胸口有无起伏，若有起伏则为有效人工呼吸。对1岁以内婴儿实施人工呼吸时，可同时包裹其口鼻吹气。

第三步：换气后，再吹一次，一共2次人工呼吸。

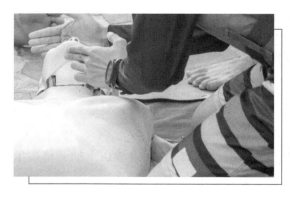

图附-5　开放气道

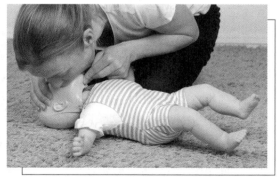

图附-6　人工呼吸

（五）循环与评估

（1）幼儿单人CPR循环为30：2，即30次胸外按压+2次人工呼吸。

（2）幼儿双人CPR循环为15：2，即15次胸外按压+2次人工呼吸。

（3）在做完五个循环后，再次评估幼儿颈动脉搏动与自主呼吸有无恢复。若恢复，则可以停止CPR，将幼儿头偏向一侧，做好保暖，等待专业医务人员。若未恢复，则继续进行CPR，直到专业医务人员到达现场接替。

（4）为保证CPR的有效性，双人实施CPR可以每2分钟轮换角色，以恢复体力。

（5）快速除颤结合高质量心肺复苏能够提高两倍或三倍的生存机会。一旦设备可用，应使用AED进行除颤。AED是一种轻型便携式设备，能够识别致命的心律并进行电击，终止异常节律，并让心脏恢复正常的节律。AED易于操作，允许非专业施救者和医务人员安全地尝试除颤。

五、儿科生存链与成人生存链的不同

成人心脏骤停通常是突发的，是由心脏原因引发的。儿童心脏骤停通常继发于呼吸衰竭和休克。鉴别有这些问题的患儿对于降低发生儿科心脏骤停的可能性，以及尽可能提高患儿存活率和康复率十分重要。因此，儿科生存链增加了一个预防的环节。

参考文献

［1］黄国英.住院医师规范化培训儿科示范案例［M］.上海：上海交通大学出版社，2016.

［2］国家卫生健康委办公厅，国家中医药管理局办公室.流行性感冒诊疗方案（2020年版）［EB/OL］.（2020-10-27）［2022-03-02］.http://www.nhc.gov.cn/yzygj/s7653p/202011/a943c67d55c74e589d23c81d65b5e221.shtml.

［3］Gilden D, Nagel M, Cohrs R, Mahalingam R, Baird N. Varicella zoster virus in the nervous system[J]. F1000Research, 2015, 4.

［4］桂永浩，薛辛东.儿科学（第3版）［M］.北京：人民卫生出版社，2015.

［5］李计来，徐静.带状疱疹疫苗的研究及应用［J］.微生物与感染，2020, 15（03）：186—191.

［6］李志君，扈馨月，殷雨天，等.重组水痘-带状疱疹病毒疫苗的研究进展［J］.中国生物制品学杂志，2015, 28（03）：317—321, 325.

［7］钱素云，李兴旺.我国手足口病流行及诊治进展十年回首［J］.中华儿科杂志，2018, 56（05）：321—323.

［8］闫玉洁，郭艳，陈晶，等.疱疹性咽峡炎发展为手足口病患儿免疫功能变化的研究［J］.吉林医学，2018, 39（02）：235—237.

［9］中华医学会儿科学分会感染学组，国家感染性疾病医疗质量控制中心.疱疹性咽峡炎诊断及治疗专家共识（2019年版）［J］.中华儿科杂志，2019, 57（03）：177—180.

［10］中国疾病预防控制中心.肠道病毒71型灭活疫苗使用技术指南［J］.中国病毒病杂志，2016, 6（04）：241—247.

［11］陈颖丹，周长海，朱慧慧，等.2015年全国人体重点寄生虫病现状调查分析［J］.中国寄生虫学与寄生虫病杂志，2020, 38（01）：5—16.

[12] 刘亚鲁，张琦，赵培泉.眼弓蛔虫病［J］.中华眼底病杂志，2014，30（01）：112—114.

[13] 李小寒，尚少梅.基础护理学（第4版）［M］.北京：人民卫生出版社，2006.

[14] National Institute for Health and Clinical Excellence. Fever in Under 5s: Assessment and Initial Management[EB/OL]. (2021-11-26) [2022-01-15]. https://www.nice.org.uk/guidance/NG143.

[15] 罗双红，舒敏，温杨，等.中国0至5岁儿童病因不明急性发热诊断和处理若干问题循证指南（标准版）［J］.中国循证儿科杂志，2016，11（02）：81—96.

[16] 卢秀兰.儿童高热处理［J］.中华实用儿科临床杂志，2018，33（18）：1388—1391.

[17] National Institute for Health and Clinical Excellence. Feverish Illness in Children: Assessment and Initial Management in Children Younger than 5 Years[Z]. NICE Clinical Guideline 47, 2013.

[18] 国家呼吸系统疾病临床医学研究中心，中华医学会儿科学分会呼吸学组，等.解热镇痛药在儿童发热对症治疗中的合理用药专家共识［J］.中华实用儿科临床杂志，2020，35（03）：161—169.

[19] 张波，桂莉.急危重症护理学（第4版）［M］.北京：人民卫生出版社，2017.

[20] 贾勇刚，谭惠仪.儿童疼痛行为评估工具的研究进展［J］.护理学报，2012，19（04）：18—20.

[21] 江载芳，申昆玲，沈颖.诸福棠实用儿科学（第8版）［M］.北京：人民卫生出版社，2015.

[22] 岳利霞.如何防范与处理儿童骨折［J］.家庭生活指南，2020（10）：153—154.

[23] 任蔚虹，王惠琴.临床骨科护理学［M］.北京：中国医药科技出版社，2007.

[24] 郑光峰，林先军.创伤骨科救治护理［M］.北京：人民军医出版社，2012.

[25] 石鹏，沈若武，季爱玉.急性肌肉软组织损伤后不同冷疗方式处理的组织学变化［J］.中国组织工程研究与临床康复，2011，15（20）：3793—3796.

[26] 李戈，吕俊苞，朱小曼，等.广泛软组织挫伤后血中胆红素和肌红蛋白的改变［J］.中国法医学杂志，2002（05）：282—284.

[27] 李存焕.冰敷治疗急性软组织挫伤的护理研究[J].中华现代护理学杂志，2006，3（12）：1132—1133.

［28］冯营利，闫竹琴，孙志宏，等.冷冻湿毛巾与冰袋、冰块冷敷对急性关节扭挫伤及软组织损伤患者的冷疗应用价值分析［J］.中国民间疗法，2020，28（03）：35—36.

［29］丁锋，王然然，刘艳，等.藻酸钙敷料填塞治疗儿童鼻出血［J］.中国眼耳鼻喉科杂志，2017，17（05）：348—350.

［30］李素丹，巴云鹏.以鼻出血为首发症状的儿童溴鼠灵中毒八例［J］.中华耳鼻咽喉头颈外科杂志，2018，53（11）：853—854.

［31］李乐之，路潜.外科护理学（第6版）［M］.北京：人民卫生出版社，2017.

［32］王卫平，孙锟，常立文.儿科学（第9版）［M］.北京：人民卫生出版社，2018.

［33］Gibson P G, Chang A B, Glasgow N J, et al. CICADA: Cough in Children and Adults: Diagnosis and Assessment. Australian Cough Guidelines summary statement[J]. The Medical Journal of Australia, 2010, 192: 265—271.

［34］中华医学会儿科学分会呼吸学组慢性咳嗽协作组，《中国实用儿科杂志》编辑委员会.中国儿童慢性湿性咳嗽的诊断与治疗专家共识（2019年版）［J］.中国实用儿科杂志，2019，34（04）：256—264.

［35］中华医学会儿科学分会呼吸学组慢性咳嗽协作组，《中华儿科杂志》编辑委员会.中国儿童慢性咳嗽诊断与治疗指南（2013年修订）［J］.中华儿科杂志，2014，52（03）：184—188.

［36］中国儿童慢性咳嗽病因构成比研究协作组，中国儿童慢性咳嗽病因构成比多中心研究［J］.中华儿科杂志，2012，50（02）：83—92.

［37］Rajan S, Gogtay N J, Konwar M, Thatte U M. The global initiative for asthma guidelines (2019): change in the recommendation for the management of mild asthma based on the SYGMA-2 trial — A critical appraisal[J]. Lung India, 2020, 37(02): 169—173.

［38］张玉兰，王玉香.儿科护理学（第4版）［M］.北京：人民卫生出版社，2018.

［39］叶礼燕.急性腹泻病的病理机制与治疗［J］.实用儿科临床杂志，2005，20（09）：943—944.

［40］忽欣怡，李雲，等.小儿感染性腹泻病因研究进展［J］.临床军医杂志，2021，49（01）：114—116.

［41］中华医学会儿科学分会消化学组，中华医学会儿科学分会感染学组，《中华儿科杂志》编辑委员会.儿童腹泻病诊断治疗原则的专家共识［J］.中华儿科杂志，2009，47（08）：

634—636.

［42］董素寒.对我院消化内科220例患者呕吐的临床分析［J］.中外医疗，2011，30（36）：70.

［43］中华医学会儿科学分会内分泌遗传代谢学组.矮身材儿童诊治指南［J］.中华儿科杂志，2008，46（06）：428—430.

［44］辛红艳，周丽丽，孙爱英，等.探讨小儿生长激素缺乏症的护理对策［J］.世界最新医学信息文摘（连续型电子期刊），2014，（27）：295.

［45］李长春，舒帮，范典标.肥胖儿童性早熟的相关危险因素分析［J］.山西医药杂志，2019，48（08）：897—898.

［46］沈晓明，王卫平.儿科学（第7版）［M］.北京：人民卫生出版社，1979.

［47］颜纯，王慕逖.小儿内分泌学（第2版）［M］.北京：人民卫生出版社，2006.

［48］竺益.肥胖儿童血糖血脂代谢指标特征及与性早熟的相关性分析［J］.中国妇幼保健，2021，36（03）：619—621.

［49］艾比白·艾尔肯，布力布力，徐佩茹.肥胖对儿童血糖、血脂和血压的影响［J］.重庆医学，2017，46（25）：3576—3578.

［50］陈森，陈劲松，陈兰波.运动、心理、膳食综合干预儿童肥胖症的效果［J］.中国乡村医药，2017，24（09）：11—12.

［51］蒋志颖，刘倩琦，黄荣，等.生活方式干预对肥胖儿童而及青少年膳食、身体活动和健康的影响［J］.中华临床营养杂志，2020，28（01）：32—38.

［52］巩纯秀.儿童1型糖尿病的规范治疗［J］.中国实用内科杂志，2016，36（07）：551—556.

［53］中华医学会糖尿病学分会.中国1型糖尿病胰岛素治疗指南［J］.中华糖尿病杂志，2016，8（10）：591—597.

［54］Tauschmann M, Thabit H, Bally L, et al. Closed-loop insulin delivery in suboptimally controlled type 1 diabetes: a multicentre, 12-week randomised trial[J]. The Lancet, 2018, 392: 1321—1329.

［55］Duke D C, Barry S, Wagner D V, et al. Distal technologies and type 1 diabetes management[J]. The Lancet Diabetes & Endocrinology, 2018, 6（02）: 143—156.

［56］中华医学会儿科学分会，中华儿科杂志编辑委员会.儿童过敏性疾病诊断及治疗专家共识［J］.中华儿科杂志.2019，57（03）：164—171.

［57］张学军，郑捷.皮肤性病学（第9版）［M］.北京：人民卫生出版社，2018.

［58］中华医学会皮肤性病学分会儿童皮肤病学组.中国儿童特应性皮炎诊疗共识（2017版）［J］.中华皮肤科杂志，2017，50（11）：784—789.

［59］孙虹，张罗.耳鼻咽喉头颈外科学（第9版）［M］.北京：人民卫生出版社，2018.

［60］中国医师协会儿科医师分会儿童耳鼻咽喉专业委员会.儿童过敏性鼻炎诊疗——临床实践指南［J］.中国实用儿科杂志，2019，34（03）：169—175.

［61］杨培增，范先群.眼科学（第9版）［M］.北京：人民卫生出版社，2018.

［62］中华医学会眼科学分会角膜病学组.我国过敏性结膜炎诊断和治疗专家共识（2018年）［J］.中华眼科杂志，2018，54（06）：409—414.

［63］张春旭，阚玉英，王新，等.儿童意外伤害影响因素研究进展［J］.齐鲁护理杂志，2017，23（18）：60—62.

［64］国家卫生健康委员会人才交流服务中心儿科呼吸内镜诊疗技术项目专家组，等.中国儿童气道异物呼吸介入诊疗专家共识［J］.中华实用儿科临床杂志，2018，33（18）：1392—1402.

［65］贾大成.儿童意外伤害的防范与现场急救［M］.北京：中国工人出版社，2020.

［66］Duff J P, Topjian A, Berg M D, et al. 2018 American Heart Association Focused Update on Pediatric Advanced Life Support: An Update to the American Heart Association Guidelines for Cardiopulmonary Resuscitation and Emergency Cardiovascular Care[J]. CIRCULATION, 2018, 138(23): 731—739.

［67］Gummin David D, Mowry James B, Beuhler Michael C, et al. 2019 Annual Report of the American Association of Poison Control Centers' National Poison Data System (NPDS): 37th Annual Report[J]. Clinical toxicology (Philadelphia, Pa.), 2020, 58(12): 1360—1541.

［68］儿童创伤急救早期处理专家共识组.儿童创伤急救早期处理专家共识［J］.临床儿科杂志，2017，35（05）：377—383.

［69］华林芳.126例体表异物存留诊治体会［J］.中外妇儿健康，2011，19（06）：236.

［70］王雪.出血急救指南［J］.康颐，2017（05）：64.

［71］岳玉金.外耳道内有异物该怎么处理［N］.大众健康报，2020-04-02（11）.

［72］吴清翠，杨梅.79例经鼻内镜治疗小儿鼻腔异物的护理［J］.当代护士（下旬刊），2020，27（10）：98—99.

［73］李林，史翔宇，韩崧，刘毅，等.170例儿童眼内异物患者的致病原因、临床特征及预后分析［J］.眼科，2018，27（02）：150—154.

［74］镇华.儿童眼外伤的急救［J］.家庭医学（新健康），2008（09）：19.

［75］Yukie, Yamasaki, Nanako, et al. Unintentional Injury Deaths among Children: A Descriptive Study Using Medico-legal Documents in Okayama Prefecture, Japan (2001—2015)[J]. Acta Medica Okayama, 2019, 73(02): 117—125.

［76］陈玉洁，胡立珍，曾赛珍，等.高空坠落伤患儿的临床护理［J］.齐鲁护理杂志，2019，25（10）：110—112.

［77］商鲁宁，吴新英.高空坠落伤的临床特点及预防措施［J］.华夏医学，2015，28（01）：156—158.

［78］余菲，张琳.格拉斯哥昏迷－瞳孔反应评分在ICU重型颅脑损伤患者中的临床应用价值［J］.临床与病理杂志，2019，39（01）：104—109.

［79］陆峰，李明华，吴德根.踩踏事故的防、避、救——上海外滩踩踏事件后的思考［J］.中华灾害救援医学，2016，4（02）：96—98.

［80］章晋辉，赵群，潘鑫，等.拥挤踩踏事故伤研究进展［J］.中华灾害救援医学，2015，3（02）：112—115.

［81］周梅.烧烫伤患者的伤口护理［N］.大众健康报，2020–10–13（14）.

［82］陈力勇，王世祥.生存链在心肺复苏中的作用［J］.创伤外科杂志，2011，13（05）：468—471.

［83］AHA. 2020CPR与ECC指南［Z］.美国心脏协会，2020.

［84］金星明，静进.发育与行为儿科学［M］.北京：人民卫生出版社，2014.

［85］中华医学会儿科学分会发育行为学组.注意缺陷多动障碍早期识别、规范诊断和治疗的儿科专家共识［J］.中华儿科杂志，2020，58（03）：188—193.

［86］张微.学习障碍的评估与矫正［M］.武汉：华中师范大学出版社，2013.

［87］M E.Linking risk factors and outcomes in autism spectrum disorder: is there evidence for resilience?[J]. BMJ (Clinical research ed), 2020, 368: l6880.

［88］Murphy C M, Wilson C E, Robertson D M, et al. Autism spectrum disorder in adults: diagnosis, management, and health services development[J]. Neuropsychiatric Disease and Treatment, 2016, 12: 1669—1686.

［89］Tordjman S, Somogyi E, Coulon N, et al. Gene × Environment interactions in autism spectrum disorders: role of epigenetic mechanisms[J]. Frontiers in Psychiatry, 2014, 5: 53.

[90] Barger B, Campbell J, Mcdonough J. Prevalence and onset of regression within autism spectrum disorders: a meta-analytic review[J]. Journal of Autism and Developmental Disorders, 2013, 43(4): 817—828.

[91] 中华医学会儿科学分会发育行为学组，等.孤独症谱系障碍儿童早期识别筛查和早期干预专家共识［J］.中华儿科杂志，2017, 55（12）: 890—897.

[92] 张劲松，姚国英.0—6岁儿童心理健康保健（儿童保健医生指导手册）［M］.上海：上海科学技术文献出版社，2010.